可供康复医学及康复护理专业师生使用

常见功能障碍康复技术

CHANGJIAN GONGNENG ZHANGAI KANGFU JISHU

肖 端　闫凤侠　卢建亮●主编

長江出版傳媒
湖北科学技术出版社

图书在版编目(CIP)数据

常见功能障碍康复技术 / 肖端, 闫凤侠, 卢建亮主编. — 武汉 : 湖北科学技术出版社, 2022.5

ISBN 978-7-5706-1900-9

Ⅰ. ①常… Ⅱ. ①肖… ②闫… ③卢… Ⅲ. ①功能性疾病－康复 Ⅳ. ①R442.9

中国版本图书馆 CIP 数据核字(2022)第 043862 号

责任编辑：刘　芳　　　　封面设计：喻　杨

出版发行：湖北科学技术出版社　　　　邮编：430070

地　　址：武汉市雄楚大街 268 号　　　　电话：027-87679468

（湖北出版文化城 B 座 13-14 层）

网　　址：http://www.hbstp.com.cn

印　　刷：武汉中科兴业印务有限公司　　　　邮编：430071

787 × 1092　　1/16　　16.75 印张　　340 千字

2022 年 5 月第 1 版　　　　2022 年 5 月第 1 次印刷

定价：88.00 元

《常见功能障碍康复技术》
编　委　会

主　编

肖　端　暨南大学附属第一医院

闫凤侠　暨南大学护理学院

卢建亮　暨南大学附属第一医院

副主编

林珍萍　暨南大学附属第一医院

周　钰　广州医科大学附属第二医院

唐举贤　南方医科大学第三附属医院

康子浩　暨南大学附属第一医院

编　委

秦洁颖　暨南大学护理学院

周柯冰　暨南大学护理学院

黎　莹　广州医科大学附属第二医院

程文文　茂名市人民医院

潘兰红　暨南大学附属第一医院

杨茗惠　暨南大学附属第一医院

谭红红　暨南大学附属第一医院

前　言

神经系统疾病在临床上往往会导致残疾，如认知障碍、语言-言语障碍、运动障碍、吞咽障碍、感觉障碍、大小便障碍、睡眠障碍、心境障碍、性功能障碍和儿童发育障碍等，涉及人群广泛。神经康复技术针对神经系统疾病所致的功能障碍进行评估和康复治疗，并预防其进一步发展恶化。

目前已经有大量高质量临床实践证据表明，早期进行康复治疗可以提高患者的治疗效果，减轻或消除功能障碍。早期开展康复治疗可以给神经系统疾病所致残疾者带来益处，改善其生活质量。

本书系统地介绍了常见的功能障碍及其康复技术，从不同功能障碍的概述、定义、病因和临床特点等方面进行了详细的介绍，然后针对每一种功能障碍的康复评定方法和常用的康复治疗技术展开了详细的描述。全书内容共10章。第一章认知障碍，由肖端编写；第二章语言-言语障碍由林珍萍编写；第三章运动障碍由卢建亮编写；第四章吞咽障碍由闫凤侠编写；第五章感觉障碍由黎莹、周钰、闫凤侠、秦洁颖编写；第六章大小便障碍由康子浩、唐举贤编写；第七章睡眠障碍由肖端、程文文编写；第八章心境障碍由周钰、黎莹、潘兰红编写；第九章性功能障碍由康子浩、杨茗惠、谭红红编写；第十章儿童发育障碍由闫凤侠、周柯冰、唐举贤编写。

本书为全国高等学校教材，可供康复医学及康复护理专业师生使用。本书主要特点：内容全面、实用性强，涉及康复相关的基础理论及康复治疗技术的临床应用；内容新颖、与时俱进，综合了国内外最新的康复治疗技术；适用范围较广，针对多种功能障碍，涉及儿童和成人等不同年龄段人群；文字生动形象，使康复相关理论和技术通俗易懂、便于理解。

本书得到了广州医科大学第二附属医院康复科医护人员的大力支持，在此表示由衷的感谢！

由于时间和篇幅有限，书中介绍的内容难以全面展示国内外常见康复治疗技术的所有最新进展。若书中出现错误，恳请读者批评指正。

目　录

第一章　认知障碍

第一节　认知功能障碍概述及评定

一、认知功能障碍的定义

当各种原因引起脑部组织损伤时，导致患者记忆、语言、视空间、执行、计算和理解判断等功能中的一项或多项受损，影响个体的日常或社会活动能力，称为认知功能障碍，又称高级脑功能障碍。

二、认知功能障碍的评定流程

(1)确认患者意识是否清楚。采用 Glasgow 昏迷量表(GCS)，判断意识障碍的程度，患者意识清楚是认知功能评定的前提条件。

(2)认知功能障碍的筛查。在患者意识清楚的条件下，通过简易精神神经状态检查量表(MMSE)或认知能力检查量表(CCSE)，筛查患者是否存在认知功能障碍，这是认知功能障碍评定的关键步骤。

(3)认知功能的特异性检查。根据认知功能筛查的结果，初步确定患者可能存在某种认知功能障碍，并进行有针对性的认知功能评定。

(4)成套认知功能测验。常用 H. R. 神经心理学成套测验(H. R. N. B)，是对认知功能进行较全面的定量评定。

三、意识状态的评定

(一)意识状态的初步判断

根据意识障碍轻重的程度分以下 3 种状态，无论患者处于哪种程度的意识障碍，均不适合进行认知功能的评定。

(1)嗜睡。睡眠状态过度延长，当呼唤或推动患者肢体时即可唤醒，醒后能进行正确的交谈或执行指令，停止刺激后患者又入睡。

(2)昏睡。一般的外界刺激不能使其觉醒，给予较强烈的刺激时，可有短时间的意识清醒，醒后可简短回答提问，刺激减弱后又进入睡眠状态。

(3)昏迷。分浅昏迷、中昏迷和深昏迷三种，当患者对强烈刺激有痛苦表情及躲避反应，无自发言语和有目的的活动，反射和生命体征均存在为浅昏迷；对外界正常刺激均无反应，自发动作少，大小便潴留或失禁，生命体征发生变化为中昏迷；对外界任何刺激均无反应，深、浅反射消失，生命体征发生明显变化，呼吸不规则为深昏迷。

(二)格拉斯哥昏迷量表(GCS)

GCS(表 1-1)总分为 15 分，8 分以下为重度损伤，9～11 分为中度损伤，>12 分为轻度损伤。≤8 分提示有昏迷，≥9 分提示无昏迷，数值越低，预示病情越重。

表 1-1　格拉斯哥昏迷量表(GCS)

内容	标准	评分
睁眼反应	自动睁眼	4
	听到言语、命令时睁眼	3
	刺痛时睁眼	2
	对任何刺激无睁眼	1
运动反应	能执行简单命令	6
	刺痛时能指出部位	5
	刺痛时肢体能正常回缩	4
	刺痛时躯体出现异常屈曲(去皮层状态)	3
	刺痛时躯体异常伸展(去大脑强直)	2
	对刺痛无任何运动反应	1
言语反应	回答正确	5
	回答错误	4
	用词不适当但尚能理解含义	3
	言语难以理解	2
	无任何言语反应	1

四、认知功能障碍的筛查

(一)简明精神状态检查(MMSE)

MMSE(表 1-2)总分 30 分，评定时间为 5～10min。表 1-2 中包括定向力、记忆力、注意力和计算力、回忆力、命名、复述、3 级指令、阅读、书写、临摹，如答错可进行单项检测。

判定标准：①认知功能障碍：最高得分为 30 分，分数在 27～30 分为正常，分数<27

分为认知功能障碍；②痴呆划分标准：文盲≤17 分，小学程度≤20 分，中学程度（包括中专）≤22 分，大学程度（包括大专）≤23 分；③痴呆严重程度分级：轻度时 MMSE≥21 分，中度时 MMSE 为 10～20 分，重度时 MMSE≤9 分。

表 1-2　简明精神状态检查(MMSE)

姓名：　　　　性别：　　　　年龄：　　　　文化程度：　　　　档案编号：

评定时间：　　　　既往史：　　　　医生：

项目		得分						
定向力（10 分）	1. 今年是哪一年？					1	0	
	现在是什么季节？					1	0	
	现在是几月？					1	0	
	今天是几号？					1	0	
	今天是星期几？					1	0	
	2. 您住在哪个省？					1	0	
	您住在哪个市（区）？					1	0	
	您住在哪个村/组（街道）？					1	0	
	我们现在在哪个地方？（这是哪里？）					1	0	
	我们现在在第几层楼？					1	0	
记忆力（3 分）	3. 现在我告诉您 3 样东西（任意与他生活工作相关的物品），我说完后，请您重复一遍并记住，待会还会问您（各 1 分，共 3 分）			3	2	1	0	
注意力和计算力（5 分）	4. 100－7＝？连续减 5 次（93、86、79、72、65。各 1 分，共 5 分。若错了，但下一个答案正确，只记一次错误）	5	4	3	2	1	0	
回忆能力（3 分）	5. 现在请您说出我刚才让您记住的那些东西			3	2	1	0	
语言能力（9 分）	6. 命名能力。出示手表，问这个是什么东西？					1	0	
	出示钢笔，问这个是什么东西？					1	0	
	7. 复述能力。我现在说一句话，请跟我清楚地重复一遍（44 只石狮子）					1	0	
	8. 阅读能力。（闭上你的眼睛）请您念这句话，并按上面的意思去做					1	0	

续表

项目		得分						
语言能力（9 分）	9. 三步能力。我给您一张纸请您按我说的去做，现在开始："用右手拿着这张纸，用两只手将它对折起来，放在您的左腿上。"（右手拿纸、把纸对折、放在腿上，每个动作 1 分，共 3 分）			3	2	1	0	
	10. 书写能力。要求受试者自己写一句完整的句子/口述一句完整的、有意义的句子（句子必须有主语、动词），记录所述句子的全文					1	0	
	11. 结构能力。（出示图案）请您按照上面图案画下来					1	0	

(二)蒙特利尔认知评估(MoCA)福州版

蒙特利尔认知评估福州版是根据中国国情在原表的基础上修订而成的，是一个用来对认知功能异常进行快速筛查的评定工具。它包括视空间、执行功能、记忆、注意、语言、抽象、计算和定向等 8 个认知领域。其总分为 30 分，≥26 分正常。其敏感性高，覆盖重要的认知领域，测试时间短，适合临床运用。但其受教育程度的影响，文化背景的差异，检查者使用 MoCA 的技巧和经验，检查的环境及被试者的情绪及精神状态等均会对其分值产生影响，对于轻度认知功能障碍（MIC）蒙特利尔认知评估量表（表 1-3）的筛查更具敏感性。

表 1-3 蒙特利尔认知评估量表

MoCA 量表					
姓名：	性别：	年龄： 岁	受教育程度：	日期：	总分：
视空间/执行功能 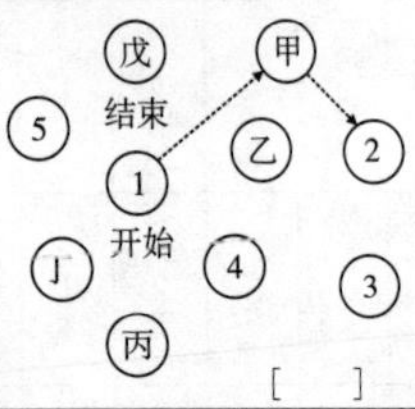 戊 甲 5 结束 乙 2 1 开始 丁 4 3 丙 [ ]	复制立方体 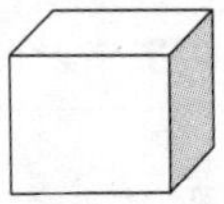 [ ]		画钟表（11 点过 10 分） [ ] 轮廓 [ ] 数字 [ ] 指针		得分 __/5
命名 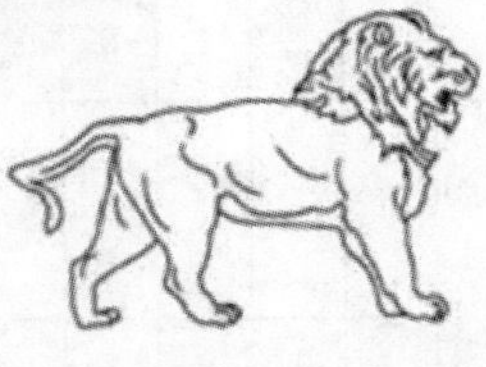 [ ]	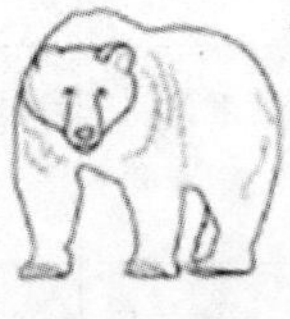 [ ] [ ]	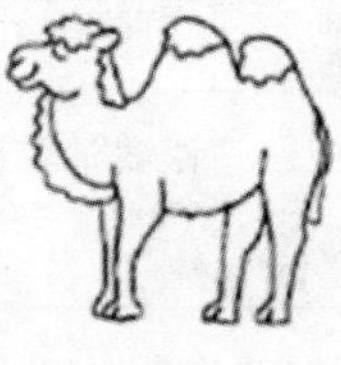	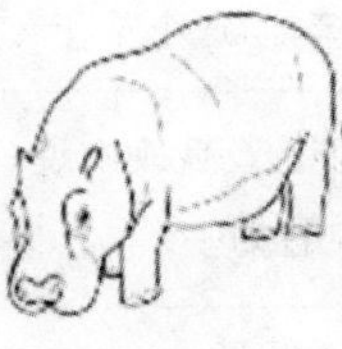 [ ] [ ]	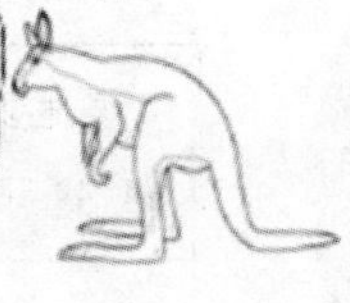	__/3

续表

<table>
<tr><td rowspan="3">记忆</td><td rowspan="3">读出右侧词语，然后由患者复述，重复 2 次，5min 后回忆</td><td></td><td>面孔</td><td>天鹅绒</td><td>寺庙</td><td>菊花</td><td>红色</td><td rowspan="3">不计分</td></tr>
<tr><td>第一次</td><td></td><td></td><td></td><td></td><td></td></tr>
<tr><td>第二次</td><td></td><td></td><td></td><td></td><td></td></tr>
<tr><td>注意</td><td colspan="7">读出下列数字，请患者重复(1 个/s)　　顺背[　　] 21854
倒背[　　] 742</td><td>__/2</td></tr>
<tr><td colspan="8">读出下列数字，每当数字出现 1 时，患者敲一下桌面，错误数大于或等于 2 不给分
[　　]521394118062151945111141905112</td><td>__/1</td></tr>
<tr><td>计算</td><td colspan="7">100 连续减 7 [　　]93 [　　]86 [　　]79 [　　]72 [　　]65
4～5 个正确给 3 分，2～3 个正确给 2 分，1 个正确给 1 分，全部错误为 0 分</td><td>__/3</td></tr>
<tr><td>语言</td><td colspan="7">复述：我只知道今天小张来帮忙。　[　　]
狗在房间时，猫总躲在沙发下面。　[　　]</td><td>__/2</td></tr>
<tr><td colspan="8">流畅性：1min 之内尽可能多说出心“yi”同音的字开头的词语。[　　]个/min</td><td>__/2</td></tr>
<tr><td>抽象</td><td colspan="7">词语相似性：香蕉—橘子＝水果 [　　]火车—自行车 [　　]手表—直尺</td><td>__/2</td></tr>
<tr><td>延迟回忆</td><td>回忆时不能提示</td><td>面孔
[　　]</td><td>丝绒
[　　]</td><td>寺庙
[　　]</td><td>菊花
[　　]</td><td>红色
[　　]</td><td rowspan="3">仅根据非提示记忆得分</td><td rowspan="3">__/5</td></tr>
<tr><td rowspan="2">选项</td><td>第一次</td><td></td><td></td><td></td><td></td><td></td></tr>
<tr><td>第二次</td><td></td><td></td><td></td><td></td><td></td></tr>
<tr><td>定向</td><td colspan="7">日期[　　]　月份[　　]　年[　　]　星期几[　　]　地点[　　]
城市[　　]</td><td>__/6</td></tr>
</table>

(三)认知功能筛查(CASI)量表

CASI 量表(表 1-4)与 MMSE 量表类似，检查内容包括定向、注意、心算、瞬时记忆、短时记忆、结构模仿、语言(命名、理解、书写)、概念判断等，检查时间 15～20min，总分 30 分，小于或等于 20 分为异常。

表 1-4　认知功能筛查量表

编号	测试内容	评分	得分
1	今天是星期几？	1	
2	现在是哪个月？	1	
3	今天是几号？	1	
4	今天是哪一年？	1	
5	这是什么地方？	1	
6	请说出 872 这 3 个数字	1	

续表

编号	测试内容	评分	得分
7	请倒过来说 872 这 3 个数字	1	
8	请说出 6371 这 4 个数字	1	
9	请听清 694 这 3 个数字,然后数 1～10,再重复说出 694	1	
10	请听清 8143 这 4 个数字,然后数 1～10,再重复说出 8143	1	
11	从星期日倒数到星期一	1	
12	9 加 3 等于几?	1	
13	再加 6 等于几(在 9 加 3 的基础上)?	1	
14	18 减 5 等于几?请记住这几个词,等一会我会问你:帽子、汽车、树、26	1	
15	快的反义词是慢,上的反义词是什么?	1	
16	大的反义词是什么?硬的反义词是什么?	1	
17	橘子和香蕉是水果类,红和蓝属于哪一类?	1	
18	这是多少钱?(角、分)	1	
19	我刚才让你记住的第一个词是什么?(帽子)	1	
20	第二个词呢?(汽车)	1	
21	第三个词呢?(树)	1	
22	第四个词呢?(26)	1	
23	110 减 7 等于几?(103)	1	
24	再减 7 等于几?(96)	1	
25	再减 7 等于几?(89)	1	
26	再减 7 等于几?(82)	1	
27	再减 7 等于几?(75)	1	
28	再减 7 等于几?(68)	1	
29	再减 7 等于几?(61)	1	
30	再减 7 等于几?(54)	1	

第二节　知觉障碍

知觉是人类对客观事物的整体认识,人类认识客观事物始于感觉输入,感觉器官将外界的刺激信息输入到神经系统进行识别和辨认。知觉是人们认识客观事物最重要的环节，例如橙子，我们不仅仅要知道它是黄色的、酸甜味道、摸起来有点硬的感觉，还要将它与其他物品区别开，如柠檬、西红柿，这就是知觉。知觉以感觉作为基础，但不等于各种感觉信息的总和，要比感觉信息的叠加复杂。各种原因所致局灶性或弥漫性脑损伤后，大脑对感觉刺激的解释和整合发生障碍，称为知觉障碍。

一、躯体构图障碍

(一)单侧忽略

1. 单侧空间忽略

单侧空间忽略有知觉性忽略和再现性忽略两种表现形式，前者不能看到病灶对侧的空间环境，而后者看到环境后难以再现，该表现形式在临床中并不多见。知觉性忽略的典型表现形式：视觉上，患者可能忽视脑部病灶对侧的所有视觉刺激，若病情严重，则难以鉴别视觉忽视与半侧偏盲；听觉上，患者似乎听不到从忽视侧传来的声音，并且会忽视坐在该侧的来访者；触觉上，患者忽视受累侧所有的感觉信息。具体表现如下。

(1)穿衣时，患者只穿右侧衣服，不注意左侧的物品。

(2)洗漱清洁时，患者只注意右侧物品，对于左侧物品从不取用。

(3)进食时，只吃右侧食物，尽管没有吃饱，但是并不吃另一侧，严重时患者身体向右侧倾斜，并把盘子向右侧推。

(4)步行或驱动轮椅时，对于左边的物品难以有效注意，经常容易碰到左侧的障碍物。

(5)与人交谈时，不注意左侧的人物及声音，提醒下可以注意。

(6)阅读时，只看到右边的文字，难以整体理解文字内容。

2. 单侧身体忽略

否认一侧肢体的存在，否认偏瘫(病感缺失)，漠视功能障碍(疾病漠视)。具体表现如下。

(1)头、眼、躯干明显地向健侧倾斜。

(2)床椅转移时只注意到右侧，身体挤在轮椅的一边，左边身体还留在轮椅外面。

(3)洗漱时，只梳右半边头发，只刮右半边胡子。

(4)穿衣时，只穿右侧袖子。该表现是穿衣失用的一种表现形式，单侧忽略是穿衣失用的原因之一。

(5)步行时，患者只注意到右侧下肢，只走右侧，左侧下肢在后面拖拽，此种现象又称“侧步”。

(6)严重时合并疾病失认。

3. 单侧忽略的评定

1)Schenkenberg 二等分线段测验(图 1-1)

方法：在一张 26cm×20cm 的白纸上画 3 组平行线段，每组 6 条，其长度分别为 10cm、12cm、14cm、16cm、18cm，在最上边及下边各画一条 15cm 长的线段作为示范，嘱咐患者用笔在每条线段的中点做一标记（每条线段只能画一个标记），其中最上端和最下端各一条线段用来做示范，不统计在内。

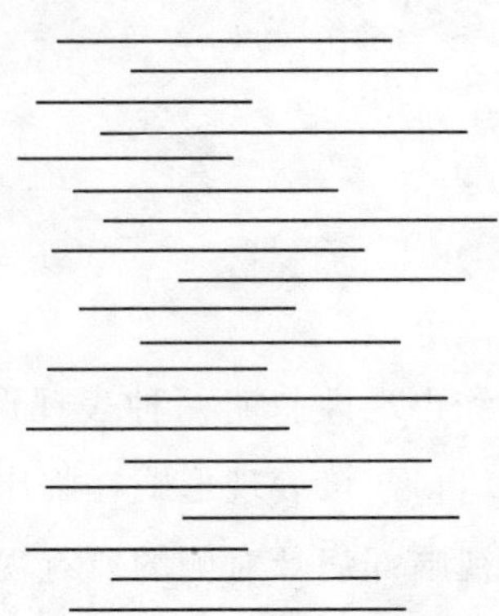

图 1-1　Schenkenberg 二等分线段测验

测试结果（切分点偏移距离超出全长 10％或与正常组对照偏离大于 3 个标准差为异常）：被检者画完后，通过粗略目测即可发现所画“中点”是否均偏向一侧，或漏掉标注线段中点。还可通过较精细的测量和计算来判断所画“中点”普遍偏向哪侧、偏离程度如何。测量和计算方法如下：测量一条线段的全长，算出其中点位置，测量被检者所画“中点”距离线段一侧的距离，较真正中点偏左 Xcm，记为 $-X$cm，偏右 Xcm，记 $+X$cm。对所有线段进行测量后，计算总和的偏离百分数。计算方法如下：偏离百分数＝各线段标记“中点”与真正中点间的距离之和/所有线段全长之和×100％，切分点偏移距离超出全长的 10％或与正常组对照而偏移大于 3 个标准差者为异常。

2）Albert 线段划消测验（图 1-2）

方法：在一张 26cm×20cm 的白纸上画有 40 条线段，每条线段长 2.5cm，分为 7 个纵行，中间一行为 4 条线段，其他 6 行有 6 条线段。要求患者划消每一个线段，最后分析遗漏的线段数及偏向。也可以划消字母、数字、相同的汉字或符号等。

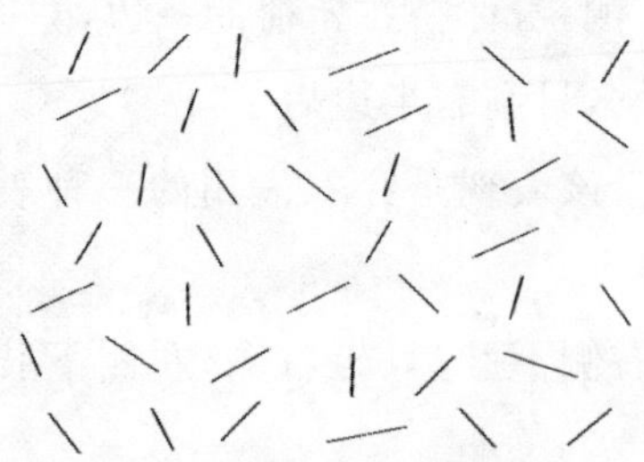

图 1-2　Albert 线段划消测验

3）画图测验（图 1-3）

方法：检查者将画有表盘或房子等大致左右对称的画出示给患者，让患者临摹，也可以要求受检者在画好的圆圈内填写表盘上的数字和指针，要求指向固定的时间。如果患者只画一半，或明显偏向一侧，提示存在单侧忽略。

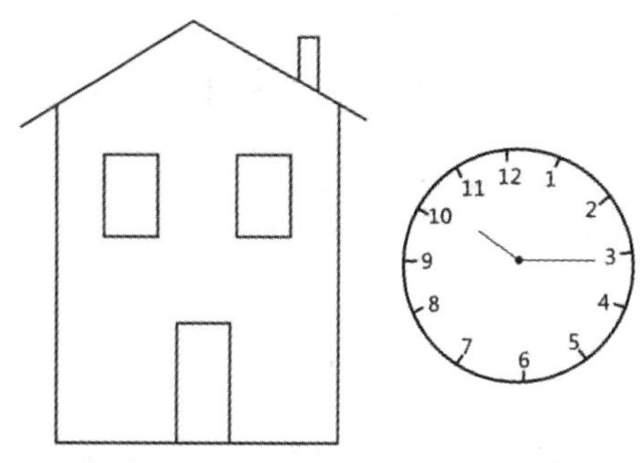

图 1-3　画图测验

4)双侧同时刺激检查

方法：首先给患者进行单侧感觉检查，如视觉、听觉、触觉刺激，然后对双侧同时刺激，观察患者的反应。严重的单侧忽略患者，即使只刺激一侧，对来自其忽略侧的刺激也毫无反应，而轻型患者可表现为反应迟钝，或只有刺激双侧时，才忽略一侧。

4.单侧忽略的治疗

对单侧忽略重要的处理是不断让患者集中注意他所忽略的一侧。如家属、治疗师站在患者忽略的一侧和他谈话或训练患者；向忽略侧提供触觉、叩打、按摩、冷等感觉刺激；将患者急需的物体故意放在患者的忽略侧，让患者用另一侧手越过中线去取；让患者向健侧翻身，鼓励他用忽略侧上肢或下肢向前探，若患者没有足够的运动功能去完成动作，可让他用健手帮助患手；在患者忽略侧内用颜色鲜艳的物体或手电筒光提醒他对该侧的注意；但在患者生活环境中，在症状未克服之前，为了避免碰撞和损伤患者，易碰撞和易伤患者的物体仍暂放于患者健侧为宜；阅读时为避免漏读，可在忽略侧的极端放上颜色鲜艳的规尺，或让患者用手摸着书的边缘，从边缘处开始阅读。

(1)前庭刺激法。给予前庭多种刺激有助于改善单侧忽略。左侧经皮神经电刺激、颈部肌肉的本体感觉性刺激如左侧颈后肌的振动、不同方向的转颈活动对前庭均有刺激作用，有助于空间意想。在记忆障碍训练中的视觉意想技术对单侧忽略也有帮助。

(2)代偿方法。①佩戴棱镜：棱镜的作用是将对侧视野移向中间，有报道脑卒中单侧忽略患者佩戴 4 周后，视知觉活动获得明显改善；②眼罩：健侧佩戴眼罩或同时给予忽略侧刺激，可达到有益的效果。

(3)录像反馈法。利用录像监测患者的作业活动，如在厨房中的烹调，然后通过放在右侧的荧光屏幕把诸如馅饼皮放在烘箱托架上的作业程序反馈给患者，他通过观看自己完成这些活动的录像带，可重新学习到完成这些作业活动的更多方法。或通过录像看自己的作业活动，引起注意，纠正一些不恰当的做法，避免烧伤、烫伤等情况发生。

(二)左右分辨障碍

1.临床表现

患者由于分不清左右,造成穿衣左右颠倒;难以准确模仿他人动作;难以听懂左右口令;不认识马路的左侧和右侧;对于左右指路方式难以理解。左右分辨障碍的患者通常会伴存失语症。

2.左右分辨障碍的评定

(1)指令完成能力检查(表1-5)。检查时发出指令被检测完成,如伸出你的右手去摸你的左耳。

表1-5 左右分辨障碍评定表

检查项目	得分	
1.伸出你的左手	1	0
2.指你的右眼	1	0
3.触摸你的左耳	1	0
4.伸出你的右手	1	0
5.用你的左手触摸你的左耳	1	0
6.用你的左手触摸你的右眼	1	0
7.用你的右手触摸你的右膝	1	0
8.用你的左手触摸你的左眼	1	0
9.用你的左手触摸你的右耳	1	0
10.用你的右手触摸你的左膝	1	0
11.用你的右手触摸你的右耳	1	0
12.用你的右手触摸你的左眼	1	0
13.指我的眼睛	1	0
14.指我的左腿	1	0
15.指我的左耳	1	0
16.指我的右手	1	0
17.用你的右手摸我的左耳	1	0
18.用你的左手摸我的左眼	1	0
19.把你的左手放在我的右肩上	1	0
20.用你的右手摸我的右眼	1	0

(2)动作模仿能力检查。检查者做一个动作,要求患者模仿。如检查者将左手放在右侧大腿前面,观察患者是否存在镜像模仿。

3. 左右分辨障碍的治疗

(1)治疗师在患者注视下给患者触觉、本体觉的输入,还可在手腕处加重量或者压力。反复使用包含左右的口令或进行与左右有关的活动等。

(2)做一些反复强调左右差别的活动,给予指令如“让我看看你的右手”“把你的左腿抬起来”等。

(3)对有困难的活动给予提示,如更衣动作将一侧袖子和裤腿与对应肢体做上相同标记,便于患者完成。

(4)对于区分左右实在有困难,且该症状对于康复目标没有影响的患者可以使用代偿的方法,如避免对患者使用带有“左”和“右”的口令,以“东西南北”或者“旁边”等其他方位名词代替。

(三)躯体失认

1. 临床表现

(1)患者不能执行区别身体各部分的指令。比如翻身时的“右手举起,向左摆动”“右脚用力向下蹬”;或者床椅转移时“左腿放到前面,脚尖向内,以右腿为圆心转移”等,患者难以执行。

(2)模仿障碍,患者不能模仿他人动作。

(3)患者可能感觉自身肢体歪曲变形,可能会觉得自己身体某一部位比实际大或小,或者变形。

(4)患者可能出现穿衣障碍,如自身失认症患者能够自己穿衣服,可以准确使用身体每一部分,却不能正确报告和描述自己的身体,也不能识别玩偶身体结构;自身部位失认的患者指认他人身体结构无障碍。

2. 躯体失认的评定

(1)观察。观察患者如何摆放偏瘫的肢体,是否认识到自己偏瘫肢体的功能丧失。

(2)指令完成情况。要求在合理的时间内准确说出身体部位的名称,如“指出你的鼻子”,不要用“左”或“右”这样的字,以区别左右分辨障碍。需要指出的是躯体失认的患者可以表现为左右分辨障碍,而左右分辨障碍的患者可以辨别身体部位。

(3)模仿动作。能够模仿他人的动作,如果为镜像动作,也属于正常。

(4)回答问题。在合理的时间内能够回答与身体部位有关的一些问题,如“你的眼睛在鼻子上面吗?”

3. 躯体失认的治疗

(1)感觉-运动法,即把感觉输入与特定的运动反应联系在一起。令患者自己用粗布擦拭治疗师所指的身体部位。

(2)让患者按指令做动作、说出治疗师指定的身体部位的名称或触及该部位,如“让我看你的手"或"触摸你的膝盖"。

(3)在活动中鼓励运用双侧肢体,进一步鼓励患者多用患侧肢体,建立各种正常的姿势体位及运动模式,重建正常的身体模型。

(4)练习组装人体模型拼图。

(5)在日常生活中正确地进行提示。

(四)手指失认

1.临床表现

手指失认一般表现为双侧性,且对于中间三个手指命名和指认影响更多。手指失认一般不影响手的实用性,严重时会影响灵活性,进而会影响灵活性的动作。比如对手指要求很高的活动,系鞋带、系纽扣等动作。

2.手指失认的评定

(1)手指图辨认。向被检者出示一张手指图,嘱被检者手掌向下放在桌子上,检查者触及其某一手指,让被检者在图中指出被触及的手指,睁眼和闭眼情况下分别指5次。

(2)命名手指。检查者说出手指的名称,要求被检者从自己、检查者及手指图上分别指认,共10次。

(3)动作模仿。检查者做指关节弯曲和对指动作,要求被检者模仿。

(4)绘图。令被检者画一张手指图,观察各手指排列及分布。

3.手指失认的治疗

(1)用粗布用力地摩擦患侧手臂、手、手指内侧和掌侧,至少2min,接受的刺激必须有一定的强度,在操作中可先睁眼观看、体会,再闭眼说出手指名。

(2)让患者主动或被动地用手抓握木质圆锥体,以对手指的掌面施加一个压力,压力的大小取决于物体的轻重,同时可移动手中的物品,使其产生摩擦感,至少2min。

由于身体的表现需反复刺激,才能在大脑皮质中再现,所以作业活动必须能使患者的指尖、指腹得到外界反复刺激,亦可做按键盘、弹琴等训练。

二、视空间关系障碍

(一)图形背景分辨困难

1.临床表现

图形-背景分辨困难患者难以从视野范围内不甚起眼的地方找出想要找的物品。

(1)难以在杂乱的抽屉里找到要找的东西。

(2)难以在单色的衣服上找到领子、袖口、扣眼、裤腿等,经常会穿错。

(3)不能在楼梯上找到下一级台阶。

(4)不能在轮椅上找到手刹或者踏板。

2. 图形背景分辨困难的评定

(1)图片测试法。向被检者出示3种物品重叠到一起的图片，要求在1min之内说出所见物品的名称。

(2)功能检测法。在卧室的床上铺上白色床单，要求被检者挑选出床上摆放的白色浴巾或毛巾；或要求被检者从没有分类的橱柜中找出勺子，不能完成者为有图形背景分辨障碍。

3. 图形背景分辨困难的治疗

(1)物品放置于桌面上，让患者按指令指出，物品数量可逐渐增加。

(2)教患者养成在找东西时放慢速度并系统搜索的习惯。

(3)打一行混有大写和小写的字母，让患者从中挑出大写的某个字母。

(4)环境应简明有序，如抽屉内、床头柜上只放少数最常用物品，限制视觉刺激的数量，使用标签标明物体的位置。

(5)用颜色与衣服底色完全不同的纽扣。

(6)让患者根据短裤、长裤、长袖或短袖衬衣等标志将一堆衣服分类。

(7)楼梯的第一级与最末级用不同颜色标出。

(二)空间定位障碍

1. 临床表现

患者由于方位概念缺失使生活受到些许的影响。当指令包含有方位介词时；类似于“把笔放到笔记本上”“把垃圾扔到桌子下面的垃圾桶里”，患者由于缺乏方位概念，往往表现出不知所措。

2. 空间定位障碍的评定

(1)图片测试法。将一张画有正方形的纸放在受试者面前，令其在正方形纸的上方或下方画圆圈；或将几张内容相同的图片放在被检者面前，每一张图片都画有铅笔和铅笔盒，但铅笔的位置不同，要求被检者描述铅笔与铅笔盒的位置。

(2)功能检测法。将生活中常用的物品摆放在被检者面前，要求被检者按照指令完成相应的动作，如“将牙刷放在牙缸中”“将勺子放在碗里”等，不能完成指令者为存在空间定位障碍。

3. 空间定位障碍的治疗

(1)空间定位作业。排列塑料板、摆放积木、排列实物，要求患者摆放在不同的方位。

(2)触觉-运动觉输入作业。练习组装物体和拼装玩具，以提高估计短距离物体与点的相对位置的能力。

(3)跨越中线。跟随治疗师的“左”“右”的口令反复练习跨越中线的作业活动。

(4)练习整理橱柜内容物,掌握基本的空间定位概念。

(5)环境调整。家庭和工作环境应简洁,物体位置固定,使用标签帮助定位,并指导如何有效地寻求帮助。

(三)空间关系障碍

1. 临床表现

(1)穿衣。患者由于难以区分衣服的前后、里外而经常穿反衣服。

(2)梳妆。患者戴眼镜时上下颠倒,将下列义齿安在口腔内上方。重症空间关系障碍患者可以给镜子里的人刷牙或洗脸,这种情况也提示患者同时存在躯体失认。

(3)转移和移动活动。当家属或治疗人员帮助患者从坐位站起时,患者的躯干不是配合地前倾而是向后倾斜。偏瘫患者手驱动轮椅时,将健手错误地放在轮椅的扶手上并向前下方压和推仿佛在驱动轮椅的扶手。

(4)结构性失用。患者不知道把餐桌上餐具摆放在合适位置,鞋难以正确地摆放到鞋柜上,不能正确地判断钟表上时针与分针的位置关系,难以说出正确的时间。

(5)失算症。患者由于视空间障碍,难以进行竖式计算。

2. 空间关系障碍的评定

(1)点式图连接测试。将一张画有左右相同的点式图纸出示给被检者,左边通过各点的连接形成一个图案,要求被检者按照左侧图的形状将右侧的点,连接成与左侧一样的图案。

(2)十字标测试。在示范卡片的不同位置画上十字标,要求被检者按照示范卡的样子,将十字标准确无误地画在另一个卡片上,如果被检者不理解指令,检查者给予示范。

(3)ADL 测试。让被检者根据检查者的指令进行穿衣、梳洗、转移、进食等日常生活活动,观察其使用物品、摆放物品、处理物品之间位置关系的能力。

(4)结构性运用测试。准备好盘子、碗、筷子、汤勺等餐具,令被检者将餐具摆放在餐桌的合适位置上,观察其是否能够合理摆放;也可以准备画笔、纸、绘有表盘的简笔画,令被检者按简笔画进行模仿绘图,观察其绘画中时针与分针的位置关系。

3. 空间关系障碍的治疗

(1)让患者完成含有空间成分的活动,如“请把门后的椅子拿来”“请站在桌子与床之间”。

(2)让患者把几种物品放置在房间的不同位置,离开房间,然后返回,再指出或说出它们的准确位置并逐个取回。

(3)用家具设迷宫,让患者从入口走到出口。

(4)治疗师用积木搭构一个立体模型,让患者仿制。

(5)让患者将纸、积木、动物形状的木块、木钉盘等构成三维立体的情景模型。

(6)把常用物品摆放在相对固定的位置。

(7)将放置重要物品的抽屉、柜橱贴上标记。

(四)地形定向障碍

1.临床表现

患者在熟悉的街道不能找到家住在哪儿,利用地图或者不用地图,患者都无法从一头走到另一头。即使住院期间,患者也很难找到自己的病房,严重者甚至找不到自己的床,不能描述路线、环境、布局,不能学习新的路线,不认识路标。

2.地形定向障碍的评定

(1)画熟悉的地区图,并描述出路径,但不能完成。

(2)使用地图,将一张所在城市的交通地图展开放在患者面前,检查者指出当前所在地点,嘱患者从该点出发并找出其回家的路线,但不能完成。

(3)功能评价要求患者描述一个熟悉的路线或画个熟悉的路线图,如知道所住街区居住的位置及主要十字路口,但不能描述。

(4)将患者领到某治疗室后让他自己回到病房,但带领他多次走过后仍迷路。

3.地形定向障碍的治疗

(1)反复练习从一个地点到另一个指定地点,从简短路线逐渐过渡到曲折复杂的路线。

(2)用标记标出路径,教患者辨认。标记物可用图片、文字、物品等,待患者掌握后逐渐将它们取消。

(3)在患者每天必经的路上,用鲜明的标志作路标,多次实践,患者可能记住,然后可逐渐减少甚至取消标志。

(4)嘱患者不要独自外出。

(5)告诉患者及家属存在的问题,外出时随身带着写有姓名、地址、电话的卡片,以防走失。

(五)距离与深度辨认障碍

1.临床表现

患者主要表现:①难以辨别离物体的距离,在步行或移动过程中可能会撞到障碍物或者不能称为障碍物的物体;②在抓握物体时由于不能准确地判断物体的位置,会在未达到物体时空抓握或伸手过远将物体碰倒;③吃饭时取不到饭菜或者不能准确地把饭菜送入口中;④放置物品时不能放置在预期的位置;⑤不能准确稳定地坐到凳子上;⑥上下楼梯时,不能准确地判断每层楼梯间的距离,导致上下楼梯不稳;⑦往杯子里倒水时水已经满了，还是不停往里倒。

2. 距离与深度障碍的评定

(1)距离知觉。让患者伸手取物，异常情况为伸手不够、过度或迟疑。

(2)深度知觉。向杯中倒水，异常情况为水溢出或倒在杯外。

3. 距离与深度障碍的治疗

(1)反复练习缓慢上下台阶，上下楼梯时让患者练习用足探知上级和下级台阶，或在行走时设置不同高度的路障来体会高、低的感觉。

(2)在治疗室内设一迷宫，中途的路上放一木板，让他越过；另一处挂一绳索，让患者弯腰低头才能通过，让患者从入口走到出口。

(3)练习把脚放在画在地板上的足印中或点上。

(4)尽可能多地使用触觉，如移动前，先让患者伸手探查距离及高度，倒水前用手摸杯边，感受杯的高度等。

(5)用彩条标出台阶。

(6)移走突出的可导致患者损伤的物体。

(7)限制从事具有危险性的活动(驾驶、操作电器等)。

三、失认证

(一)视觉失认

1. 物体失认

临床表现：物体失认在视觉上物体的辨别障碍，在其他通道上可以被辨识。患者视力和视野正常，但由于对所见物品的各种属性和以往经验进行合成的功能受到损害，因而不能得到正确的解译。例如拿一支牙刷问患者这是什么，患者不认识，但用手触摸后知道是牙刷；指着一台钢琴问患者是什么，患者不知道，但是钢琴一旦被弹奏，患者即刻可识别出该物是钢琴。有时患者可以使用这些物体，却难以辨识他们。

2. 面容失认

临床表现：患者看到熟悉的人认不出是谁，严重时连自己亲属和密友也认不出来，甚至分不出男女，连镜子里自己的脸和别人的也难以区分开。有正常的智能，对人面以外的事物可以正确辨识。对于面容失认也可以用其他通道进行代偿识别，比如通过声音、步态或特征性衣着等线索来辨认熟悉的人。

3. 色彩失认

临床表现：患者由于脑部损伤，导致原先认识的颜色如今难以辨认，主要分为原先认识的颜色分辨不出，或是可以认识颜色但是难以对认识的颜色进行命名。

(二)触觉失认

临床表现:①明知手机等物品在什么地方,在黑暗中摸到却不能识别;②在看不见的情况下,难以在一堆物品中摸出目标物。比如看着锅中的菜肴同时拿盘子装菜时,不知道哪个是盘子。

(三)听觉失认

临床表现:非言语性声音失认(狭义的听觉失认)患者,不能将一种物体和它所发出的声音联系在一起,表现为不能分辨各种声音的性质,如钟声、电话铃声、汽笛声等。

言语性声音失认是听觉性言语失认又称为纯词聋,仅不能识别言语声音的意义,而言语声音以外的所有听觉,包括非言语声音的理解都被正常保留,患者仅表现为听理解功能破坏,其他言语功能如阅读理解、书写和自发语均正常。实际上,单纯非言语性听觉失认在临床上很少见,大多数患者为混合性即言语性和非言语性听觉障碍同时存在。

四、失用症

判断有无失用症主要采用动作检查法,即要求被检者使用某种工具完成特定的动作,观察其动作表现。

(一)意念性失用

临床表现:①功能活动顺序错乱,如沏茶时要先将茶叶放进茶壶,再加开水,然后盖上壶盖。意念性失用患者的动作,即放茶叶、加开水、盖上壶盖的动作都可以正确地完成,但顺序出现错误如先倒开水还是先放茶叶。②难以描述复杂活动的实施步骤,让患者描述沏茶这个活动的步骤时,患者搞不清动作的顺序,不知道先打开壶盖还是先放茶叶,描述起来缺乏逻辑或者在描述的过程中有部分动作的缺失。③工具的选择和使用障碍,患者在不使用工具的情况下可以很好地模仿运动,但是当实物放在面前时则出现选择和使用错误。尽管患者能够认识物品本身却不能告知物品的功能或用途,物品被错误地使用,如在餐盘中摆放棋子、铅笔、牙刷,患者可能会选择铅笔或牙刷用于吃饭,用牙刷梳头;如果给患者烟和火柴,让其点燃香烟,患者可能会将火柴放进口中,或用未点燃的火柴去“点燃”香烟。意念性失用可体现在检查中,也可在日常生活中表现出来。

(二)意念运动性失用

临床表现:患者不能执行运动口令,不能按照口令用手势演示使用某种工具的活动;在适当的时间与地点下使用实物进行作业时能够下意识地完成那些从前熟练操作的技能动作。例如,患者不能在指令下拿起牙刷或启动刷牙动作,但是在早晨起床后却可以到卫生间自发地拿起牙刷,将牙膏挤到牙刷上,然后刷牙。

(三)肢体运动性失用

临床表现:常是由于优势半球顶叶下部病变引起的运动障碍,以上肢肢体多见。因患者对运动的记忆发生障碍，致使动作笨拙，失去执行精巧、熟练动作的能力，不能完成有目的的精细动作，如扣衣扣、穿针、写字等。有时也表现为对检查者提出的动作口令要求做出毫无意义的若干运动，如由卧位坐起时，将双下肢举起而无躯干参与。

(四)结构性失用

临床表现：患者不能自发地或根据命令将“部分”组合成“整体”，不能装配零件，不能用积木、物品或图画装配、画出二维或三维的结构。轻度的结构性失用在临床上不易被发现，只有通过心理测验才可检查出来。严重的结构性失用将对生活产生很大的影响，可能难以完成穿衣、摆放餐具、包饺子等需要将不同的零件组装在一起的活动。

(五)穿衣失用

临床表现：可因损伤的原因不同而表现各异。如视空间关系障碍患者由于区别衣服的前与后、里与外有困难而前后、里外反穿，或找不到袖子、裤腿或扣眼，将领口当袖口、两条腿穿进一条裤筒中、错位系扣等。躯体失认患者可以出现将上衣当裤子穿的情况。右侧单侧忽略患者会忽略了穿左半边的衣服等。

第三节　注 意 障 碍

注意是心理活动指向一个符合当前活动需要的特定刺激，同时忽略或抑制无关刺激的能力，是一切意识活动的基础，具有指向性和集中性两个特点。若个体集中于某种事物时，必须先去除外界刺激的干扰，如果患者不能处理进行活动所必需的各种信息时，为存在注意障碍。存在注意障碍的患者，不能集中于某种康复训练，不能高质量完成治疗师的指令，在作业康复训练中表现尤为突出。

一、注意障碍的分类及临床表现

1. 觉醒状态低下

患者对痛觉、触觉、视觉、听觉及言语等刺激反应不能迅速、正确地做出反应，表现为反应时间延迟。

2. 注意范围缩小

患者的主动注意减弱，一般易唤起注意的事物并不能引起患者的注意，注意范围显著缩小。

3. 保持注意障碍

患者注意的持久性和稳定性下降。患者在进行持续性和重复性的活动时，缺乏持久性，注意力不集中，易受到干扰。

4. 选择注意障碍

患者难以有目的地选择需要的信息，剔除无关信息的能力差，容易受到自身或外部环境的影响，注意力不集中。

5. 转移注意障碍

患者不能根据需要及时地从当前的注意对象中脱离出来，将注意及时转移到新的对象中，因而不能跟踪事件发展。

6. 分配注意障碍

患者缺乏在同一时间内利用多种信息的能力。

二、注意障碍的评定

注意障碍的评定方法反映时间评定，指刺激作用于机体到机体做出明显反应所需的时间，一般采用视觉或听觉中的一项进行测试，并告知被测试者要接受的刺激及刺激后做出相应的反应，记录从刺激到反应的时间，如检查者在被测试者身后呼其姓名，当听到名字后转过头，从呼名到转头的时间。

(一)注意广度的评定

数字距是检查注意广度的常用方法。方法是检查者说出一串数字，让被检者正向和逆向复述，能正确复述出的数字串最高位数为该被检者的复述数字距。测验从 2 位数开始，检查者以 1 位数/s 的速度说出一组数字，每一水平最多允许 2 次检测(2 次数字不同)，通过一次即可晋级下水平测试，两次测试均没通过，即结束测试。如 3－7 患者复述 3－7，正确后晋级 3 位数；7－4－9 患者复述 7－4－9。正常人正数数字距为 7±2，倒数数字距为 6±2，数字距为 3 时，提示患者为临界状态，数字距为 2 时，可确诊为异常。数字距缩小是注意障碍的一个特征，数字距往往与患者的年龄和文化水平有关。

(二)注意持久性的评定

1. 划消实验

给被检者出示一段文字(也可以是数字或字母)，让其划去相同的字(或数字、字母)，计算正确的划消数、错误的划消数和划消时间。

2. 持续作业测验(CPT)

CPT 是对注意维持及警觉高度敏感的测验，最常用于脑损伤后持续性注意障碍的检查。具体操作是由计算机播放一组数字，当受试者听到数字“3”后面出现“7”的时候，就尽快地按鼠标键，每个数字间隔为 1s，测试时间为 8min，目标数总共为 12 个。计算机记录正确数和平均反应时间。

3. 连续减 7（或其他数）或倒背时间

让被检者连续计算 100 减去 7，递减 5 次，或倒数一年的 12 个月，或倒数一周的每一天。

（三）注意选择性的评定

经典的 Stroop 字色干扰任务（SWCT）计算机屏幕中央为随机呈现红蓝色块和红、蓝两个汉字，每个汉字均有红蓝两种颜色。要求受试者看到红色汉字或红色色块尽快按鼠标左键，看到蓝色汉字或蓝色色块时尽快按鼠标右键。每一刺激呈现 0.5s，间隔 1s，测试时间为 4min，共 120 个刺激，字色相反、字色一致、色块各 40 个。计算机记录正确数和平均反应时间。

（四）注意转移的评定

1. 连线测验（TMT）

一张纸上印有 25 个小圆圈，其中 13 个标上 1～13 的数字，另外 12 个标上 A～L 的英文字母，要求受试者把数字及字母间隔开连线，并保持它们各自的正常顺序，同时记录完成的时间，单位为 s。

2. 符号-数字测验（SDMT）

SDMT 与 WAIS 的数字符号分测验相似，可用来评测成人和儿童的脑损伤后注意的转移，也可用来进行分别性注意的评估。

（五）注意分配的评定

分配性注意目前多同时应用视听觉双任务或双耳分听任务来评测，亦可将记忆与计算任务相混合，在复合视觉刺激的各个元素间进行注意分配。其中同步听觉序列加法测验（PASAT）多被采用，该测验要求被试者连续听 61 个随机排列的 1～9 的数字，同时计算出相邻两个数字之和，它以数字间隔时间的不同，被设计成不同版本。多用于脑损伤后认知障碍的评定，尤其是注意障碍的评定。该测验不仅包括注意分配问题，它也涉及注意、计算、记忆及信息加工速度因素。具体操作是要求受试者认真听录音中播放的一组数字，并将听到的相邻两个数字的和尽快地说出来，每两个数字的时间间隔为 1.2s 或 1.6s 或 2.0s 或 2.5s，1～9 的数字随机排列。每回答正确 1 次得 1 分，最高分为 60 分。

三、注意障碍的治疗

（一）信息处理训练

可采用以下方法进行。

(1)兴趣法。用病人感兴趣或熟悉的活动刺激注意，如使用电脑游戏、专门编制的软件、虚拟的应用等。

(2)示范法。示范你想要病人做的活动，并用语言提示他们，以多种感觉方式将要做的活动展现在患者眼前，这样有助于患者知道让他们集中注意的信息。如打太极拳，一边让病人看到刚柔并济、舒展流畅的动作，一边抑扬顿挫地讲解动作要领，使病人视觉、听觉都调动起来，加强注意。

(3)奖赏法。用词语称赞或其他强化刺激增加所希望的注意行为出现的频率和持续的时间，希望的注意反应出现之后，立即给予奖励。临床上常用的代币法就是一种奖赏方法。

(4)电话交谈。在电话中交谈比面对面谈话更易集中患者注意力，这是由于电话提供的刺激更专一。因此应鼓励不同住的家人、亲友和朋友打电话给患者聊天，特别是聊他所感兴趣的话题。

(二)以技术为基础的训练

这种训练不仅要集中注意力，尚需要一些理解、判断能力。方法包括猜测游戏、删除作业、时间感、数目顺序。

(三)分类训练

其目的是提高患者不同难度的注意力。操作方式多以纸笔练习形式进行，要求患者按指示完成功课纸上的练习，或对录音带、电脑中的指示做出适当的反应。内容按照注意力的分类可分为持续性、选择性、交替性及分别性注意训练。

(四)电脑辅助法

电脑游戏等软件对注意的改善有极大帮助。通过丰富多彩的画面、声音提示及主动参与(使用特制的键盘与鼠标)能够强烈吸引患者的注意，根据注意障碍的不同成分，可设计不同程序，让患者操作完成。如模拟产品质量检验的软件即可训练注意、警觉性、视知觉等。实际上，电脑辅助的认知康复训练(CACR)软件可归纳为两种不同类型的干预方法即特殊活动的方法和分等级的方法。前者是针对某一特殊的认知障碍编写程序给予训练，例如有注意问题的患者接受训练注意的程序软件，通过训练达到改善注意之目的。后者按循序渐进的方式从基本训练开始逐步过渡到更复杂的认知功能。

(五)综合性训练

用于日常生活活动的训练，要处理或代偿的策略取决于脑损伤患者在日常生活中所面对的特殊挑战，保持警觉直到活动完成为止。

第四节 记忆障碍

记忆是对所输入信息进行编码、存储及提取的过程。根据其提取内容的时间长短分为瞬时记忆、短时记忆、长时记忆。没有记忆,我们将无法学习新的知识和掌握新的技能,也不会对过去所经历的事情进行总结和概括。但记忆会随着信息输入量的减少和年龄的增长而逐渐减退,当某些原因导致与记忆有关的中枢神经系统损伤后,将出现永久性的记忆障碍。

一、记忆的临床表现

(一)记忆增强

患者对病前不能够回忆的事都能回忆起来。

(二)记忆减退

患者对过往经历的重大事件难以回忆,或者表现为一切新印象转瞬即逝。严重时不但记忆减退,而且连新刺激的识记、保持、再认也减退。

(三)遗忘

患者对某一段经历或重大事件的记忆缺失、遗忘有时间规律和选择性。新近识记的材料遗忘最快,逐渐发展到远事遗忘,曾经引起高度注意的事情较难忘记,主要表现为回忆的障碍。有以下几种不同表现:①顺行性遗忘,即回忆不出疾病发生以后一段时间内所经历的事件,遗忘的时间和疾病同时开始;②逆行性遗忘,即回忆不出疾病发生之前某一阶段的事件;③进行性遗忘,指记忆的丧失随着病情的发展而逐渐发展;④心因性遗忘,是由沉重的创伤性情感体验引起,遗忘的内容与某些痛苦体验有关。

(四)错构

对过去经历过的事情,在发生的时间、地点和情节上出现错误的回忆,并深信不疑。在正常人身上有时也会见到,但弥漫性脑病变可使错构倾向更为强烈。

(五)虚构

患者在回忆时将过去从未经历过的事情当作亲身经历加以描述,以虚构的事实来填补已遗忘的那一段记忆空白。虚构一般见于有器质性基础的遗忘综合征,也可由医源性诱发,但不应与分裂症所涉及的记忆性幻觉或幻想性谎言混淆。

二、记忆障碍的评定

（一）瞬时记忆的评定

1. 数字广度测试

见数字距测试方法，一次重复的数字长度（正数字距）为 7±2 为正常，低于 5 为瞬时记忆缺陷。

2. 词语复述测试

检查者说出 4 个不相关的词，如排球、菊花、桌子、汽车等，速度为每秒 1 个词，要求被检者立即复述。正常时能复述 3～4 个词，复述 5 遍仍未正确者为存在瞬时记忆障碍。

3. 视觉图形记忆测试

出示 4 个图形卡片（简单图形），令被检者注视 2s 后，将卡片收起或遮盖，要求被检者根据记忆临摹画出图形，如绘出图形不完整或位置错误为异常。

（二）短时记忆的评定

检测内容同瞬时记忆法，但时间要求是注视 30s 后，要求被检者回忆瞬时记忆检测的内容。

（三）长时记忆的评定

长时记忆的评定分别从情节记忆、语义记忆和程序性记忆等不同侧面进行。

1. 情节记忆

测试要求被检者回忆其亲身经历的事件或重大公众事件，如事件的时间、地点、内容。情节记忆包括顺行性情节记忆和逆行性情节记忆。

（1）顺行性记忆评定，是对识记新信息能力的检测，分言语和非言语检查。

（2）逆行性记忆测试，是对以往信息记忆的测试，包括个人经历记忆、社会事件记忆和著名人物记忆等，可采用问卷式提问。①个人经历记忆主要是对被检者成长的不同时期直至发病前的个人经历过的事件进行提问，其准确性需要被检者的亲属或知情者证实。②社会事件记忆是根据受检者的年龄和文化水平，对重大社会事件发生的时间、地点及事件的主要内容提问。③著名人物记忆是请被检者通过照片辨认著名人物，包括姓名、身份及相关的历史年代。

2. 语义记忆

测试是指有关常识、概念及语言信息的记忆，包括常识测验、词汇测验、分类测验、物品命名及指物测验等，如提问患者“一年有几个月？”“肮脏是什么意思？”或让被检者对物品进行分类、指认物品等。

3. 程序性记忆

测试程序性记忆，即在潜意识水平学习有关行为技能、认知技能及运算法则的能力。

程序性记忆有时难以用语言描述，如骑自行车、打羽毛球等。存在程序性记忆障碍的患者，可以从基础学习这些技能，但患者往往凭借以往的记忆进行操作，因此，很难做到自动地、毫不费力地完成任务。此项测试只要求被检者完成指定操作，如开启罐头、订书、按照给出的图画填充颜色等。

三、记忆障碍的治疗

(一)内在性训练策略

大部分患者并不是丧失了所有的记忆，只是在某些时候记不住一些事情。内在性训练策略是在记忆重建过程中最大限度地帮助强化仍留在记忆中的东西，这是一个自然渐进的过程，试图重建新的脑功能系统。通过调动自身因素，以损害较轻或正常的功能代替损伤的功能，从而达到改善或补偿记忆障碍的一些对策。如果患者的语言性记忆较差就鼓励他用形象性记忆，反之亦然。

1. 无错性学习

无错性学习就是在学习过程中没有错误的学习。大多数人可能从错误中学习或吸取教训，因为我们可以记住并在以后的努力学习中避免再犯错误。但是片段性记忆障碍者不能记住他们的错误，也难以纠正错误。如果行为是错误的，患者在从事这种行为活动中有可能会强化它。因此，应保证严重记忆障碍者要强化的行为是正确的。大量的研究表明，遗忘症患者能够正常或接近正常地学习一些东西，即使他们不会有意识地回想所学的内容。例如，在词汇学习中，应给予正确的意思，避免猜测，以防出现错误。

2. 助记术

助记术是指所涉及学习材料的精神处理方法，是有助于学习和回忆已学过知识的技术，如图像法等。通过创建一幅视觉图像，并与思维定位相联系形成的认知行为，不仅是一种有效的助记术，也是一个高级而又精密的记忆编码过程。常用以下方法：图想法、层叠法、联想法、故事法、现场法、倒叙法、关键词法、组块、时空顺序、因果关系。

3. 书面材料的学习

(1)PQRST 法。PQRST 是预习(previewing)、提问(questioning)、评论(reviewing)、陈述(stating)和测试(testing)的英文缩写，是记忆书面材料的一种完整理想的学习方法，即理解性记忆，实践证明 PQRST 比单纯死记硬背效率更高，效果更好。

(2)信息检索法。常用的策略和步骤：①主动浏览要记住的材料，查看各个方面，确定主题、重点或背景；②自发地把关注焦点转移到不同的刺激点上，如最重要的信息或要记住的细节上；③把注意力保持在要学习的材料上，并重复要学习的信息；④将新的信息与熟悉的事物联系起来，归类或组合类似的东西；⑤把一些信息编成押韵诗或悦耳的曲调来帮助记忆。

(二)外部法或外部对策

1. 外在记忆辅助工具

利用身体外在辅助物品或提示来帮助记忆障碍者的方法,适用于功能性记忆障碍者,如年轻、记忆问题不太严重并且其他认知障碍较少的患者。辅助物应便于携带,并能容纳较大量的信息;使用的时间较长;应使用方便且不需依靠其他工具。提示应能在最需要时立即提供;提示的内容对被提示的信息有特异性,如记事本、时间表或日程表、明显的标志、照片、记忆提示工具。

2. 环境适应

环境适应适用于记忆系统失去了足够功能的患者。通过环境的重建,满足他们的日常生活需要。如果使用适当,对于严重记忆障碍的患者也是唯一的解决方法。

(1)简化环境。将物品放置得井井有条,突出要记住的事物,消除分散注意力的因素:①将环境中信息的量和呈现条件控制好,每次提供的信息量少比多好,信息重复的次数多比少好,几个信息先后出现时相隔的时间长比短好;②减少环境的变化,日复一日地保持恒定重复的常规和环境常使患者易于记忆,如每天以同样的次序收集衣服和穿衣服,在同一个地方脱鞋子,可方便患者知道在哪里找到它们;③修改外部环境以利于记忆,如门上贴大的名字或颜色鲜艳的标签,简化环境,突出要记住的事等;④组织好环境可以帮助记忆,如门后挂一把无用的钥匙可以提醒患者出门时别忘了带钥匙等。

(2)家用电器的安全。通常使用电水壶、电炊具、电灯等,设计隔一段时间可自动关闭装置,避免健忘者使用时带来的危险。

(3)避免常用物品遗失。如把眼镜架系上线绳挂在脖子上,把手机、电子助记产品别在腰带上,可有效防止遗忘。

3. 计算机的应用

与许多其他领域一样,新技术的发展正给记忆康复带来益处。实际上这是外在记忆辅助工具和环境适应在高新技术方面的延续。

(1)智能屋。计算机与显示器连接在一起的摄像机组成的装置。用来监控认知功能严重障碍患者的生活环境,目的是提高患者的生活独立性和活动性,进而提高生活质量。具有跌倒倾向、定向力障碍、需要急救、家务管理受限者均可利用此装置。还可通过对一般家庭所拥有的设备改造,使智能屋更加完善。

(2)使用电话。在患者网络中,把 10 个重要成员的照片贴在特殊电话按键上,每个按键编上程序,要打电话给其中某人,按贴着照片的按键即可,无须记住电话号码;在患者家中和照顾中心或主要帮助者之间提供可视电话连接;一个大的红色帮助按键提供给患者,以便呼叫照顾中心或亲戚。

(3)进出住宅。在门前安装一盏感应灯,当有人走进来时,灯会亮;一个运动探测器连接到词语信息器上，当某人正要进来可以显示提醒；使用智能锁利用指纹开门；安装环境控制系统，可以做到远距离开关屋门。

(4)温度控制。一套适合控制淋浴和浴缸的系统，可以保证水温既不太冷也不太热；中央控制系统可以用来调节室内温度。

(5)报警系统。当炊具或其他电子设备放在那里并且一段时间没有使用时，可发出警告声音；为了防止迷路，当某人离开屋内时，报警系统可发出声音；在着火或其他紧急情况下，报警系统或照顾中心的警铃会响，一个语音信息会转发给患者，告诉他由于紧急情况需尽快离开这所房子。

(6)交互式活动指导系统。这是正在开发的另一项新技术，这个系统用电脑提供一套指令，指导患者按部就班地进行日常生活活动，如烹调、清洁等。电脑作为代偿装置提供分类指导，使用者要略懂电脑的操作。通过这个系统的使用，患者自我满足感增强，沮丧情绪下降。有人认为随着人机界面的改进，电脑在记忆康复中将越来越发挥重要作用。

参考文献

[1] 蔡飞跃，何月妃，马起山，等.深圳市全科门诊患者抑郁和焦虑症状研究[J]. 实用心脑肺血管病杂志，2020，28(7)：113-119.

[2] 陈建军，穆燕芳，黄秀平，等.计算机辅助认知训练对脑卒中患者注意障碍的效果[J].安徽医学，2019，40(8)：865-888.

[3] 郭祎莎，毕霞.脑卒中后认知障碍的中西医康复治疗进展[J].按摩与康复医学，2020，11(23)：36-39.

[4] 黄娣，白艳杰.注意过程测验的改良及其在脑卒中患者中的临床应用评价[J]. 吉林中医药，2020，40(9)：1195-1198.

[5] 李宗艳，施雁，陈静娟，等. 癌症患者心理焦虑测评工具的研究进展[J]. 淮海医药，2021，39(3)：326-329.

[6] 孙莲花，张青，杨军.听觉失认症[J].中国听力语言康复科学杂志，2021，19(5)：353-356.

[7] 唐爱珠，苏君，秦丽丽. 抑郁障碍共病焦虑障碍临床症状调查及相关因素分析[J].心理月刊，2020(19)：168-169.

[8] 王洁，牛婧雯，沙龙泽，等.以失用症为突出表现的克雅病一例[J].中华神经科杂志，2021，54(11)：1181-1186.

[9] 陈瑞全，肖洪波，朱宗俊，等.脑卒中后单侧忽略症的康复治疗研究进展[J]. 按摩与康复医学，2020，11(11)：55-58.

[10] 杨嘉恩，贾宁，周光进，等.强化康复治疗对单侧空间忽略患者 FMA，FIM，MMSE 影响的临床观察[J].中医外治杂志，2020，29(4)：12-14.

[11] 张丽，卞立，陈煜，等. 脑卒中后认知功能障碍的康复评估与治疗进展[J]. 中国康复，2020，35(12)：660-663.

[12] 张晓杰，练涛.脑卒中病人注意障碍特点及非药物治疗方法的研究进展[J].中西医结合心脑血管病杂志.2020(7)：1082-1085.

第二章　语言-言语障碍

第一节　语言-言语障碍概述

一、语言-言语障碍的定义

人类是通过语言和言语行为进行思想交流的。语言(language)是人与人互通信息,用发音器官、文字、姿势等表现出来,形成系统的行为方式,达到交流的目的。包括对符号的运用(表达)和接受(理解)能力,也包括对文字语言符号的运用(书写)、接受(阅读)以及姿势语言和哑语。语言障碍是在上下文中口语和非口语的过程中词语应用出现障碍。常见的语言障碍有语言发育迟缓、失语症等。

言语(speech)是以构音器官结构和与言语产生有关的神经、肌肉活动作为基础,借助嘴唇、下颌、舌、腭、咽、喉和呼吸系统共同作用产生。当这些结构以及相关的神经或者肌肉发生病变时,就会出现说话费力或发音不清,甚至完全不能发音。言语障碍是指言语发音困难、嗓音产生困难、气流中断或者言语韵律出现困难。典型的言语障碍有构音障碍、口吃、嗓音障碍等。

语言和言语相互独立而又相互统属,语言具有社会性、抽象性和全民性,而言语具有个人性、具体性和阶级性,两者相辅相成、相互制约。语言指导人们进行言语实践;又存在于言语行为和言语作品之中;语言不能够脱离言语,言语也不能脱离语言。言语是把语言符号按照语言的规则排列起来表达具体的内容的,是对语言的运用。

语言和言语的发展离不开听觉器官,听觉能力提供了儿童语言-言语习得的两个基本条件,即对声音的辨别能力和反馈能力。存在听力障碍或者听觉障碍的儿童往往不能获取真实的声音水平或声音的概念,也不能对自己所发出的声音反馈调整,严重影响儿童的语言以及相关的社会发育、情绪发育和学习能力的发展。

二、语言-言语产生的基础

语言-言语的形成是一个复杂过程,是多种因素参与的结果,言语必须通过听觉系统输入，听到的声音在神经系统中进行加工及整合，并通过呼吸、发声、构音、共鸣等器官的协调运动，最后才能清晰地说出一个语音、一个音节或是一句话，如图 2-1 所示。

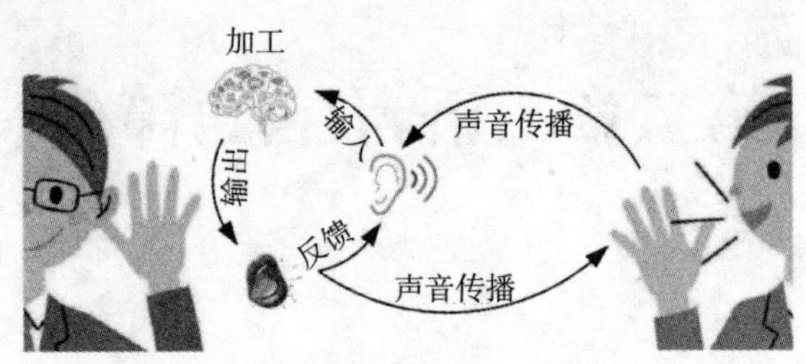

图 2-1　语言-言语的产生过程

正常言语表达中具备以下 6 个基本生理条件。

1. 呼吸系统

呼吸系统是言语产生的动力源。在言语过程中，需要瞬间吸入大量的气体并维持平稳的呼气，这种呼吸调节过程要求呼气运动与吸气运动之间相互协同和拮抗。通过呼吸使气流通过声门，其压力的大小决定声音的强弱。

2. 发声系统

发声系统是言语产生的振动源，呼吸器官呼出足够的气流，使声带颤动，从而发出声音，声带的长短和颤动影响音调的高低。

3. 构音系统

构音系统是由口腔、鼻腔和咽腔及其附属器官所组成，其中最主要的构音器官是唇、舌、下颌和软腭。它们各自的灵活运动以及协调运动是产生清晰、有意义言语的必要条件。

4. 共鸣系统

共鸣为我们的声音增加了丰富度和饱满度，声道共鸣腔的大小、形状和肌肉张力均会对产生的声音造成影响，每个人声音的形成也就是独特的。咽部、口腔和鼻腔进一步影响产生的声音，与声道共同产生语音。

5. 听觉系统

人的听觉系统主要由外周听觉器官、听神经、听觉的中枢神经系统共同组成，是人类接受和感受声音信号、传递声音信号、处理声音信息的重要系统。听觉是对声音的行为反应，声音可以凭借听觉进行判断，儿童语言的习得就是通过对声音觉察感知、辨识、理解，从而获得语言能力。

6. 神经系统

认知是语言和言语的基础。声音信号传入中枢神经系统后，进行提取加工处理，理解声音符号的意义，并做出相应的回应。这个过程涉及理解、记忆、注意、推理等方面。

三、语言-言语障碍的原因

语言-言语障碍的原因可分为先天性和后天性，大致可分为以下 3 类。

1. 中枢神经系统损伤

当左侧大脑半球（如脑梗死、脑出血、颅脑外伤）损伤后，引起声音的感知辨识、理解接收以及组织运用语言的能力发生障碍，常见的有失语症、构音障碍等。

2. 心理和精神异常造成的语言-言语障碍

属于非器质性损伤，包括以下 5 种情况。

（1）癔症性失声和失语。生活事件内心冲突或强烈的情绪体验，暗示或自我暗示的作用与易感个体引起。

（2）应激性语言障碍。当遭受急剧严重的精神打击，如车祸、亲人去世等，大脑作为应激源的“靶器官”，产生神经递质、受体、信号传导的变化，进而出现的语言障碍。

（3）精神病的言语异常。生物、心理、社会文化因素相互作用导致大脑的结构、化学和神经活动产生变化而出现的语言异常。

（4）口吃。多数与焦虑、紧张、应激、遗传、模仿和暗示等因素相关。

（5）发病时的言语混乱。发烧昏迷时，患者与外界缺乏交互活动，思维记忆失调，表现为语言不符合实情、逻辑混乱。

3. 言语-语言功能单元损伤引起的言语障碍

（1）声带、共鸣器官、构音器官、口部言语运动肌肉、手部肌肉或支配言语运动肌肉的运动神经受损，引起口语交流障碍。

（2）听觉障碍时，外界的言语信息输入受阻，对口语交际也产生影响，出现发音、构音及语言发育异常。

（3）手部运动肌肉和神经的变性，影响书写而造成肢体语言及书面语言的表达障碍。

四、语言-言语障碍的类型

（一）听觉障碍

听觉障碍是指听觉系统中的传音、感音以及对声音的综合分析的各级神经中枢发生器质性或功能性异常，而导致听力减退或感音异常。听力障碍儿童所带来的语言异常主要有以下 3 个方面。

1. 发音异常

听力障碍儿童在发音的音量、音调、音色方面的异常。

（1）音量异常。儿童在发声时过于紧张喉头肌肉，呼吸肌群不适当的用力过强，形成了硬起声的现象，发音像是爆破音，不能连续起来。他们也不能根据周围环境、情景调节自己声音的音强，使得发声时音量过大。

(2)音调异常。由于某段频率的听力丧失，从而使得儿童对该段频率声音的认知异常，也不能反馈调节。

(3)音色异常。儿童长期不正常发声，使得发声的器官组织的肌力、运动能力减退或失用。因此，儿童不能对声音进行正常的修饰，引起异常的共鸣如鼻音化异常、韵律节奏单一等。极重度的听力障碍儿童甚至不能获得对周围声音的认识因而也无法学习发音，形成了聋哑的特殊现象。

2. 构音异常

听力障碍儿童由于不能像正常儿童那样通过听来获取发音的方法，因此在言语学习过程中形成错误的发音方式，导致了发音的错误，包括音的替代、歪曲、省略和添加。

3. 语言发育异常

听力障碍儿童对声音的认识缺陷影响到儿童对正常词汇的学习、组织句子能力和会话交流能力，此类儿童常常出现语言较正常儿童为晚，严重的甚至不能出现语言能力。

(二)失语症

失语症(aphasia)是由于大脑语言功能区病变导致的言语交流能力受损，导致口语表达和理解、书面语表达和理解以及计算等多方面语言障碍。临床上表现为自发言语、听理解、命名、复述、阅读和书写六个主要语言症状方面受损或丧失，病灶部位不同，分类不同，临床表现各有差异。临床常见于脑梗死、脑出血、颅脑损伤等疾病，尤其是左侧大脑半球的损伤。

1. 主要类型及特点

目前汉语失语症是以Benson失语症分类为基础并结合汉语语言特点进行分类。常见的汉语失语症主要类型及特点如表2-1所示。

表2-1　常见的汉语失语症主要类型及特点

分类	类型	特点
外侧裂周失语综合征：病灶位于外侧裂周围，都有复述困难的特点	Broca性失语(Broca aphasia，BA)	口语表达障碍较为突出，自发言语呈非流利性，话少，复述及阅读困难，语言呈电报文样，甚至无言状态，病灶部位在优势半球的颞下回后部
	Wernicke性失语(Wernicke aphasia，WA)	患者无构音障碍，自发言语呈流利性，但不知说什么，有时表现为答非所问，话多有较多的错与或不易于被别人理解的新语，理解、命名、阅读理解及书写均较困难，病变部位在优势半球的颞上回后部
	传导性失语(conduction aphasia，CA)	自发言语呈流利性，找词困难、谈话中断、错语等表现突出，复述不成比例地受损

续表

分类	类型	特点
分水岭区失语综合征：病灶位于大脑前动脉与大脑中动脉分布交界区，或者大脑中动脉与大脑后动脉分布交界区。共同特点是复述相对较好	经皮质运动性失语(transcortical motor aphasia，TCMA)	非流畅性失语，自发言语较少，但对刺激往往会做出相应的简单反应，不能说出有组织的语言。复述功能保留很好，可复述词、短语、绕口令和复合长句，当复述内容不合常理时能纠正。听理解相对较好，或有轻度障碍，如对比较结构的句子理解有障碍。命名有障碍，列名差，有言语的持续现象。阅读有障碍，其中朗读障碍困难，文字理解方面能力保留较好。书写能力严重障碍，抄写较好，听写和自发性书写严重障碍
	经皮质感觉性失语(transcortical sensory aphasia，TCSA)	自发言语流畅，错语较多，命名严重障碍，复述能力较好，但有学语现象。虽然不理解对方在说什么，却反复重复对方所说的语言。语言理解和文字理解都出现障碍，与 Wernicke 性失语的最大区别在于复述保留。可以朗读但不理解其真正意义。听写能力差
	经皮质混合性失语(mixed transcortical aphasia，MTA)	自发言语严重障碍，完全不能组织构成表达自我意思。理解障碍也较明显，文字理解和口语理解都有困难，书写也存在困难。但是复述能力被很好地保留下来
皮质下失语(subcortical aphasia，SA)	基底节性失语(basal ganglion，BGA)	病变部位靠近基底节前部者，症状类似 Broca 性失语；靠近基底节后部者，症状类似 Wernicke 性失语；病变累及基底节较大面积时，症状类似完全性失语。听理解和阅读理解可能不正常，容易出现复合句子、执行指令的理解障碍。书写障碍明显。命名对名词、颜色命名较好，列名较明显障碍。复述相对保留，可复述短句，长句稍差。阅读有形-义失读。书写轻度障碍，以自发性书写障碍为主
	丘脑性失语(thalamic aphasia，TA)	音量较小、语调低，可有语音性错语，找词困难，语言扩展能力差，呼名有障碍。复述保留相对较好。听理解和阅读理解有障碍，书写大多数有障碍
其他类型	完全性失语(global aphasia，GA)	一种严重的获得性全部语言功能的损害，主要表现为自发言语极少，命名、复述、读写不能
	命名性失语(anomic aphasia，AA)	言语流畅，忘记熟悉人的名字或对物品的命名有障碍，但可以通过描述的方式表达，病变部位在优势半球的颞中回后部或颞顶枕结合处
	纯词聋(pure word deafness，PWD)	听力正常，口语理解严重障碍，症状持久，简单的测试也会产生错误。患者虽然不能完成对词的辨认，但是可能在犹豫后完成简单的指令，这是此症的典型表现。纯词聋存在对语音和非语音的辨识障碍，即患者可以不理解词语的信息，但是对非语音的自然音仍能辨识，如鸟鸣声、电话声等。复述严重障碍。口语表达正常或仅有轻度障碍。命名、朗读和抄写正常

续表

分类	类型	特点
其他类型	纯词哑(pure word dumbness,PWD)	早期常表现为哑,或者仅有少量构音不清和低语调的口语,恢复后说话慢、费力、声调较低
	失读症(alexia)	因大脑病变致阅读能力受损或丧失
	失写症(agraphia)	大脑损伤后出现书写能力受损或丧失

2.语言症状及表现

失语症患者的语言症状主要表现在听、说、读、写四个方面。每一种障碍在不同的患者会有不同表现,而且同一患者不同时期症状也不相同。

1)听理解障碍

听理解障碍是失语症患者常见的症状,是指患者对口语的理解能力降低或丧失。完整的理解过程包含听觉词汇、语音辨识、语音输入、语音系统四个环节,当其中某一环节出现异常时,便会引起不同程度的听理解障碍,包括语音辨识障碍、语义理解障碍、听觉记忆广度障碍。常表现为听觉正常,但是却不能理解语音所表示的意思。听理解包括字词、单词及复句等不同层次,不同等级的理解是高水平的大脑功能的整合过程。

2)口语表达障碍

口语表达过程包括语义系统、语音输出、发音动作和言语形成四个环节,当其中某一环节出现异常时,便会引起不同程度的口语表达的能力受损或丧失,可表现为口语的流畅性与非流畅性障碍、找词困难和命名障碍、杂乱语、说话费力、刻板言语、错语、复述障碍、言语的持续现象、模仿言语、语法障碍、发音障碍。

3)阅读障碍

阅读包括朗读和文字的理解,这两种可以出现分离现象,阅读过程包括字形信息分析、字形信息输入、语义系统对照三个环节,若其中的某一环节出现问题,则表现为无法朗读或无法辨识文字意义。汉字的阅读障碍可表现为形、音、义联系中断的三种形式,即形-音失读、形-义失读、形-音-义失读。

4)书写障碍

书写是一个需要多种能力配合,复杂而精细的过程,不仅涉及语言本身,还有视觉、听觉、运动觉、视空间功能和运动功能。分析书写障碍有利于判断是否失语的性质。常见的失语症的书写障碍有书写不能、构字障碍、象形书写、镜像书写、书写过多、错误语法、惰性书写、视空间性书写障碍。

(三)语言发育迟缓

儿童语言发育迟缓,是指儿童在生长发育过程中语言发育落后于实际年龄的状态,常见于大脑功能发育不全、自闭症、脑瘫、精神发育迟缓、婴幼儿期出现癫痫等。表现为以下内容。

(1)语言的输入障碍。部分儿童存在听觉输入(听语理解)的困难,可以表现为字、词、语句的听语理解困难以及认知障碍。

(2)说话晚或很晚。正常婴幼儿在1岁开始有意识说话或者开始叫人,如爸爸、妈妈等,逐步可以说一些词语,但是语言发育迟缓的儿童大多数超过了这个年龄,甚至2~3岁还不会叫人,只会"咿呀"的无意识的语言。

(3)语言发育慢或出现停滞。部分儿童开始说话的时间与正常儿童相似,但是发育速度相比同龄儿童要缓慢,甚至出现相对停滞或者倒退现象。

(4)语言技能较低。这些儿童具有一定的词汇量,也会用句子表达,但词汇和语法应用困难,明显低于同龄儿童。

(5)词汇量少,句子简单。部分儿童词汇量少或只能用简单的句子表达。

(6)回答问题反应差,遵循指令困难。

(四)口吃

口吃是一种常见的言语流畅性障碍,俗称"结巴"。世界卫生组织对口吃的定义:口吃是一种言语节奏的紊乱,即口吃者因为不自主的声音的重复、延长或中断无法表达清楚自己所想表达的内容。部分儿童是在言语发育过程中不慎学习了口吃,或与遗传以及心理障碍等因素有关,部分儿童可随着成长自愈,没有自愈的口吃,常常伴随至成年或终生,但可以通过训练得到改善。正常人偶尔也会出现以上的情况或因想不起恰当的词汇而说话中断,重说一遍或自我修正等所致的非流畅性言语不属于口吃,大多数真正的口吃多表现为慢性的状态。口吃包括以下4个方面的特点。

(1)异常的言语行为。口语重复、拖长甚至中断,发音用力过强,表现为只有发音动作而发不出声,用残留的呼气说话、伴有表情及肢体动作等。

(2)回避现象。有意掩饰自己的语言流畅性障碍,插入一些无意义的词语。

(3)情绪的变化。过度紧张、说错话并自我修正。

(4)处世态度和方式的改变。

(五)构音障碍

1.构音障碍的定义

由于构音器官先天性和后天性的结构异常,神经、肌肉功能障碍所致的发音障碍,以及虽不存在任何结构、神经、肌肉、听力障碍所致的言语障碍,主要表现可能为完全不能说话、发声异常、构音异常、音调和音量异常和吐字不清,不包括由于失语症、儿童语言发育迟缓、听力障碍所致的发音异常。

2.构音障碍的分类

分为运动性构音障碍、器质性构音障碍、功能性构音障碍。

(1)运动性构音障碍是由于神经病变、与言语有关肌肉的麻痹、收缩力减弱或运动不协调出现的发音不清等症状,常见于脑血管疾病、脑损伤、脑瘫、多发性硬化等疾病。根据神经解剖和言语声学特点分为以下7种类型,见表2-2。

表2-2 运动性构音障碍的分类及主要言语表现

名称、损伤部位、病因	运动障碍的性质	言语症状
痉挛型构音障碍(中枢性运动障碍):脑血管病、假性延髓性麻痹,脑瘫、脑外伤、脑肿瘤、多发性硬化	自主运动出现异常模式,伴有其他异常运动,肌张力增强,反射亢进,无肌萎缩或失用性萎缩,病理反射阳性	说话费力,音拖长,不自然中断,音量、音调急剧变化,粗糙音、费力音、元音和辅音歪曲,鼻音过重
弛缓型构音障碍(周围性构音障碍):颅神经麻痹,延髓性麻痹、肌肉本身障碍,进行性肌营养不良、外伤、感染、循环障碍、代谢和变性性疾病	肌肉运动障碍,肌力低下,肌张力降低,腱反射降低,肌萎缩	不适宜的停顿,气息音,辅音错误,鼻音减弱
失调型构音障碍(小脑系统障碍)肿瘤、多发性硬化,酒精中毒,外伤	运动不协调(力、范围、方向、时机),肌张力低下,运动速度减慢,震颤	元音辅音歪曲较轻,主要以韵律失常为主,声音的高低强弱呆板震颤,初始发音困难,声音大,重音和语调异常,发音中断明显
运动过强型构音障碍(锥体外系障碍):舞蹈病,肌阵挛、手足徐动	异常的不随意运动	构音器官的不随意运动破坏了有目的运动而造成元音和辅音的歪曲,失重音,不适宜的停顿,费力音,发音强弱急剧变化,鼻音过重
运动过弱型构音障碍(锥体外系障碍):帕金森病	运动范围和速度受限,僵硬	由于运动范围和速度受限。发音为单一音量,单一音调,重音减少,有呼吸音或失声现象
单侧上运动神经元损伤型(UUMN,Unilateral Upper Motor Neuron)大脑单侧上运动神经元损伤,特别是额叶	可能长期或短暂存在:病灶对侧颜面下部肌肉无力,面部下垂和病灶对侧唇舌无力;病灶对侧肢体远端无力	在严重程度上倾向于表现较轻,主要为辅音发音不清,不规则的发音停顿,语速慢,粗糙或费力音,轻度鼻音化,部分语速快,过度重音或缺少重音变化,音量变低。(一些严重病例可能合并失语症、失用症)

续表

名称、损伤部位、病因	运动障碍的性质	言语症状
混合型构音障碍(运动系统多重障碍):肌萎缩性侧索硬化症(ALS)、多发性硬化(MS)	多种运动障碍的混合或合并上下运动神经元的退行性变化。言语表现特征为痉挛型和麻痹型变化。比较常见,运动方面显示出共济失调和痉挛性变化	各种症状的混合主要言语表现为鼻音化构音、气息音、言语速度减慢、舌的力量降低、音节的重复速度减慢。其言语特征为音量控制失常、嗓音嘶哑费力、不适宜的音量控制、发音歪曲、不同程度的鼻音化构音、重音过强或语调发平

(2)器质性构音障碍是先天和后天原因导致构音器官形态、机能异常出现的构音障碍。临床上最常见的是由于唇腭裂所致的构音障碍,其次为舌系带的短缩,先天的颌面部缺陷,后天的颌面部损伤的后遗症。

(3)功能性构音障碍又称为发育性发音障碍,多见于学龄前儿童,是指在构音器官的形态、结构和功能无异常,有正常的听力、智力等情况下,发音错误表现为固定状态,但找不到明显原因的发音不清。常见的构音错误:①g、k 发成 d、t,如把“哥哥”说成“的的”或者相反的发音方式;②zh、ch、sh 发成 z、c、s,如把“知”发成“滋”,“吃”发成“次”,“是”发成“四”;③把 l 发成 n;④把部分非鼻音发成鼻音。

(六)发声障碍

发声是指由喉头发出声波,通过喉头以上的共鸣腔产生声音。发声障碍也称嗓音障碍,一般分为器质性发声障碍和功能性发声障碍,多数情况下,发声障碍是由于呼吸及喉头调节存在器质或功能异常引起的,常见于声带和喉的炎症,新生物以及神经的功能失调,发生异常是喉头疾病的表现之一,表现为声音嘶哑、粗糙、气息声、无力或紧张等。

第二节　语言-言语障碍的评定

一、语言-言语障碍的筛查

语言-言语障碍可表现在发音、言语连接、言语流畅及言语速度以及词义表达、口语和非口语交流等方面,其筛查多采用量表法进行。

(一)语言-言语障碍的评定程序

在进行语言-言语功能评定时,首先应该判断患者是否存在语言-言语障碍,以及语言-

言语障碍的性质、程度及类型，然后选择合适的方法进行语言-言语功能的评定，如图 2-2 所示。

(1)资料收集。详细询问患者的发病过程及诊疗经过，如果患者不能很好地表达，应有家人或他人代述，包括现病史、既往史、家族史、训练史等，从而为语言-言语功能的评定提供基础的资料。

(2)语言-言语行为的评定。使用开放式的形式让患者回答问题，根据患者回答的情况进行初步的判断，再选择适宜的评定量表进行评定。

(3)语言-言语障碍的判定。利用病史资料，结合临床观察辨别和量表评定，对患者的病情、目前状况以及病情有关的内容进行详细的分析，进一步判断语言-言语障碍的类型，并制订相应的康复治疗计划，指导康复训练。

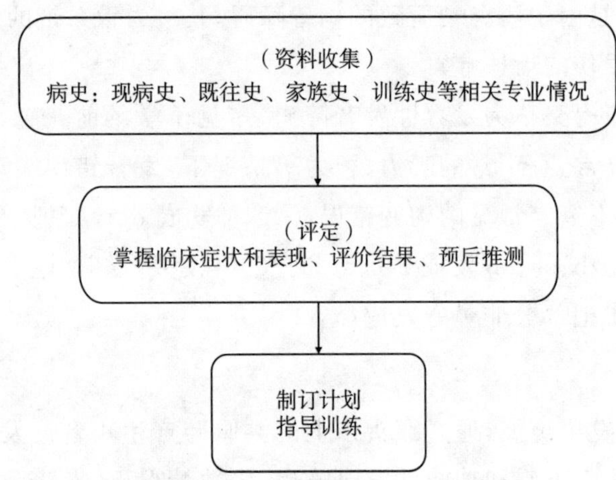

图 2-2　语言-言语障碍的评定流程

(二)语言-言语障碍的常用筛查方法

一般将检查项编成“筛查测试表”，以提问-回答的方式进行。初步检查以下情况。

(1)活动观察。呼吸是否规则而不费力？能否主动发声？音量是否够大？有无鼻音过重现象？进食固体食物时，有无食物外露及流口水现象？说话时舌头、双唇、下颌动作是否灵活协调？能否复读 pa-ta-ka 三次等。

(2)语言理解观察。能否正确反映声源、正确指认常见物品及身体部位、正确做物品分类、理解空间概念，以及跟随指令等。

(3)阅读观察。能否辨认自己的姓名、认识拼音符号、读出短文，以及阅读测验等。

(4)书写观察。能否写自己的名字、正确听写数字、抄写短句，以及叙述性书写等。

(5)口语表达观察。能否模仿声音或语音、说出物品名称、复读短句、用短句回答问题或表达需求，以及看图片说故事等。

通过患者听、说、读、写等各个方面的评估，判定其语言-言语障碍的类型、性质、程度，为制订最佳的康复治疗方案提供有力的证据。

二、听力障碍

口语的形成过程离不开听觉功能的完善，声波的机械振动不能正常传入大脑，就无法获得口语的输入信息，即便是发音器官正常，也无法形成流畅的口语。因此，评定听力障碍的程度并及时纠正，对于口语的形成和完善具有重要的意义。

(1)行为测听法。适用于小于 1 岁的幼儿。儿童睡眠时，用频率为 3000Hz、90dB 以上的小型振荡器发出声音，儿童会突然睁开眼睛寻找声源。此种方法适用于早期听力筛查。

(2)条件探索听力检查法。适用于 5 个月以上的儿童。检查者用扬声器发出声音，儿童头部可以向左右转动寻找声源，检查者再用彩色或闪烁的灯，同时发出声音，吸引儿童的注意力，反复数次建立条件反射，采用下降法测出听力值，测出的结果与正常耳的测试结果比较。

(3)脑干听觉诱发电位检查。使用一定频率的短声重复刺激听觉系统，在头颅表面记录电位变化，可据此估算客观听阈及诊断听觉系统病变。ABR 的波形、潜伏期、波间期是诊断和鉴别耳蜗性病变及蜗后病变的主要方法。

(4)听力计检查法。适用于 3 岁以上的儿童和成人。用单一频率的声音通过气导耳机与骨导耳机给声，判断各个频率所听到最小的声音，根据各频率听力损失状况绘出听力图，了解耳聋的程度与性质。听力计设计的频率范围为 125Hz、250Hz、500Hz、1kHz、2kHz、4kHz、6kH、8kHz 等，听力级(HL)为－10dB、－5dB、5dB、10dB、20dB、40dB、60dB、80dB、100dB、120dB，右耳气导为 O 表示，骨导为＜，左耳气导为 X，骨导为＞，其升降时间 15～25ms，减 10 加 5 的原则给声，每次 1～2s，儿童 2～3s，一般全过程在 20min 内，常从 1kHz、40dBHL 声开始，然后从低频向高频顺序测试。

(5)言语测听。将标准词汇录入磁带或唱片上，通过耳机和自由声场对受试者进行测试。主要包括言语接受阈和言语识别率。正常受试者能够听懂 50% 以上的词汇。

(6)口声言语听觉评估法。以图画为表现形式，主要内容包括自然声响识别、声调识别、单音节词识别、双音节词识别、短句识别、语音识别、数字识别、选择性听取等，通过自然口声或听觉言语计算机导航评估系统进行评估。

(7)其他言语评估。主要有构音障碍评估、语言发育迟缓评估、语言清晰度检测。

三、失语症

(一)国际上常用的检查方法

(1)Halstead-Wepman 失语症筛查测验，是一种判断有无失语障碍的快速筛选测验方法。项目的设计处包括对言语理解接收表述过程中各功能环节的评价外，同时包括对失认症、口吃和言语错乱的检查，可用于各种智力水平、多种不同文化程度和经济状况的受试者。

(2)标记测验(token test),由61个项目组成,包括两词句10项、词句10项、四词句10项、六词句10项及21项复杂指令。用于检查言语理解能力,主要对失语障碍表现轻微或完全没有的患者,能敏感地反映出语言功能的损害。token测验也设计言语次序的短时记忆广度和句法能力,它还能鉴别那些由于其他的能力低下而掩盖了伴随着的语言-言语功能障碍的脑损伤患者,或那些在符号处理过程中仅存在轻微的不易被察觉出问题的脑损伤患者。

(3)波士顿诊断性失语检查(Boston diagnostic aphasia examination,BDAE),是一种言语功能综合性评价方法,此检查由27个分测验组成,分为5个大项目:①会话和自发性语言;②听觉理解;③口语表达;④书面语言理解;⑤书写。

(4)西方失语成套测验(western aphasia battery,WAB),该测验提供一个总分,称失语商,可以分辨出是否为正常语言。WAB还可以测出操作商(PQ)和皮质商(CQ),前者可了解大脑的阅读、书写、运用、结构、计算、推理等功能;后者可了解大脑认知功能。该测验还对完全性失语、感觉性失语、经皮质运动性失语、传导性失语等提供解释标准误差和图形描记。

(5)日本标准失语症检查(standard language test of aphasia,SLTA),有听、说、读、写、计算五大项目,共包括26个分测验,按6个阶段评分,在图册检查设计上以多图选一的形式,避免了患者对检查内容的熟悉,使检查更加客观。此方法易于操作,而且对训练有明显指导作用。

(二)国内常用的检查方法

(1)汉语标准失语症检查(CRECAE),由中国康复研究中心于1990年编制,此检查方法是以日本标准失语症检查(SLTA)为基础,同时借鉴了国外有影响的失语症量表的优点,按照汉语的语言特点和中国人的文化习惯编制。该测验包括两个部分:第一部分是通过患者回答12个问题了解其语言的一般情况;第二部分由30个分测验组成,分为9个大项目,包括听理解、复述、说、出声读、阅读理解、抄写、描写、听写、计算。此检查不包括身体部位辨别,空间结构等高级皮质功能检查适用于成人失语症患者。

(2)汉语失语成套测验(aphasia battery of Chinese,ABC),由中国医科大学附属第一医院神经心理研究室于1988年编制,主要参考西方失语成套测验(WAB),结合中国国情及临床经验修订的,会话、理解、复述、命名、阅读、书写、结构与视空间、运用和计算、失语症总结十大项目组成。该检查可区别言语正常和失语症,对脑血管病言语正常者,也可检查出某些言语功能的轻度缺陷。通过测试可做出失语症分类诊断,且受文化差异影响较小。

(三)标准化失语测验的一般内容

标准化失语测验主要包括听理解、阅读理解、口语表达以及书写四个方面,具体如表

2-3 所示。

表 2-3　标准化失语测验的一般内容

项目	内容
听理解	单词辨认
	是非或个人问题问答
	执行口头指令(不同长度和复杂度)
	句子的保持(听语记忆广度)和理解
阅读理解	字母(笔画)匹配的能力
	单词辨认
	句子的保持(视语记忆广度)和理解
	语篇的阅读理解
	朗读
口语表达	自发言语
	复述(单词/句子)
	命名
	口语流利度
	形式和内容的分析
书写	文字结构组合能力
	抄写/听写(字母、数字)
	抄写/听写(单词/句子水平)
	自发书写(填写、描述等)

(四)常用的失语症测验方法

以具代表性的 WAB 为例,包括自发言语、理解、复述及命名四个方面,满分 420 分。

1. 自发言语

分信息量和流畅度两个方面,满分为 20 分。

1)信息量的检查

检查内容和方法如下。

用品:准备一幅图画(内容要求与日常生活关系密切,简单,容易回答),复读机 1 台,记录的纸张和笔,问题 7 个。

问题:如“你今天好吗?”“你以前来过这里吗?”“你叫什么名字?”“你住在哪里?”“你做什么工作?”“你为什么到这里?”“你在画中看见些什么?”等,评分标准如下。

0 分:完全无反应。

1分:只有不完全的反应,如仅说出姓或名等。

2分:前6题中仅有1题回答正确。

3分:前6题中仅有2题回答正确。

4分:前6题中有3题回答正确。

5分:前6题中有3题回答正确,并对画有一定的反应。

6分:前6题中有4题回答正确,并对画有一定的反应。

7分:前6题中有4题回答正确,对画至少有6项反应。

8分:前6题中有5题回答正确,对画有不够完整的描述。

9分:前6题全部回答正确,对画几乎能完全地描述,即至少能命名出人、物或动作,共10项,可能有迂回说法。

10分:前6题全部回答正确,有正常长度和复杂性的描述图画的句子,对画有合情合理的完整描述。

2)流畅度

其用品和问题同上,评分标准如下。

0分:不能言语或仅有短而无意义的言语。

1分:以不同的音调反复地说刻板的言语,有一些意义。

2分:说出一些单个的词,常有错语、费力和迟疑。

3分:流畅,反复的话或嘟哝,有极少量奇特语。

4分:犹豫,电报式言语,多数为一些单个词,常有错语,偶有动词和介词短语。

5分:电报式的言语,有一定语法结构而较为流畅的言语,错语仍很明显,有少数陈述性句子。

6分:有较完整的陈述句,可出现正常的句型仍有错语。

7分:流畅,可能滔滔不绝,在6分的基础上可有因素奇特语,伴有不同的因素错语、奇特语和新词症。

8分:流畅,句子常较完整,但可能与主题无关,有明显的找词困难和迂回说法,有语意错语和语义奇特语。

9分:大多数是完整的与主题有关的句子,偶有犹豫和错语,找词有些困难,可有一些发音错误。

10分:句子有正常的长度和复杂性,语速及发音正常无错语。

2.理解的检查

1)回答是非

方法是提出20个与日常生活关系密切的问题,用“是”或“否”回答问题,不能回答者,可用手势或闭眼表示“是”或“否”,答对一题给3分(经自我修正后正确亦给3分),如“你用勺夹菜吗?”如果回答模糊,可再问一次,如仍不能准确回答给0分,60分为满分。

2)听词辨认

将实物随机地放在患者的视野之内,向患者出示绘出的物体、物体形状、汉语拼音字母、数字、颜色、家具、身体(部分)、手指和身体左右部分等10项卡片,每项包含6个内容,共60项,如表2-4和表2-5所示。

让患者指出相应的物体,可重复出示一次,如他每次指出1项以上的物体,给0分,每项正确(包括自我修正后正确者)给1分,共60分。

表2-4 听词辨认(1)

实物	绘出的物体	物体的形状	汉语拼音字母	数字
筷子	水果刀	正方形	J	5
打火机	花	三角形	F	67
铅笔	牙刷	圆形	B	125
花	打火机	箭头	K	897
牙刷	筷子	十字	M	46
水果刀	铅笔	圆柱体	D	3500

表2-5 听词辨认(2)

颜色	家具	身体(部分)	手指	身体左右部分
蓝	沙发	耳朵	拇指	左肩
紫	椅子	鼻子	无名指	左膝
红	桌子	眼睛	食指	左踝
绿	衣柜	胸部	小指	右腕
黄	床	颈部	中指	右颊
黑	吊灯	颊		右耳

3)相继命令

在患者前方桌上按一定顺序放上笔、梳子和书,并让他完成治疗师的指令,根据指令的复杂程度,可给2分、4分或5分,如向患者说"看看这支笔、这把梳子和这本书,按我说的去做",如果他表现出迷惑,可将整个句子重复一次,共80分,如表2-6所示。

表2-6 相继命令

指令	评分
举起你的手	2
闭上你的眼睛	2
指向椅子	2
先指窗户(2),然后指门(2)	4
指向笔(2)和书(2)	4

续表

指令	评分
用笔(4)指书(4)	8
用书(4)指笔(4)	8
用笔(4)指梳子(4)	8
用书(4)指梳子(4)	8
将笔(4)放在书的上面(6),然后给我(4)	14
将梳子(5)放在笔的另一侧(5),并将书(5)翻过来(5)	20

3.复述检查

让患者复述检查者说出的词或句子,若他没听清楚可重复一次,每一个简单的词为2分,两位的数字给4分,带小数点的数字为8分,如果是句子,句子中每个字为2分,句子细小的发音错误不扣分,词序每错一次或每出现一个语义或音素错语各扣1分,满分为100分,如表2-7所示。

表2-7 复述的检查表

内容	评分	内容	评分
床	2	32.5	8
鼻子	2	电话铃响	10
电脑	2	她还没回来	10
香蕉	2	农民的朋友	10
窗户	2	电影片子	8
45	4	但是,仍然	10
雪人	4	屋子里装满了废旧物品	20
95%	6		

4.命名检查

1)物体命名

按顺序向患者展示20个物体,让他命名。若无正确反应,可让他用手摸一下物体,若仍无正确反应,可给予词的偏旁部首或首词提示,每项检查不得超过20s,答对一项给3分,有可能认出的音素错语给2分,若同时需触觉和音素提示给1分,满分60分。

2)自发命名

让患者在1min内尽可能多地说出动物的名称,若有迟疑时,可用“请想想马等家畜或老虎等野生动物”的方式给予帮助,说对一种动物给1分,即使有语义错语也给1分,最高20分。

3)完成句子

根据患者的文化程度特点，让患者完成检查者说出的 5 个不完整句子，每句正确给 2 分，有音素错语给 1 分，合情合理的替换词按正确计，满分为 10 分，如草是________，由患者回答是绿色的。

4)反应性命名

让患者用物品的名字回答问题，共 5 个问题，每题正确给 2 分，有音素错语给 1 分，满分为 10 分，如“你用什么喝水?”正确答案是杯子。

(五)失语症的诊断

根据失语症的测验得分及表现特征，结合患者的头颅 CT 或 MR 等检查，对失语症进行判断。

1. 首先确定有失语

根据失语症测验得分结果计算失语商(AQ)，如表 2-8 所示。

表 2-8 失语商的求法和意义

项目	折算	评分
1. 自发语言		
(1)信息量		10
(2)流畅度、文法完整性和错语		10
2. 理解		
(1)是否题	60	
(2)听词辨认	60	
(3)相继命令	80	
	200÷20=	10
3. 复述	100÷10=	10
4. 命名		
(1)物体命名	60	
(2)自发命名	20	
(3)完成句子	10	10
(4)反应性命名	100÷10=	共 50

2. 确定失语症的类型

根据语言的流畅度、理解能力、复述及命名评分特点，将失语归属相应的类型，如表 2-9所示。

表 2-9　失语症类型的评分特点

失语类型	流畅	理解	复述	命名
Broca 性	0～4	4～10	0～7.9	0～8
Wernicke 性	5～10	0～6.9	0～7.9	0～9
传导性	5～10	7～10	0～6.9	0～9
完全性	0～4	0～3.9	0～4.9	0～6
经皮质运动性	0～4	4～10	8～10	0～8
经皮质感觉性	5～10	0～6.9	8～10	0～9
经皮质混合性	0～4	0～3.9	5～10	0～6
命名性	5～10	7～10	7～10	0～9

3. 严重程度的评定

目前，国际上多采用波士顿诊断性失语症检查法(BDAE)中的失语症严重程度分级，如表 2-10 所示。

表 2-10　BDAE 失语症严重程度分级标准

分级	意义
0	无有意义的言语或听觉理解能力
1	言语交流中有不连续的言语表达，但大部分需要听者去推测、询问或猜测；可交流的信息范围有限，听者在言语交流中感到困难
2	在听者的帮助下，可以进行熟悉话题的交谈，但对陌生话题常常不能表达出自己的思想，使患者与检查者都感到言语交流有困难
3	在仅需少量帮助或无帮助下，患者可以讨论几乎所有的日常问题，但由于言语和(或)理解能力的减弱，使某些谈话出现困难或不大可能
4	言语流利，可观察到有理解障碍，但思想和言语表达尚无明显限制
5	有极少可分辨得出的言语障碍，患者主观上可能有点困难，但听者不一定能明显觉察到

4. 语言-言语功能评估的注意事项

(1)应告知患者和家属评估的目的和要求。

(2)评估应从易到难，检测者态度和蔼、耐心，不可对患者指责埋怨。

(3)评估得分，当患者很明显不能进一步得分时，应停止测验。

(4)当患者不能给出答案时，评估者可做一示范，但不计分，只有在无任何帮助的情况下，回答正确才能得分。

(5)与患者言语一致的发音笨拙不扣分，但不能有言语错乱，在每个项目中测验 3 次失败后可中断测验。

(6)评估中最好录音，有利于判断其失语的程度和性质。

(7)评估在1～1.5h内完成,如失语症患者感觉疲劳,可分几次完成检查,最好选择在患者头脑较为清醒时测评。

四、语言发育迟缓

对于语言发育迟缓的儿童,应首先检查有无听力障碍、发音器官是否存在器质性损害、认知水平是否落后等。适宜的评定并及早进行康复训练对提高儿童的语言发展水平具有重要的意义。可利用下列提供的相关评定工具了解语言发育迟缓的程度。

(一)智力评估

常用的评估有Gesell智能发育检查、皮博迪图片词汇检查(Peabody picture vocabulary test,PPVT)、韦氏学龄儿童智力检查修订版(WISC-R)、韦氏学龄前儿童智力量表(WPPSI)、伊力诺斯心理语言能力测验(Illinois test of psycholinguitic abilities,ITPA)等。不同的量表条目的侧重点不同,所检测的条目都在平均数值以上。测验内容涉及言语的理解、图画理解、综合能力、言语推理、图画类推、表达能力、言语表达、动作表达、构成能力、作文、构图、记忆能力、数字记忆、图形记忆等。当言语、理解与表达等得分较低时表示某一方面有障碍。

(二)专项能力测验

可评定语言相关领域,例如阅读理解、表达能力测验等。

(三)语言评定工具

利用计算机语言评定软件等语言评定工具。

(四)医学检查

可做听力检查、构音器官检查、语音听检查、声带检查等。

(五)发育迟缓检查法(sign-significance,S-S)

S-S法是由日本音声语言医学会审定、中国康复研究中心修复订成的中国版S-S检查法,现已广泛应用于临床。适用于1.5～6.5岁的语言发育迟缓儿童。S-S评定法包括促进学习有关的基础性过程、言语符号与指示内容的关系、交流态度三个方面。其中以言语符号与指示内容的关系检查为核心,分为5个阶段,如表2-11所示;检查用具如表2-12所示。

检查顺序一般较差的患儿应从头开始,为了节省时间,对年龄较大或水平较高的患儿没有必要进行全部的检查,可按以下顺序:①不可用图片检查的患儿,可用实物进行检查第一阶段～第二阶段。②可用图片检查的患儿,在3-2阶段以上,用图片检查单词、词句。③发育年龄在3岁以上、能进行日常会话者,进行第四阶段～第五阶段,以词句检查为主。按交流态度分类,分为两群:Ⅰ群,交流态度良好;Ⅱ群,交流态度不良。原则上适用于实际年龄3岁以上儿童,按言语符号与指示内容的关系分为A、B、C三个主群。但是要注意到这种分群并不是固定不变的，随着语言的发展，有的从某一症状群向其他的症状群过渡。

表 2-11　言语符号与指示内容关系的阶段

阶段		内容	正常范围
第一阶段		对事物、事态理解困难	
第二阶段		事物的基础概念	
	2-1	功能性操作	
	2-2	匹配	
	2-3	选择	
第三阶段		事物性符号	
	3-1	手势符号(相关符号)	
	3-2	言语符号	1.5 岁～
		幼儿语(相关符号)	
		成人语(任意性符号)	
第四阶段		词句，主要句子成分	
	4-1	两词句	2 岁～
	4-2	三词句	2.5 岁～
第五阶段		词句、语法规则	
	5-1	语序	3.5 岁～
	5-2	被动语态	5～6.5 岁

表 2-12　检查用具及图片目录

检查用具及图片目录		数量
实物	A:帽子、鞋、牙刷、玩具娃娃	4
	B:电话一听筒、鼓一鼓槌、茶壶一茶杯	3
镶嵌板	鞋、剪刀、牙刷	3
操作性课题用品	小毛巾、小玩具、小球、3 块积木、1 个装小球容器、3 种图形镶嵌板、6 种图形镶嵌板、10 种拼图	
日常用品图片	鞋、帽子、眼镜、手表、剪子、电话	6
动物	象、猫、狗	3
食物	面包、香蕉、苹果、米饭	4
交通工具	飞机、火车、汽车	3
身体部位	眼、嘴、手、鼻、耳、脚	6

续表

检查用具及图片目录		数量
动词	睡、洗、吃、哭、切	5
大小	帽子(大、小)	2
颜色	红、黄、绿、蓝	4
词句	妈、弟+(吃、洗)+香蕉、苹果	8
大小+颜色+事物	大小+红、黄+鞋、帽	8
语言规则	小鸡、乌龟、猫+(小鸡、乌龟、猫)+追	6

S-S法检查结果显示的阶段要与实际年龄语言水平阶段进行比较,如低于相应阶段,可诊断为语言发育迟缓,各阶段与年龄的关系如表2-13和表2-14所示。

表2-13　言语符号与指示内容的关系及年龄可通过阶段

年龄	1.5岁～	2.0岁～	2.5岁～	3.5岁～	5～6.5岁
阶段	3-2	4-1	4-2	5-1	5-2
言语符号	主谓+动宾	主谓宾	语序规则	被动语态	

表2-14　基础性过程检查结果(操作性课题)与年龄阶段对照表

年龄	镶嵌图形	积木	描画	投入小球及延续性
5岁以上		◇		
3岁6个月～4岁11个月		△、□		
3岁～3岁5个月	10种图形10/10+		+、○	
2岁～2岁5个月	10种图形7/10 +	隧道		
1岁9个月～1岁11个月	6种图形3/6—4/6	排列	|、—	
1岁6个月～1岁11个月	3种图形3/3+	堆积	+	
1岁～1岁5个月				部分儿童+

五、口吃的评定

口吃的轻重受多方面因素的影响,如说话的方式、说话的内容、说话的速度、身心状态、情绪等,因此,在评定时应将上述因素考虑在内,并且评定不能只限于一次完成。经过口吃的检查和评价后,应将口吃者的评价结果进行整理和记录,如表2-15所示。口吃的分级如表2-16所示。

表 2-15　口吃检查、评定结果记录表

检查单位：　　　　　　　　　　　　　　　　　　检查日期：　　　年　　月　　日

检查时基本状况

1.患者基本情况

姓名：　　　　　　　　　　　　　　　　　　性别：

出生：　　　　年　　月　　日　　　　　　　年龄：

职业或学校：　　　　　　　　　　　　　　　幼儿园：

住址：　　　　　　　　　　　　　　　　　　家庭成员：

近亲中是否有类似情况：

2.主诉

3.口吃以外的障碍

(1)　　　　　　　　　　　　　　　　　　　发病年龄：

(2)　　　　　　　　　　　　　　　　　　　发病年龄：

(3)　　　　　　　　　　　　　　　　　　　发病年龄：

(4)　　　　　　　　　　　　　　　　　　　发病年龄：

4.生长史、口吃史、现病史

(1)生长史(包括发育方面、既往史、环境方面)：

(2)口吃史：

(3)现在口吃状态以及对口吃的态度：

(4)相关专科检查结果：

(5)检查及观察小结：

①交流态度：

②言语行为：

③非语言行为(游戏、非言语行为中的智力发育情况、日常生活动作、其他)：

④运动发育(身体发育、粗大运动、精细运动发育、其他)：

⑤发音说话器官的形态及功能(发声、呼气保持、舌运动、其他)：

⑥口吃症状的评定及小结：

⑦口吃特征：

a. 言语症状：　　　　　　　　　　　　　　b. 伴随症状：

c. 努力性：　　　　　　　　　　　　　　　d. 情绪性反应：

⑧引起口吃的场面：

⑨是否有可变性：

a. 一贯性：　　　　　　　　　　　　　　　b. 适应性：

⑩预感口吃发生的自我判断：

⑪促进口吃的原因：

a. 本人方面的条件：　　　　　　　　　　　b. 环境方面的条件：

表 2-16 口吃程度分级量表

分级	表现
0 级	无口吃
1 级	极轻。每 100 单词出现口吃少于 1%；无相关的紧张；非流畅期持续少于 1s；非流畅模式简单；没有出现身体、手臂、大腿和头的联合运动
2 级	轻度。每 100 单词出现口吃 1%～2%；几乎无相关的紧张；非流畅期持续 1s；非流畅模式简单；没有明显的身体、手臂、大腿或头的联合运动
3 级	轻度～中度。每 100 单词出现口吃 2%～5%；偶尔出现注意力分散和紧张；大多数非流畅期持续不超过 1s；非流畅模式通常简单；没有注意力分散的联合运动
4 级	中度。每 100 单词出现口吃 5%～8%；出现注意力分散和紧张；非流畅期平均持续 1s；非流畅模式特征为偶然出现复杂的声音或做鬼脸；偶然出现注意力分散的联合运动
5 级	中度～重度。每 100 单词出现口吃 8%～12%；经常出现明显的紧张；非流畅期平均每次持续 2s；出现一些注意力分散的声音和做鬼脸；出现一些注意力分散的联合运动
6 级	重度。每 100 单词出现口吃 12%～25%；出现明显的紧张；非流畅期平均每次持续 3～4s；出现明显的注意力分散的声音和做鬼脸；出现明显的注意力分散的联合运动
7 级	极重度。每 100 单词出现口吃多于 25%；出现非常明显的紧张；非流畅期持续 4s 以上；出现非常明显的注意力分散的声音和做鬼脸；出现非常明显的注意力分散的联合运动

六、构音障碍

构音障碍患者言语损伤程度与神经肌肉受损程度是一致的，言语肌群的运动速度、力量、范围、方向和协调性影响着言语清晰度。构音障碍评估主要包括客观评估和主观评估两个方面。构音障碍常用的评定方法有 Frenchay 评定法和中国康复研究中心构音障碍评定法。

(一)Frenchay 评定法

Frenchay 评定法每项按损伤严重程度分级，a～e 五级，a 为正常，e 为严重损伤，包括 8 个方面、28 个小项目的内容，如表 2-17 所示。

表 2-17 Frenchay 评定表

功能		损伤严重程度				
		a 正常←		→严重损伤 e		
		a	b	c	d	e
反射	咳嗽					
	吞咽					
	流涎					

续表

功能		损伤严重程度				
		a 正常←			→严重损伤 e	
		a	b	c	d	e
呼吸	静止状态					
	言语时					
唇	静止状态					
	唇角外展					
	闭唇鼓腮					
	交替发音					
	言语时					
颌	静止状态					
	言语时					
软腭	进流质饮食					
	软腭抬高					
	言语时					
喉	发音时间					
	音调					
	音量					
	言语时					
舌	静止状态					
	伸舌					
	上下运动					
	两侧运动					
	交替发音					
	言语时					
言语	读字					
	读句子					
	会话					
	速度					

具体的评定指导如下。

1. 反射

询问患者亲属或其他有关人员，患者的咳嗽反射吞咽动作是否有困难和困难程度，患者有无不能控制的流涎。

1)咳嗽

询问患者：当你吃饭或喝水时，你咳嗽或呛吗？你清嗓子有困难吗？

(1)没有困难。

(2)偶尔有困难，呛咳。

(3)每天呛 1～2 次，清痰可能有困难。

(4)患者在吃饭或喝水时频繁呛咳，偶尔在咽唾液时呛咳。

(5)没有咳嗽反射，患者用鼻饲管进食或在吃饭、喝水、咽唾液时连续呛咳。

2)吞咽

可以让患者尽快地喝 140mL 的凉开水和吃 2 块饼干，并询问患者吞咽时是否有困难，有关进食的速度及饮食情况正常时间为 4～15s，平均 8s，超过 15s 为异常。

(1)没有困难。

(2)有一些困难，吃饭或喝水缓慢，喝水时停顿比通常次数多。

(3)即使明显缓慢，主动避免一些食物或流质饮食。

(4)患者只能吞咽一些特殊的饮食，例如单一的或咬碎的食物。

(5)患者不能吞咽，需用鼻饲管。

3)流涎

会话期间留心观察患者是否流涎。

(1)没有流涎。

(2)嘴角偶有潮湿，患者可能叙述在夜间枕头是湿的(在以前没有这种现象)，当喝水时轻微流涎。

(3)当倾身向前或精力不集中时流涎，有一定的控制能力。

(4)静止状态下流涎非常明显，但不连续。

(5)患者不能控制呼气和吸气的动作。

2. 呼吸

同患者谈话并观察呼吸，询问其在说话或其他场合下是否有气短，也可用下面的方法辅助评价：让患者尽可能快地，一口气从 1 数到 20(10s 内)观察其所需呼吸的次数，正常人一口气能完成。

(1)没有异常。

(2)呼吸控制较差，流畅性可能被破坏，患者可能停下来做 1 次深呼吸才能完成。

(3)因呼吸控制较差患者必须说得很快，可能需要 4 次呼吸才能完成。

(4)患者用吸气和呼气说话或呼吸非常表浅，只能运用几个词，不协调且有明显的可变性，可能需要 7 次呼吸才能完成。

(5)整个呼吸缺乏控制，言语受到严重阻碍，可能 1 次呼吸只能说 1 个词。

3.唇

观察下面5种情况下唇的位置。

1)静止状态

(1)没有异常。

(2)唇角轻微下垂或不对称。

(3)唇角下垂,患者偶尔试图复位,位置可变。

(4)唇角不对称或变形明显。

(5)唇角严重不对称或两侧严重病变,位置几乎不变化。

2)唇角外展

让患者尽量大笑,尽量抬高唇角,观察双唇的抬高和收缩运动。

(1)没有异常。

(2)轻微不对称。

(3)严重变形,显出只有一侧唇角抬高。

(4)患者试图做这一动作,但外展和抬高两项均在最小范围。

(5)患者不能抬高唇角,没有唇的外展。

3)闭唇鼓腮

让患者进行下面1或2项动作,以便闭唇鼓腮:①吹气鼓起两颊并坚持15s,示范并记下所有的秒数(注意是否有气从唇边漏出,如果有鼻漏气可捏住鼻子);②清脆地发出"p"音10次,示范并鼓励患者强化这一爆破音,记下所用的时间,并观察"p"爆破音的闭唇连贯性。

(1)很好,能保持15s或用连贯的闭唇来重复"p"音。

(2)偶尔漏唇闭合气,每次发爆破音时,唇闭合不一致。

(3)能保持唇闭合7～10s,发音时由唇闭合,但声音微弱。

(4)唇闭合很差,难以坚持,听不到声音。

(5)患者不能保持唇闭合,看不见也听不到发音。

4)交替发音

让患者重复发"u""i"10次,要求在10s内完成,要求运动夸张,但不必发出声音,记下所用的时间(每秒做1次)。

(1)患者在10s内能很好地做唇收拢和外展动作。

(2)患者能在15s内连续做唇收拢和外展两个动作,但可能出现有节奏的颤抖或改变。

(3)患者试图做唇收拢和外展动作,但很费力,一个动作可能正常完成,而另一个动作严重变形。

(4)可辨别出唇形有所不同或一个唇形的形成需3次努力。

(5)患者不能使唇做任何动作。

5)言语时

(1)唇运动在正常范围内。

(2)唇运动有些减弱或过度,偶尔有漏音。

(3)唇运动较差,声音微弱或出现不应有的爆破音,唇形状异常。

(4)有一些唇运动,但听不到发音。

(5)观察不到唇运动,甚至试图说话时也没有。

4.颌

1)静止状态

(1)颌位置正常。

(2)颌偶尔下垂或偶尔过度闭合。

(3)颌松弛下垂,口张开,但偶然试图闭合或频繁试图使颌复位。

(4)大部分时间颌均松弛下垂且有缓慢、不随意的运动。

(5)颌下垂张开很大,不能复位或非常紧地闭住。

2)言语时

(1)无异常。

(2)疲劳时轻微地偏离。

(3)颌没有固定位置或颌明显痉挛,但患者在有意识地控制。

(4)明显存在一些有意识的控制,但仍然严重异常。

(5)试图说话时颌仍然没有明显的运动。

5.软腭

1)进流质饮食

观察并询问患者吃饭或喝水时是否进入鼻腔。

(1)食物没有进入鼻腔。

(2)偶尔有食物进入鼻腔。

(3)吃饭及饮水有一定的困难,一星期内发生几次食物进入鼻腔。

(4)每次进餐时,至少有一次食物进入鼻腔。

(5)进食时接连发生困难。

2)软腭抬高

示范让患者发“啊”音5次,“啊”之间停顿,观察软腭的运动。

(1)软腭能充分保持对称性运动。

(2)运动时轻微不对称。

(3)发音时软腭不能抬高,会严重不对称。

(4)软腭仅有一次最小限度的运动。

(5)软腭没有扩张或抬高。

3)言语时

在会话中注意鼻音和鼻漏音,可用下面的方法辅助评价:如让患者说妹(mei)、配(pei)、内(nei)、贝(bei),注意听起音质的变化。

(1)共鸣正常,没有鼻漏音。

(2)轻微鼻音,过重和不平衡的鼻共鸣或偶然有轻微的鼻漏音。

(3)中度鼻音,过重或缺乏鼻共鸣,有鼻漏音。

(4)重度鼻音,过重或缺乏鼻共鸣,有明显的鼻漏音。

(5)严重的鼻音或鼻漏音。

6.喉

1)发音时间

与患者一起尽可能长地说"啊",记下所用的时间(注意每次发音的清晰度)。

(1)能持续15s。

(2)能持续10s。

(3)能持续5～10s,但有断续的沙哑或发音中断。

(4)能持续3～5s或虽然能发"啊"5～10s,但有明显的沙哑。

(5)持续时间不足3s。

2)音调

示范让患者唱音阶(至少6个音符)并做出评价。

(1)无异常。

(2)好,但有一些困难,嘶哑或吃力。

(3)患者能表达4个清楚的音符变化,上升不均匀。

(4)音调变化小,高、低音间有差异。

(5)音调无变化。

3)音量

让患者从1数到5,每数1个数增大1次音量,低音开始,高音结束。

(1)患者能控制音量。

(2)数数有时声音相似。

(3)音量有变化但不均匀。

(4)音量只有轻微的变化,很难控制。

(5)音量无变化,或过大或过小。

4)言语时

注意患者在绘画中发音的清晰度,以及音量和音调的变化。

(1)无异常。

(2)声音轻微的沙哑或偶尔有轻微的沙哑,不恰当地运用音量和音调。

(3)段落长时音质发生变化,音量和音调有明显的异常。

(4)发音连续出现变化,在持续清晰的发音或运用适宜的音量和音调方面都有困难。

(5)声音严重异常,可显示出连续的沙哑,连续不恰当地运用音调和音量的。

7.舌

1)静止状态

让患者张开嘴,在静止状态观察舌 1min,舌可能在张嘴之后不能马上完全静止,这段时间应不计在内,如果患者张嘴有困难,就用压舌板协助。

(1)无异常。

(2)偶尔有不随意运动或轻度偏歪。

(3)舌明显偏向一侧,或有明显的不随意运动。

(4)舌的一次明显皱缩或成束状。

(5)舌严重异常,即舌体小、皱缩或过度肥大。

2)伸舌

让患者完全伸出舌并收回 5 次,要求 4s 内完成。

(1)正常。

(2)活动慢(4～6s)。

(3)活动不规则或伴随面部怪相会有明显的震颤,或在 6～8s 内完成。

(4)只能把舌伸出唇外或运动不超过 2 次,时间超过 8s。

(5)患者不能将舌伸出。

3)上下运动

让患者把舌伸出做指鼻和指下颌的运动,连续做 5 次,做时鼓励患者保持好,要求在6s 内完成。

(1)无异常。

(2)活动好但慢(8s)。

(3)两个方向都能运动,但吃力或不完全。

(4)只能向一个方向运动或运动迟钝。

(5)不能完成这一要求,舌不能抬高或下舌。

4)两侧运动

让患者伸舌,从一边到另一边运动 5 次,要求在 4s 内完成。

(1)无异常。

(2)运动好但慢,需 5～6s 内完成。

(3)能向两侧运动但吃力或不完全,可在 6～8s 内完成。

(4)只能向一侧运动或不能保持在8～10s内完成。

(5)患者不能做任何运动或超过10s才能完成。

5)交替发音

让患者以最快的速度说一个词,如喀(ka)、拉(la)10次,记下时间。

(1)无困难。

(2)有一些困难,轻微的不协调,稍慢完成,需要5～7s。

(3)发音时一个较好,另一个较差,需10s才能完成。

(4)舌的位置有变化,有声音但不清晰。

(5)舌无位置的变化。

6)言语时

记下舌在会话中的运动。

(1)无异常。

(2)舌的运动轻微异常,偶有发错的音。

(3)说话时需经常纠正发音,运动缓慢,言语吃力,个别辅音省略。

(4)运动严重变形,发音固定在一个位置上,舌位严重偏离正常元音变形,辅音频繁遗漏。

(5)舌无明显的运动。

8. 言语

1)读字

将下面的每一个字分别写在卡片上:"我们生活在大自然中,总有一些奇怪的事情让我们瞠目结舌。"

方法:将卡片有字的一面朝下,随意挑选12张给患者,逐张揭开卡片,让患者独自记下正面的读字,12个卡片中的前两个为练习卡,其余10个为测验卡,评定方法如下。

(1)10个字均正确,言语容易理解。

(2)10个字均正确,但必须仔细听才能理解。

(3)7～9个字正确。

(4)5个字正确。

(5)2个字正确。

2)读句子

将下列句子清楚地写在卡片上,让患者一一读出,评定方法与分级同1)。

这是苹果　那是馒头　他是演员　我是司机

你几岁了　他在吃饭　你长大了　蓝色天空

冬天下雪　路上结冰　草莓很酸　大陆很直

3)会话

鼓励患者会话大约持续5min,询问有关工作、业余爱好、亲属等。

(1)无异常。

(2)言语异常但可理解,患者偶尔会重复。

(3)言语严重障碍,其中能明白一半,经常重复。

(4)偶尔能听懂。

(5)完全听不懂患者的言语。

4)速度

用复读机录下患者的说话内容计算,每分钟所说字的数量(即言语速度)填在图表中适当的范围内,正常言语速度为每秒2～4个字,每分钟100～200个字,每一集每分钟相差12个字。

(1)每分钟108个字以上。

(2)每分钟84～95个字。

(3)每分钟60～70个字。

(4)每分钟36～47个字。

(5)每分钟不足23个字。

(二)中国康复研究中心评定法

该评定法主要评定有无构音障碍、构音障碍的种类和程度,推断引发疾病及其损伤程度,包括构音器官检查和构音检查两部分。

1.构音器官检查

1)检查目的

通过对构音器官的形态及粗大运动的观察,推断构音器官是否存在器质性异常和运动障碍,见表2-18和表2-19。

2)检查范围

呼吸、喉机能、面部、口部肌肉、硬腭、软腭机制、舌、下颌和反射等。

3)用具

压舌板、手电筒、长棉棒、指套、秒表、叩诊槌、鼻镜等。

4)方法

首先,观察安静状态下构音障碍的状态;然后,由检查者发出指令或者示范运动,让患者来模仿,注意观察以下内容。

(1)部位:构音器官的哪一部位存在运动障碍。

(2)形态:构音器官的形态是否异常及有无异常运动。

(3)构音障碍的程度:判断异常程度。

(4)性质:中枢性、周围性还是失调性等。

(5)运动速度:确认速度与节律的变化。

(6)运动范围:确认运动范围是否受限。

(7)运动的力:确定肌力是否正常。

(8)运动的精巧性、准确性和圆滑性:通过运动的协调性和连续运动能力来判断。

表 2-18　构音器官检查记录表

<table>
<tr><td colspan="4" align="center">Ⅰ 呼吸</td></tr>
<tr><td colspan="4">1. 呼吸类型:胸腹____胸____腹________</td></tr>
<tr><td colspan="4">2. 呼吸次数:________/min</td></tr>
<tr><td colspan="4">3. 最长呼气时间:____s</td></tr>
<tr><td colspan="4">4. 快呼气:能________不能________</td></tr>
<tr><td colspan="4" align="center">Ⅱ 喉机能</td></tr>
<tr><td colspan="4">1. 最长发音时间:____s</td></tr>
<tr><td colspan="4">2. 音质、音调、音量:
a. 音质异常________　b. 正常音调________　c. 正常音量________　d. 总体程度 0 1 2 3
嘶　哑________　异常高调________　异常音量________　气 息 声 0 1 2 3
震　颤________　异常低调________　异常过低________　无 力 声 0 1 2 3
e. 吸气时发声　费力声 0 1 2 3　粗糙声 0 1 2 3</td></tr>
<tr><td colspan="4">3. 音调、音量匹配:
a. 正常音调________　b. 正常音量________
单一音调________　单一音量________</td></tr>
<tr><td colspan="4" align="center">Ⅲ 面部</td></tr>
<tr><td colspan="4">a. 对　称________　b. 麻痹(R/L)________　c. 痉挛(R/L)________　d. 眼睑下垂(L/R)________
不对称________
e. 口角下垂(L/R)________　f. 流涎________　g. 怪相________扭曲________抽搐________
h. 面具脸__________　i. 口式呼吸________</td></tr>
<tr><td colspan="4" align="center">Ⅳ 口部肌肉</td></tr>
<tr><td>1. 噘嘴:
a. 缩拢范围正常________
缩拢范围异常________
b. 对称缩拢________
不对称缩拢________</td><td>2. 咂唇:
a. 力量正常________
力量减低________
b. 口角对称________
口角不对称________</td><td>3. 示齿:
范围正常________
范围缩小________</td><td>4. 唇力度:
正常________
减弱________</td></tr>
<tr><td colspan="4" align="center">Ⅴ 硬腭</td></tr>
<tr><td colspan="4">a. 正常________　b. 新生物________　c. 黏膜下腭裂________
高窄腭弓________</td></tr>
</table>

续表

Ⅵ 腭咽机制			
1. 大体观察： a. 正常软腭高度________ 软腭下垂(L/R)________ b. 分叉悬雍垂(L/R)________ c. 正常扁桃体________ 肥大扁桃体________ d. 节律性波动________ 痉挛________	2. 软腭运动： a. 中线对称________ b. 正常范围________ 范围受限________ c. 鼻漏气________ d. 高鼻腔共鸣________ 低鼻腔共鸣________ 鼻喷气声________	3. 鼓颊： 鼻漏气________ 口漏气________	4. 吹： 鼻漏气________ 口漏气________

Ⅶ 舌		
1. 外伸： a. 正常外伸________ 偏移(L/R)________ b. 长度正常________ 外伸减少________	2. 舌灵活度： a. 正常速度________ 速度减慢________ b. 正常范围________ 范围减小________ c. 灵活________ 笨拙________ 扭曲________	3. 舔唇左右侧： 充分________ 不充分________

Ⅷ 下颌			
颌张开闭合：			
a. 正常下拉________ 异常下拉________	b. 正常上抬________ 异常上抬________	c. 不平稳扭曲________ 张力障碍性运动________	d. 下颌关节杂音________ 膨出运动________

Ⅹ 反射		
1. 角膜反射：________	2. 下颌反射：________	3. 眼轮匝肌反射：________
4. 呕吐反射：________	5. 缩舌反射：________	6. 口轮匝肌反射：________

表 2-19　构音器官检查方法

Ⅰ 呼吸(肺)		
用具	说明	方法及观察要点
无	1. 坐正，两眼往前看	患者的衣服不要过厚，较易观察呼吸的类型，观察是胸式、腹式、胸腹式。如出现笨拙、费力、肩上抬，应做描述
无	2. 平静呼吸	检查者坐在患者后面，双手放在患者胸和上腹两侧感觉呼吸次数。正常人 16～20 次/min

续表

用具	说明	方法及观察要点
无	3.请深吸气后，以最慢的速度呼气	用放在患者胸腹部的手，感觉患者是否可慢呼气及最长呼气时间，同时记录时间，呼气时发[f][s]
无	4.请用最快的速度吸一口气	仍用双手放在患者胸腹部感觉
	Ⅱ 喉功能	
用具	说明	方法及观察要点
无	1.深吸一口气然后发“啊”，尽量平稳发出，尽量长	不要暗示出专门的音调音量，按评价表上的项目评价，同时记录时间，注意软腭上提、中线位置。 a.正常或嘶哑，气息声、急促，费力声、粗糙声及震颤； b.正常或异常音调，低调； c.正常或异常音量； d.吸气时发声
无	2.请合上我唱的每一个音	随着不同强度变化发出高音和低音，评价患者是否可以合上，按表上所列项目标记
	Ⅲ 面部	
用具	说明	方法及观察要点
无	“请看着我”	这里指的是整个脸的外观，脸的绝对对称很可能不存在，不同的神经肌肉损伤，可具有不同的面部特征：a.正常或不对称；b.单侧或双侧麻痹；c.单侧或双侧痉挛；d.单侧或双侧眼睑下垂；e.单侧或双侧口角下垂；f.流涎；g.扭曲，抽搐，鬼脸；h.面具脸；i.口式呼吸
	Ⅳ 口部肌肉检查	
用具	说明	方法及观察要点
无	1.“看着我，像我这样做”(同时示范缩拢嘴唇的动作)	评价嘴唇：a.正常或范围缩小；b.正常或不对称
无	2.“闭紧嘴唇，像我这样(示范5次)，准备、开始”	评价咂唇：正常或接触力量降低(上下唇之间)
无	3.“像我这样龇牙”(示范2次)	观察：a.正常范围或范围减小；b.口角对称或偏移
带绒绳的纽扣	4.“请张开口，把这个纽扣含在唇后，闭紧嘴唇，看我是不是很容易地把它拉出来”	把指套放在纽扣上，把它放在唇后，门牙之前，患者用嘴唇含紧纽扣后，拉紧线绳，逐渐增加力量，直到纽扣被拉出或显出满意的阻力：a.正常唇力；b.减弱

续表

Ⅴ 硬腭		
用具	说明	方法及观察要点
指套 手电筒	头后仰，张口	把指套戴在一只手的食指上，用另一只手打开手电筒照在硬腭上，从前到后、侧面及四周进行评价，用食指沿中线轻摸硬腭，先由前到后再由左到右。观察指动：a. 正常腭弓或高窄腭弓；b. 异常生长物；c. 皱褶是否正常；d. 黏膜下腭裂
Ⅵ 腭咽机制		
用具	说明	方法及观察要点
手电筒	1. 张开口	照在软腭上，在静态下评价软腭的外观及对称性观察要点：a. 正常软腭高度，或异常的软腭下垂；b. 分叉悬雍垂；c. 正常大小，扁桃体肥大或无腭扁桃体；d. 节律性波动或痉挛
手电筒和小镜子或鼻息镜	2. 再张开你的嘴，尽量平稳和尽量长的发“啊”，示范至少 10s，准备、开始	照在软腭上，评价肌肉的活动，并把镜子或鼻息镜放在鼻孔下。观察要点：a. 正常中线无偏移，单侧偏移；b. 正常或运动受限；c. 鼻漏气；d. 高鼻腔共鸣；e. 低鼻腔共鸣，鼻喷气声
镜子或鼻息镜	3. 鼓起腮，当我压迫时不让气体从口或鼻子漏出	拇指放在一侧面颊上，中指放在另一侧面颊，然后两侧同时轻轻地施压力，把鼻息镜放在鼻孔下。观察要点：鼻漏气或口漏气
气球和小镜子	4. 努力去吹这个气球	当患者企图吹气球时，把镜子放在鼻孔下。观察要点：鼻或口漏气
Ⅶ 舌		
用具	说明	方法及观察要点
无	1.“请伸出你的舌头”	评价舌外伸活动：a. 正常外伸或偏移；b. 正常或外伸缩短。如有舌肌萎缩、肿物或其他异常要做记录
无	2.“伸出舌，尽量快地从一侧向另一侧摆动（示范至少 3s），开始”	评价速度、运动状态和范围：a. 正常或速度减慢；b. 正常或范围受限；c. 灵活或笨拙，扭曲或张力障碍性运动
无	3.“伸出舌，舔嘴唇外侧及上下唇”（示范至少 3 次）	活动充分，困难或受限

续表

Ⅷ 下颌(咀嚼肌)		
用具	说明	方法及观察要点
无	“面对着我,慢慢地尽量大地张开嘴,然后像这样慢慢地闭上(示范3次),准备、开始”	把一只手的食指、中指和无名指放在颞颌关节区(TMJ),评价下颌的运动是否沿中线运动或异常的下颌运动观察指征:a.正常或异常的下颌下拉;b.正常或偏移的下颌上抬以及不自由的张力障碍性运动(TMJ)弹响或异常突起
Ⅸ 反射		
用具	说明	方法及观察要点
细棉絮	1.患者睁眼,被检测眼球向内上方注视	用细棉絮从旁边轻触侧角膜,则引起眼睑急速闭合,刺激闭合为直接角膜反射,同时引起对侧眼睑闭合为间接反射:a.被检侧消失,直接反射(+);b.对侧消失,间接反射(+)。 反射类型:一侧三叉神经疾患,患侧直接反射(+)、间接反射(−);一侧面神经麻痹
叩诊槌	2.下颌放松,面向前方	将左手拇指轻放于下颌齿裂上,右手持叩诊槌轻叩拇指,观察其反射有无及强弱程度,轻度咬肌收缩或明显收缩为阳性,无咬肌收缩为阴性
叩诊槌	3.双眼睁开向前看	用叩诊槌轻叩眼眶,两眼轻闭或紧闭为阳性,无闭眼为阴性。左右有差异要记录
长棉棒	4.仰起头,大张开口	用长棉棒轻触咽弓周围,呕吐反应为阳性,无呕吐反应为阴性
纱布块	5.“伸出舌”	用纱布握住舌体突然向前拉舌,突然后缩为阳性,无后缩为阴性
叩诊槌	6.口部放松	轻叩唇周,向同侧收缩为阳性,不收缩为阴性,需注明左(L)、右(R)

2.构音检查

此项检查主要用于汉语的患者,以普通话语音为标准音,结合构音类似运动对患者的各个言语水平及其异常进行系统的评定与发现异常构音,此项检查对指导训练、训练后的再评定及制订下一步的康复方案具有重要意义。准备好检查单词用的图片50张(内容为生活中常见的单词或词组)、记录表、压舌板、卫生纸、消毒纱布、吸管、录音机。检查方法如下。

1)会话

通过询问患者的姓名、年龄、职业和发病情况等,观察期是否可以发声、讲话,其清晰度,音量和音调的变化如何,有无气息音、鼻音化震颤等,一般需要5min(需要录音)。

2)词汇检查

检查时首先向患者出示图片,让患者根据图片含义命名,不能自述者可采用复述引出,50个词汇边检查边将检查结果记录在词汇表上,对于正确、置换、省略、歪曲等有标记符号和记录方法，见表 2-20。

表 2-20　构音检查记录方法

表达方式	判断类型	标记	国际音标	汉语拼音	汉字
自述引出，无构音错误	正确	○(画在正确单词上)			
自述，由其他音替代	置换	—(画在置换音标之下)			
自述、省略、漏掉音	省略	/(画在省略的音标上)			
自述，与目的音相似	歪曲	△(画在歪曲的音标上)			
说出是哪个音	歪曲严重、很难判定、无法判断	×(画在无法分辨的音标下)			
复述引出		()(画在患者复述出的词上)			

3)音节复述检查

按照普通话发音方法设计常用的音节，观察其异常的构音运动，发现其构音特点和规律。方法是检查者说一个音节后让患者复述(标记方法同单词检查)。将异常的构音运动记入构音操作栏，确定构音错误的发生机制以便制订康复训练计划。

4)文章水平检查

通过在限定的、连续的言语活动中，如阅读简单句子等，观察患者的音调、音量、韵律、呼吸运用等方面，患者有阅读能力则自己朗读，否则由主检查者复述引出，记录方法同前。检查用的句子如“他是一名教师”“天空中飘着淡淡的白云”。

5)构音类似运动

依据普通话的特点选用代表性的 15 个音的构音类似运动：[f](f)、[p](b)、[p](p)、[m](m)、[s](s)、[x](x)、[s](sh)、[r](r)、[t](d)、[t](t)、[n](n)、[l](l)、[k](g)、[k](k)、[x](h)。方法：检查者示范，患者模仿，观察患者是否可以做出，在结果栏的“能”与“不能”项标出，此检查可发现患者构音异常的运动基础，例如一个不能发[p]的患者，在此检查时发现其不能做鼓腮、叩腮吐气的运动，标出异常对今后训练具有指导意义。

6)结果分析

将单词、音节、文章、构音运动检查发现的异常分别记录，并加以分析，下面对上述主要栏目加以说明。

(1)错音：指发音时出现错误，如发“布鞋”的[b]错发为[p]，或发“大蒜”的[d]时错发(t)音。

(2)错音条件：指在什么条件下发成错音，如在首音节以外或与某些音结合时等。

(3)错误方式：所发成的异常音或方式。

(4)一贯性：包括发声方法和错法，患者的发音错误为一贯性的，就在发音错误栏内以“＋”表示，比如在所检查的词语中把所有的[p]均发错就标记“＋”，反之，有时错误，有时又是正确，就标记“－”。

(5)错法:指错时的性质是否恒定,如把所有的[k]均发成[t]以"+"表示,反之,如有时错发为[t],另一些时候又错发为别的音,以"-"表示。

(6)刺激性:在单词水平出现错误时,如用音节或音素提示能纠正,视为有刺激性,以"+"表示:反之则为无被刺激性,以"-"表示。

(7)构音类似运动:可以完成规定音的构音类似运动,以"+"表示,不能完成以"-"表示。

(8)错类型:根据临床上发现的构音异常总结出常见错误类型14种,即省略、置换、歪曲、口唇化、齿背化、硬腭化、齿龈化、送气音化、不送气化、边音化、鼻音化、无声音化、摩擦不充分和软腭化。

七、发声障碍

(一)主观感知评价

嗓音的主观感知评价是听评价者对于发声障碍患者嗓音特征的主观听觉评价,根据测试对象可分为他觉性主观评价及患者自我评价。

1. 他觉性主观评价

(1)GRBAS评价法。通过嗓音障碍患者发出的连续元音样本,对样本声音嘶哑总分度G(overall grade degree,G)、粗糙声R(rough,R)、气息声B(breath,B)、无力声A(asthenia,A)、紧张声S(strained,S)五个描述参数进行测量,并进行分级:正常为0级,轻度为1级,中度为2级,重度为3级。

(2)VPAS评价法。通过朗读声和自然说话声从嗓音质量,包括唇、下颌以及舌的位置,软腭和咽的功能状况,喉的位置,发声类型,喉上或喉部肌肉张力,韵律特点,音调和强度,时间特点,呼吸节律,连续性,气流量,节奏等17个参数进行描述。这17个参数采用6级测量,1级代表刚好能听出来的异常,6级表示障碍程度达到极限。

2. 自我评价

患者对于嗓音异常的自我评价,常使用嗓音障碍指数(voice handicap index,VHI)以交谈的方式让患者自己对存在的障碍或嗓音缺陷进行评价。嗓音障碍指数由情感、功能和生理三个方面共30个子问题组成,每个方面包含10个问题。

(1)情感方面。了解嗓音障碍带给患者哪些不良的情绪反应,例如:"由于嗓音问题,我和别人说话时感到紧张。"

(2)功能方面。了解嗓音障碍给患者日常小活和工作带来的影响,例如:"由于我的嗓音,人们很难听清我讲话的声音。"

(3)生理方面。了解嗓音障碍给患者带来的各种喉部不适,例如:"我感到必须用力才能发出声音。"对每一个问题,采用以下5级评估标准:0级,从来没有;1级,几乎没有;2

级,有时出现;3 级,几乎经常出现;4 级,总是出现。李红艳等根据汉语用语和生活习惯制订了嗓音障碍指数量表简化中文版,如表 2-21 所示。

表 2-21 嗓音障碍指数量表简化中文版(李红艳,徐文 等,2010)

为评估发声问题对您生活的影响程度,请在认为符合自己情况的数字上画圈						
0=无　1=很少　2=有时　3=经常　4=总是						
F2	在嘈杂环境中别人难以听明白我的说话	0	1	2	3	4
F9	我感到交谈中话跟不上	0	1	2	3	4
P1	说话时我会感觉气短	0	1	2	3	4
P2	一天中我的嗓音听起来不稳定,会有变化	0	1	2	3	4
P3	人们会问我"你的声音出了什么问题?"	0	1	2	3	4
P6	我的声音清晰度变化无常	0	1	2	3	4
E4	我感到苦恼	0	1	2	3	4
F6	我减少与朋友、邻居或家人说话	0	1	2	3	4
P10	我说话时会出现失声的情况	0	1	2	3	4
E2	别人听到我的声音会觉得难受	0	1	2	3	4
P7	我会尝试改变我的声音以便听起来有所不同	0	1	2	3	4
P9	我的声音晚上会更差	0	1	2	3	4
E5	我变得不如以前外向	0	1	2	3	4

(二)客观检查及评价

对喉功能的客观检测主要包含 4 个方面:嗓音声学分析、声带形态及运动检查、喉空气动力学检查、喉肌电图分析。

(1)嗓音声学分析。它是利用仪器设备对嗓音样本的声学特征进行定量检测和分析的方法。常用的检测指标包括基频(F0)、声音强度(声强)、共振峰与声谱图、微扰等。

(2)声带的形态与振动检查。观察声带的形态以及运动时的变化,能够反映出发声时声音产生的变化。临床上借助特殊器械进行声带视诊,包括间接喉镜检查、纤维电子喉镜、动态喉镜检查、电声门图检查、超高速电影检查。

(3)发声空气动力学检查。它是客观评价发声功能的主要方法,是通过对发声时通过喉以及声道的气流运动进行检测,常见的检测方法有最大发声时间(maximum phonation time,MPT)、声门下压力、平均气流率、鼻流量。

(4)喉肌电图分析(electromyography,EMG)。它是一种电生理检查技术,可以用来研究喉部在发声、呼吸、吞咽时喉肌的生物电活动,借以判断喉神经肌肉系统功能状态。

第三节 常用康复治疗技术

存在语言-言语障碍患者可以进行发音训练、理解训练、词汇学习、口语表达、阅读书写等。针对不同的障碍类型的患者,康复训练时要结合不同年龄、不同文化层次、生活需求等。

一、治疗途径

(1)言语治疗。首先要依据评价的结果制订早期、中期及出院的康复目标和治疗训练计划。治疗包括言语听理解的训练、口语表达训练、阅读理解和朗读训练、书写训练、呼吸训练、构音器官运动训练、语音清晰度训练、言语交流辅助替代系统的应用训练、电脑语言训练系统应用,以及与语言相关的基础概念、认知训练等言语治疗。

(2)指导。根据患者的语言-言语障碍程度进行家庭指导。

(3)手法介入。利用现代以及传统医学的手法帮助患者改善语言-言语产生有关运动功能。

(4)辅助具。为了补偿功能受限,有时需要装配辅助具,如听力障碍患者需要佩戴助听器。

(5)替代方式。严重的语言-言语障碍患者经治疗后很难达到正常的交流水平时,可考虑使用替代交流方式,如交流图册和文字交流板。

二、治疗原则

语言-言语治疗是促进语言和交流能力的获得或再获得,即给予某种刺激,使患者做出反应,正确的反应要强化(正强化),错误的反应要加以更正(负强化),反复进行可以形成正确反应,纠正错误反应。

(1)设定训练目标。设定训练课题之前,首先要对患者的语言障碍进行正确的评价和分型,了解语言-言语障碍的各个侧面和程度。针对障碍点设定能使之改善的训练课题。

(2)制定训练程序。明确训练课题后,制定训练程序,将训练课题分解成数个小步骤,训练程序制定正确与否会明显影响训练效果。训练程序制定的相关因素如表 2-22 所示。

表 2-22 训练程序制定的相关因素

项目	内容	难易程度	
		易	难
课题	长度	短(单词)	长(句子)
	意义	具体(具体名词)	抽象(抽象名词)
	使用频率	高频词(常用词)	低频词(非常用词)
	造句	简单(单句)	复杂(复句)
	患者兴趣	浓	淡
刺激	提示速度	慢	快
	时间	长	短
	提示次数	多	少
	间隔	短	长
	醒目性	醒目(彩色图片)	不醒目(线条幅)
	声音强度	强	弱
输入途径	种类	视觉	听觉
	数量	数目	单一
选择答案	数量	少	多
	内容	不同(不同范畴)	相近(同一范畴)

(3)刺激与反应。在训练进行过程中,由于患者的障碍程度不同反应也会多种多样。

(4)强化与反馈。在训练过程中患者反应正确时,要使之知道正确并给予鼓励(正强化),反之也要让其知道答错并一起表示遗憾(负强化)。及时向患者传递反应正误才能取得良好效果。

(5)升级与降级。在刺激-反应过程中,正反应会逐渐增加,当目标行为稳定后(正确率 80%以上),可升级到下一个阶段。正确率较低,反复训练效果欠佳时,需重新评价训练难度是否超出患者的水平,如果是,则要降低一个阶段。

三、治疗要求

对于不同的患者,需要注意训练场所选择,训练室内尽量避免过多的视觉刺激,原则上以一对一训练为主,有时要进行集体训练。治疗次数可以根据治疗师和患者人数而定,每天的训练时间就由治疗师以及诊治患者的人数决定,训练时间至少 0.5～1h。注重对家属指导及自我训练。训练时经常接触患者的身体和唾液,需要注意卫生管理。

四、常见的康复治疗方法

(一)听觉障碍治疗

聋儿听觉训练的基本原则是尽早利用残余听力，最大限度地提高他们对日常各种声音的辨认、区别和理解的能力，使他们重新回到有声的世界。对聋儿进行听力训练，就是要根据聋儿的听力状况、智力以及语言发展水平，充分利用其残余听力进行听觉唤醒训练。听觉训练是一个循序渐进的过程，不能操之过急。可进行如下训练。

(1)声刺激训练。唤醒聋儿听觉，培养聋儿注意声音的习惯。

(2)乐音刺激训练。让聋儿充分使用残余听力，尽量多地接受外界声音的刺激，帮助其生活在有声世界中。

(3)辨音训练。包括辨别声音的有无、辨别声源、辨别声音的次数、辨别声音的远近、辨别声音的高低。

(4)综合听辨练习。分辨交通工具的声响及音素练习。

(二)失语症治疗

根据失语症的评估结果制订康复治疗计划，可以根据失语症的类型进行方案设计，也可以根据患者失语症的功能障碍点进行方案设计。本节内容主要围绕表达障碍、听理解障碍、复述障碍和命名障碍四大方面进行描述。

1. 表达障碍

(1)语音训练。让患者听录好的各种声音后说出所听到的声音是什么。

(2)复述系列语。可以跟着治疗师复述，包括序列语言、唱歌、吟诗，复述词、词组和句子。

(3)补充词句训练。

(4)命名训练。如图片、功能介绍、物品种类、近义词、反义词等训练。

(5)思维理解训练。给患者看到或听到的刺激下定义，解释某物的功能或介绍人物，描述图片上发生的事等等。

(6)解释表达训练。解释词、词意义、描述异同点、回答问题或者用词造句等。

(7)逻辑性表达训练。关于选择题目的普通会话，按照图片或事物描述可能的事情，说明一些活动的步骤，或者给长篇或短篇文章编说摘要等。

2. 听理解障碍

(1)声音辨别训练。可以模仿或者使用计算机辅助系统播放一段声音，并给出多个图片，让患者指出目标图。

(2)词汇听理解训练。进行名词、动词等不同的训练。名词训练中可以进行名词相同图形匹配、名词同类图匹配、缺损图形匹配、听名词学习、名词听辨认训练。动词训练时可以进行相同动作图形匹配、同类动作图形匹配、听动词学习、动词听辨认、执行动作指令等训练。

(3)短语听理解训练。包括名词性短语听辨认、动词性短语听辨认、形容词性词组听辨认等。

(4)句子听理解训练。包括听句子指图和听是否。

(5)听语记忆广度扩展。包括多项听选择、复杂指令听执行、回答涉及听广度的问题，以及让患者按顺序回忆有关的事和物。

3. 复述障碍

根据患者复述障碍的程度选择复述的方法，包括以下方面。

(1)直接复述。训练单音节、单词、词组、短句、长句、绕口令等。

(2)看图或实物复述。治疗师与患者共同看香蕉图片或者实物模具，治疗师说："香蕉"，患者也跟着说："香蕉"。

(3)重复复述。治疗师说："香蕉"，患者也跟着说："香蕉"。然后治疗师再让患者说一遍："香蕉"。

(4)延迟复述。治疗师说："香蕉"，患者也跟着说："香蕉"。继续其他治疗，间隔 5min 后再让患者复述"香蕉"这个词。

4. 命名障碍

(1)复述训练。训练语言、词、词组、句子、唱歌和吟诗等。

(2)命名图片、物品和身体部位。分类命名、通过功能介绍进行命名、应用相似的刺激完成句子或者按相近语义命名。

(3)完成词组训练。在词头音提示下完成句子、常用祝愿语、绕口令歌或诗词歌曲。

(4)完成句子训练。用名词、动词、形容词、成语等完成句子。

(5)段落表达训练。根据定义说出对应的名称，描述图片上发生的事或者听检查者描述某物的功能或人物介绍，说出相应的物品和人物。

(三)语言发育迟缓治疗

根据儿童的年龄、训练的频率设定 3 个月至 1 年的训练目标。以评定的结果作为训练的起点，制定训练程序，选定具体的训练顺序与训练材料。各种症状类别的训练目标及训练程序如下。

(1)言语符号尚未掌握时，以获得言语符号(理解)与建立初步的交流关系为目的，先建立符号的理解后再形成基础概念，重点是首先导入手势语、幼儿语等象征性较高的符号。

(2)言语表达困难时，训练目标为掌握与理解水平相一致的言语表达能力。此时的训练并不是单一进行表达方面的训练，而是与理解性课题共同进行。重点是将手势语、言语作为有意义的符号实际性地应用，在表达基础形成的同时从手势符号向言语符号过渡。以达到拟定的目标。

(3)发育水平低于实际年龄时，训练目标是扩大理解和表达范围。在进行提高理解方面训练的同时要进行表达、基础性过程等各个侧面的平衡性训练，也要导入符合水平的文字、数量词学习、提问与回答方面的训练。

(4)言语符号理解但不能说话时，训练目标为获得词句水平的理解，全面扩大表达范围。在提高理解水平的同时也要提高表达方面的能力。不能单一进行表达方面的训练，而忽略其他方面的训练。首先可以导入用手势符号进行表达训练。

(5)对于交流态度不良的儿童的训练，要进行以改善其交流态度为目的的训练，可以使用沟通交流版、文字等。

(四)口吃治疗

在治疗方法应用之前，应向其父母解释儿童口吃的原因，希望父母能够积极配合并参与治疗，提高疗效。根据儿童异常情况有针对性地进行治疗。治疗时应注意以下内容。

(1)注意控制速度训练，缓慢地进行说单词或短语的游戏。要求儿童缓慢地说话，杜绝儿童那种“波浪”(时快时慢)式的语言，减慢语速可减少单词重复的次数，使起始音容易地说出。

(2)音量控制训练，轻声地说话。

(3)语音训练。

(4)呼吸和呼吸气流的控制训练，通过放松呼吸，帮助回到正常呼吸模式。

(5)努力性和肌肉紧张训练，帮助患者放松腹部僵硬紧张的肌肉。

(6)节律训练，可以通过唱歌、拍手、敲鼓等获得节律效应的训练。

(7)把握好交流的态度，父母或治疗师在与儿童进行沟通时应该倾听，让他感到说话轻松。

(8)心理治疗。

(五)构音障碍治疗

(1)放松训练。痉挛型构音障碍的患者，往往有咽喉肌群紧张，同时肢体肌肉张力也增高，通过放松肢体的肌紧张可以使咽喉部肌群也相应地放松。要进行放松训练的部位包括：①足、腿、臀；②腹、胸和背部；③肩、颈、头。训练时取放松体位，闭目，精力集中于放松的部位，设计一些运动使患者先紧张肌肉，然后再放松，并且体会紧张后的松弛感，如可以做双肩上耸，保持3s，然后放松，重复3次以放松肩关节。

(2)呼吸训练。呼吸气流的量和呼吸气流的控制是正确发声的基础，呼吸是构音的动力，必须在声门下形成一定的压力才能产生理想的发声和构音，因此进行呼吸控制训练是改善发声的基础，包括体位、手法辅助训练，口、鼻呼吸分离训练，主动控制呼气、增加呼吸气流训练等。

(3)构音运动训练或口部运动训练。多数患者都有不同程度的口唇运动障碍而致发音歪曲或置换成其他音,所以要训练唇的展开、闭合、前突、后缩运动,舌的前伸、后缩、上举和侧方运动等。重度患者的舌运动严重受限,无法完成前伸、后缩、上举等运动。也可以应用本体感觉刺激技术改善构音器官的运动,如用长冰棉签依次刺激唇、牙龈、上齿龈背侧、硬腭、软腭、舌、口底、颊黏膜。

(4)发音训练。包括引导发音训练,减慢言语速度,音辨别训练,克服鼻化音、费力音、气息音的训练。

(5)韵律训练。可用电子琴等乐器让患者随音的变化训练音调和音量。对节律的训练,可以使用节拍器,设定不同的节律和速度,患者随节奏发音纠正节律。

(6)交流辅助系统的应用。部分重度患者,通过各种手段治疗仍不能讲话或虽能讲话但清晰度极低时可以应用交流辅助系统训练。

(六)发声障碍治疗

(1)基础发声功能的训练。通过体位改善呼吸功能:首先建立正常的体位,坐位挺胸,两肩下坠,收腹;站位时需要挺胸收腹,两肩放松;保证呼气通畅。呼吸运动要分别练习胸腹式呼吸,慢吸气、慢呼气,快吸气、慢呼气,慢吸气、屏气、慢呼气等不同形式的呼吸方法。

(2)放松训练。①患者需要进行颈部的放松训练,要求患者进行头部的低、抬,左右侧头以及左右转头的动作,每个动作完成 10 次,运动时平静呼吸使颈部放松。②咀嚼动作,让患者使用夸张的方式进行咀嚼,强调口腔的张开和舌的持续运动。

(3)持续发声训练。嘱患者深吸气后发尽可能长的元音"a"和"u",音量保持平稳,发声时治疗师可以利用手掌接触患者腹部,使患者能注意到腹部肌群的持续用力。

(4)发音的放松练习。此训练重点在于减弱患者在发音的启动、保持时的声带过度紧张状态,使发音时颈部减轻协同用力,这包括呼吸样发音、叹息样发声、打呵欠样发声、颤音等。

(5)针对性的训练。包括音量异常的训练、音调异常的训练、痉挛性发声的训练、音质异常的训练等。

五、常见的相关药物治疗

1. 基础疾病治疗

部分语言-言语障碍的患者的基础疾病可能会影响康复的治疗效果,进行针对性药物治疗可有效提高整体疗效。

2. 语言-言语障碍的相关药物治疗

目前并没有药物直接作用于语言-言语障碍,临床上有以下几类药物,可通过改善记忆力及精神状况等间接治疗语言-言语障碍。

(1)钙通道阻断药可降低脑细胞内钙离子水平,改善脑功能障碍。

(2)胆碱能药物与学习记忆密切相关,多奈哌齐可能增强左右半球间神经网络活性及改变神经可塑性,促进失语患者的语言恢复,改善语音的输入和输出,提高词汇-语义的处理能力。

(3)多巴胺能药物作用于语言的输出通路,能够改善非流利性失语患者的词语检索困难现象,激活自发语言的表达,改善其口语的流利性。

(4)5-羟色胺提高失语患者的命名能力,对于语言持续现象及患者的情绪均有改善。

(5)非竞争性 NMDA 受体拮抗剂对失语患者的自发语言、复述、命名能力均有改善。

(6)氨基酸类神经递质药物具有激活、保护和修复脑细胞的作用,可以促进脑腓胝体的信息传递,进而促进蛋白质的合成和增加腺苷激酶活性,用于治疗语言和认知障碍。

(7)儿茶酚胺类对记忆功能起着重要调节作用,改善记忆功能。

(8)其他改善语言-言语功能的药物还有神经肽、神经营养因子、胞磷胆碱钠、氧合剂等。

参考文献

[1] 陈仁勇. 临床语言学与神经语言学[M]. 新北:合记图书出版社,2010.

[2] 陈卓铭. 精神与认知康复[M]. 北京:人民卫生出版社,2017.

[3] 陈卓铭. 语言治疗学[M]. 3 版. 北京:人民卫生出版社,2018.

[4] 林珍萍,陈卓铭,李丹,等. 发育性语音障碍儿童错误辅音与短时记忆的相关性研究[J]. 中华物理医学与康复杂志,2020,42(5):429-433.

[5] 林珍萍,陈卓铭,李钰嫦,等. 功能性构音障碍和构音障碍伴语言发育迟缓儿童辅音错误模式的研究[J]. 康复学报,2019,29(6):10-15.

[6] 林珍萍,陈卓铭,廖成钜,等. 国内多奈哌齐治疗卒中后失语疗效的 Meta 分析[J]. 按摩与康复医学,2015,6(5):8-11.

[7] 杨健,王红,陈卓铭,等. 工作记忆在失语症语言理解障碍诊治中作用的研究进展[J]. 中国康复理论与实践,2014,20(11):1008-1010.

[8] BRUCE E. MURDOCH. 后天性言语和语言障碍[M]. 陈雅资,译. 新北:合记图书出版社,2014.

第三章 运动障碍

第一节 肌力障碍

一、肌力障碍概述

(一)肌力障碍的定义

肌力障碍就是指不同原因引起肌肉或肌群收缩程度异常,导致肌肉或肌群收缩产生的肌力减低或消失。

肌力障碍的分型有多种方法。可根据病损累及部位分为中枢性和外周性,中枢性病因有脑卒中、脑外伤、脑炎、多发性硬化及脊髓损伤等,外周性病因有周围神经炎、周围神经损伤、吉兰巴雷综合征、肌炎、肌营养不良及重症肌无力等;也可根据病因分为神经病理性、肌源性、精神心理性等,其中神经病理性最为常见。另外,尚有一些并非直接累及肌肉及肌肉的神经控制系统所致的肌力障碍,而是由于烧伤、截肢、手外伤、关节炎、骨折以及其他原因所致的肌肉失用或制动后间接引起的肌力障碍。

(二)神经解剖损伤后直接引起的肌力障碍

任何随意性运动都受神经所支配,从大脑皮质神经元、脊髓到外周神经。大脑辅助运动区负责随意运动的计划和启动,初级运动区则负责运动,具体执行及运动速度和力量大小的调节,大脑皮质的辅助运动区位于大脑的额叶内侧。初级运动区则主要位于中央前回。皮质脑干束和皮质脊髓束,则主要发自该区的 betz 细胞。辅助运动区和初级运动区通过皮质脊髓束将运动冲动下传至脊髓的前角运动神经元,然后再经过脊髓的前根及外周的运动神经,通过神经肌肉接头传至外周骨骼肌,从而通过兴奋-收缩耦联来完成肌肉收缩。

任何原因导致从大脑运动皮层到外周骨骼肌的整个运动冲动传导通路的局部受损,均会导致该神经通路所支配的骨骼肌的收缩障碍,表现为肌肉收缩力下降。根据临床上随意运动的神经传导通路的常见受损部位,可分为以下几个水平:大脑皮质辅助运动区和初级运动区病损，皮质脑干束和皮质脊髓束病损，前角运动细胞和前根病损，外周神经病损和外周神经肌肉接头信号传递障碍。

1. 大脑皮质辅助运动区和初级运动区病损

常见于脑卒中、脑外伤、脑肿瘤及中枢神经系统炎性脱髓鞘性疾病等。大脑皮质的辅助运动区主要负责运动的计划和启动。该区受损常表现为对侧肢体的运动启动障碍，即可出现肌肉随意收缩的丧失，同时还表现为缺乏主动性、淡漠，临床上称为情感淡漠症，极其严重的称为无动性缄默。初级运动区受损会直接影响对外周靶肌肉的兴奋，表现为外周靶肌肉兴奋收缩障碍，从而导致肌肉收缩力量减少。

2. 皮质脑干束和皮质脊髓束病损

多位于半卵圆区、内囊等处。常见于脑卒中、脑外伤、脑肿瘤及中枢神经系统变性疾病等。

3. 前角运动细胞和前根病损

常见于脊髓灰质炎、运动神经元病和吉兰巴雷综合征等。

皮质脑干束和皮质脊髓束病损及前角运动细胞和前根病损均会阻断皮层运动细胞至外周靶肌肉的神经冲动传导通路。从而使外周靶肌肉接受的神经冲动减少或消失，从而导致外周骨骼肌运动募集障碍。

4. 外周神经病损和外周神经肌肉接头信号传递障碍

常见于重症肌无力和临床上肉毒素注射所导致的病理状态。分别由于突触后膜乙酰胆碱受体破坏和突触前膜内乙酰胆碱释放机制被阻断所致，进而引起肌肉兴奋收缩障碍。

(三)失用或制动后间接引起的肌力障碍

制动是引起肌纤维变细甚至消失、肌肉体积缩小的主要原因之一。常见于手术后急性损伤及卧床休息等，可导致失用性肌力障碍。制动引起肌肉萎缩主要是由于失去外界应力的刺激作用所致的肌细胞内代谢活动和肌细胞内环境稳态发生的一种改变。一般认为制动引起的肌肉萎缩是制动期间肌肉蛋白合成减少和降解增加的综合结果。肌肉萎缩的功能性后果是肌力减退，肌力减退的主要原因是每单位肌肉纤维体积中胶原纤维数量的降低，线粒体和肌肉纤维胞核数量下降，体积减小及并联肌小节减少等。

在卧床休息的最初 2 天内，肌肉的萎缩速率是缓慢的，但是随后开始变快。到了第 10 天，肌肉重量的损失将达到 50%。限制活动 14 天，肌肉蛋白质的合成会减少到基础水平的 50%，然后逐渐变缓到达一个新的稳定状态。制动时间越长，肌肉受损越严重，在制动最初的 5～7 天内，肌肉的绝对重量或蛋白质丢失最严重。

过低的运动状态超过 2～3 周时，肌肉的最大力量可以减少到基础水平的 25%～40%。严格卧床休息期间，每周的肌力损失可能达到 10%～15%，超过 4 周以后，损失达到 35%～50%。在限制活动的第 1 天，力量的损失是非常迅速的，并在 10～14 天后达到最大值。失用性萎缩相关的肌肉力量丧失在下肢比上肢更加显著。限制活动期间，伸膝、屈膝肌群的肌肉力量的丧失达到20％～44％，而上肢的肌肉力量丧失仅为5％。

肌肉维持在一个缩短的状态下5～7天就会出现肌腹缩短，这是由于肌原纤维缩短的缘故；超过3周，在肌肉和关节周围疏松的结缔组织会变为致密的结缔组织，由此而易致关节挛缩。

二、肌力障碍的评定

肌力障碍的评定主要包括徒手肌力测定和定量测试两种方法。

(一)徒手肌力测定

1.徒手肌力测定的注意事项

(1)适应证。中枢及周围性神经病变(如脑出血、脑梗死、脊髓损伤及周围神经损伤等)、各种原因所致的肌病(如肌炎、肌营养不良、重症肌无力等)、骨关节疾病等任何可能导致肢体肌肉肌力降低的疾病。

(2)禁忌证。严重疼痛、关节活动极度受限、严重的关节积液或滑膜炎、软组织损伤后刚刚愈合、骨关节不稳定、关节急性扭伤或拉伤等为绝对禁忌证；骨关节疾病等任何可能导致肢体肌肉肌力降低的疾病。

如为单侧肢体病变，先检查健侧肢体同名的肌力，以便与患侧比较；重复检查同一块肌肉的最大收缩力时，前后检查以间隔2min为宜；正常肌力受年龄、性别、身体形态及职业的影响而存在个体差异。因此，在进行三级以上肌力检查时，给予阻力的大小要根据被检查者个体情况来决定。

2.徒手肌力测定的评级标准

徒手肌力测定的评级标准见表3-1。

表3-1 徒手肌力测定的评级标准表

分级	评级标准
5	能抗重力及最大阻力，完成全关节活动范围的运动
5－	能抗重力及最大阻力，完成全关节活动范围的50％以上
4＋	能抗重力及最大阻力，完成全关节活动范围的50％以下
4	能抗重力及中等阻力，完成全关节活动范围的运动
4－	能抗重力及中等阻力，完成全关节活动范围的运动50％以上
3＋	能抗重力及中等阻力，完成全关节活动范围的运动50％以下
3	不施加阻力，能抗肢体重力，完成全关节活动范围的运动
3－	抗重力，完成正常关节活动范围的50％以上
2＋	抗重力，完成正常关节活动范围的50％以下

续表

分级	评级标准
2	解除重力的影响,可完成全关节活动范围
2−	解除重力的影响,可完成全关节活动范围的50%以上
1+	解除重力的影响,可完成全关节活动范围的50%以下
1	可触及肌肉的收缩,但不能引起关节的活动
0	不能触及肌肉的收缩

3.具体肌肉的徒手肌力测试

1)躯干主要肌肉的肌力手法检查

其检查表见表3-2～表3-4。

表3-2　躯干主要肌肉的肌力手法检查

运动	主动肌	神经支配	评定方法
颈前屈	胸锁乳突肌	副神经	1级:仰卧位,屈颈,仅可触及胸锁乳突肌收缩。 2级:侧卧位,托住头部可做全范围屈颈;也可仰卧位做部分范围屈颈。 3级:仰卧位,可做全范围屈颈,不能抗阻力。 4～5级:仰卧位,抬头屈颈,能抵抗加在前额部中等或较大的阻力
颈后伸	斜方肌上部; 颈部竖脊肌	副神经; 胸神经	1级:俯卧抬头时,可触及斜方肌收缩,但无动作出现。 2级:侧卧位,托住头部可做全范围伸颈;也可俯卧位做部分范围伸颈。 3级:俯卧位,抬头,可全范围伸颈,但不能抗阻力。 4～5级:俯卧位,仰头伸颈,能抵抗加在枕部中等或较大的阻力
躯干前屈	腹直肌	肋间神经 T5～11	1级:仰卧位,髋膝屈曲,试图仰卧起坐,能触及腹直肌收缩。 2级:仰卧位,头部、肩胛部不能离开台面。 3级:仰卧位,头部、肩胛部离开台面。 4级:仰卧位,双手向前平举能坐起。 5级:仰卧位,双手抱头能坐起
躯干后伸	竖脊肌、 腰方肌	脊神经后支 C2～L5、 T12～L2	1级:俯卧位,下肢被固定,双上肢置于体侧,胸部以上在桌缘外,当试图后伸时,能触及上述背肌的收缩。 2级:体位、动作同上,能抬头。 3级:体位、动作同上,能抬起上身,不能抗阻力。 4～5级:体位、动作同上,能抗中等或较大的阻力抬起上身

续表

运动	主动肌	神经支配	评定方法
躯干旋转	腹内斜肌； 腹外斜肌	肋间神经 T7～12； 肋间神经 T5～11	1 级：仰卧位，试图转体时，可触及腹外斜肌收缩，没有转体动作出现。 2 级：坐位，固定骨盆，可自由旋转胸廓至两侧。 3 级：仰卧位，固定下肢，双上肢置于体侧，能旋转上体，使朝向运动方向一侧肩胛骨离开台面。 4 级：仰卧位，使双侧肩胛骨离开台面（肩胛骨一侧完全离开台面，另一侧部分抬起）。 5 级：仰卧位，固定下肢，双手抱头能坐起，并向一侧转体
上提骨盆	腰方肌	脊神经 T12～L3	1 级：仰卧位，试图提骨盆时，能触及同侧腰方肌收缩。 2～5 级：仰卧位，试图提骨盆时，能向头侧拉动一侧骨盆和腿，达到全范围的活动。2 级，不能抗阻力；3 级，能抗较小的阻力；4 级，能抗中等的阻力；5 级，能抗较大的阻力

表 3-3　上肢主要肌肉的肌力手法检查

运动	主动肌	神经支配	评定方法
肩胛骨外展及外旋	前锯肌	胸长神经 C5～7	1 级：坐位，上肢平举，屈肘，托住上臂，试图外展、外旋时，可触及前锯肌收缩。 2 级：体位动作同上，可见肩胛活动。 3 级：仰卧位，肩关节屈曲 90°，肩胛骨置于检查台上，固定胸廓，患者能使上臂充分向上运动。 4～5 级：仰卧位，检查者握住患者的前臂和肘部向下、向内施加中等或较大的阻力，患者能使上臂充分向上运动
肩胛骨内收	斜方肌中部； 菱形肌	副神经脊支 C3～4； 肩胛背神经 C5	1 级：俯卧位或坐位，试图内收肩胛骨时，可触及斜方肌中部纤维的收缩，无动作出现。 2 级：俯卧位或坐位，可做全范围肩胛骨内收动作。 3 级：俯卧位或坐位，能抵抗较小将肩胛骨向外推的阻力。 4 级：俯卧位或坐位，能抵抗中等的将肩胛骨向外推的阻力。 5 级：俯卧位或坐位，能抵抗较大的将肩胛骨向外推的阻

续表

运动	主动肌	神经支配	评定方法
肩胛骨上提	斜方肌上部；肩胛提肌	副神经C2～4；肩胛背神经C3～5	1级:俯卧位,试图耸肩时,可触及斜方肌的收缩,但无耸肩的动作。 2级:俯卧位,可做全范围的耸肩动作。 3级:坐位,可做全范围的耸肩动作。 4～5级:坐位,能对抗检查者于肩上部向下给予的中等或较大的阻力,向上做全范围的耸肩
肩胛骨内收、下压	斜方肌下部	副神经脊支C2～4	1级:俯卧位,臂由前伸位向下回拉时,可触及斜方肌下压下部纤维的收缩,但无臂向下回拉动作。 2～3级:俯卧位,臂由前伸位,患者可做全范围的臂向下回拉动作。 4～5级:俯卧位,臂由前伸位,检查者于肩胛下角向上外给予的中等或较大的阻力,患者可做全范围的臂向下拉动作
肩关节屈曲	三角肌前部；喙肱肌	腋神经C5～6；肌皮神经C7	1级:仰卧位或坐位,试图做屈肩动作时,可触及三角肌前部的收缩,无动作。 2级:对侧卧位,悬起上肢可做全范围屈肩动作;或坐位,能做部分范围屈肩动作。 3级:坐位,在无阻力情况下,能屈肩达90°。 4～5级:坐位,掌心向下,在上臂远端施加中等或较大向下压的阻力,肩关节能屈曲达90°,不伴旋转和水平运动
肩关节后伸	三角肌后部；背阔肌；大圆肌	腋神经C5；胸背神经C6～8；肩胛下神经C6	1级:俯卧位,试图做肩后伸动作时,可触及肌肉的收缩,无动作。 2级:对侧卧位,悬起上肢可做全范围肩后伸动作;或坐位,能做部分范围肩后伸动作。 3级:俯卧位,在无阻力的情况下,能做全范围的肩后伸动作。 4～5级:俯卧位,掌心向上,固定肩胛骨,在上臂远端施加中等或较大向下压的阻力,能做全范围的肩后伸动作
肩关节外展	三角肌中部；冈上肌	腋神经C5；肩胛上神经C5	1级:仰卧位,悬起上肢,试图做外展动作时,可触及肌肉的收缩,无动作。 2级:仰卧位,悬起上肢可做全范围肩外展动作;或坐位,能做部分范围肩外展动作。 3级:坐位,在无阻力的情况下,能做全范围的肩外展动作。 4～5级:坐位,掌心向下,在上臂远端施加中等或较大向下压的阻力,能做全范围的肩外展动作

续表

运动	主动肌	神经支配	评定方法
肩关节水平后伸	三角肌后部	腋神经 C5	1 级：坐位，悬起上肢，试图做后平伸时，可触及三角肌后部肌肉的收缩，无动作。 2 级：坐位，悬起上肢，能做全范围肩关节后平伸动作。 3 级：俯卧位，肩关节外展 90°，屈肘，前臂自然下垂于床沿，固定肩胛骨，在无阻力的情况下，做全范围肩关节后平伸。 4～5 级：俯卧位，阻力加于上臂远端，能抗中等或较大的阻力做全范围肩关节后平伸
肩关节水平内收	胸大肌	胸内、外侧神经 C5～7	1 级：坐位，悬起上肢，试图做肩水平内收时，可触及胸大肌的收缩，无动作。 2 级：坐位，能做全范围肩水平内收动作。 3 级：仰卧位，肩关节外展 90°，固定胸廓，能在无阻力情况下做全范围肩水平内收。 4～5 级：仰卧位，阻力加于上臂远端，在中等或较大阻力的情况下，做全范围肩水平内收
肩关节外旋	冈上肌； 小圆肌	肩胛上神经 C5； 腋神经 C5	1 级：俯卧位，肩关节外展 90°，上臂放在检查台上，前臂沿台缘下垂，固定肩胛骨，试图做肩关节外旋时可触及相应的主动肌收缩。 2～3 级：俯卧位，能做部分范围或全范围的肩关节外旋动作。 4～5 级：俯卧位，阻力加于前臂远端，在中等或较大阻力的情况下，做全范围的肩关节外旋动作
肩关节内旋	肩胛下肌； 胸大肌； 背阔肌； 大圆肌	肩胛下神经 C5～6； 胸内、外侧神经 C5～T1； 胸背神经 C5～8； 肩胛下神经 C6	1 级：俯卧位，肩关节外展 90°，上臂放在检查台上，可触及相应的主动肌收缩。 2～3 级：俯卧位，能做部分范围或全范围的肩关节外旋动作。 4～5 级：俯卧位，阻力加于前臂远端，在中等或较大阻力的情况下，做全范围的肩关节内旋动作

续表

运动	主动肌	神经支配	评定方法
肘关节屈曲	肱二头肌； 肱肌； 肱桡肌	肌皮神经C5～6； 肌皮神经C5～6； 桡神经C5～6	1级：坐位，肩关节外展，悬起前臂（减重），肘关节伸展位，当试图做屈肘动作时，可触及肱二头肌收缩。 2级：坐位，能做全范围的屈肘动作。 3级：坐位，臂放置体侧，测肱二头肌时前臂旋后，测肱桡肌时前臂旋前，在无阻力的情况下，能做全范围的屈肘动作。 4～5级：坐位，阻力加于前臂远端，在中等或较大阻力的情况下，做全范围的屈肘动作
肘关节伸展	肱三头肌	桡神经C6～8	1级：坐位，肩关节外展，悬起前臂（减重）。肘关节屈曲位，当试图做伸肘动作时，可触及肱三头肌收缩。 2级：坐位，能做全范围的伸肘动作。 3级：仰卧位，肩关节屈曲90°，肘关节屈曲，固定上臂，在无阻力的情况下，能做全范围的伸肘动作。 4～5级；仰卧位，能对抗施加于前臂远端的中等或较大阻力做全范围的伸肘动作
前臂旋前	旋前圆肌； 旋前方肌	正中神经C6； 骨间前神经C8～T1	1级：坐位，上臂置于体侧，肘关节屈曲90°，前臂旋后，手放松，固定上臂。前臂试图旋前时，可触及相应肌肉的收缩，无旋后动作。 2～3级：坐位，能做部分或全范围的旋前动作。 4～5级：坐位，握住腕部施加相反方向的阻力，能对抗中等或较大阻力做全范围的前臂旋前动作
前臂旋后	肱二头肌； 旋后肌	肌皮神经C5～6； 桡神经C6	1级：坐位，上臂置于体侧，肘关节屈曲90°，前臂旋前，手放松，固定上臂。前臂试图旋后时，可触及相应肌肉的收缩，无旋后动作。 2～3级：坐位，能做部分范围或全范围的旋后动作。 4～5级：坐位，握住腕部施加相反方向的阻力，在中等或较大阻力的情况下能做全范围的前臂旋后动作

续表

运动	主动肌	神经支配	评定方法
腕关节屈曲(掌屈)	桡侧腕屈肌; 尺侧腕屈肌	正中神经C6; 尺神经C8	1级:坐位,前臂中立位固定于检查台上,当试图做屈腕动作时,可触及相应肌肉的收缩。 2级:体位、方法同上,能做全范围的腕屈动作。 3级:坐位,前臂旋后固定于检查台上,手放松,能做全范围的屈腕动作。 4～5级:体位、方法同上。在掌面向伸腕方向施加中等或较大的阻力能做全范围腕屈动作
腕关节伸展(背屈)	桡侧腕长、短伸肌; 尺侧腕伸肌	均由桡神经支配C6～7; 桡神经C7	1级:坐位,前臂中立位,固定于检查台上,当试图做伸腕动作时,可触及相应肌肉的收缩。 2级:体位、方法同上,能做全范围的腕伸动作。 3级:坐位,前臂旋前,固定前臂,手放松,能做全范围的伸腕动作。 4～5级:体位、方法同上,在掌背向腕屈方向施加中等或较大的阻力能做全范围腕伸动作
掌指关节屈曲	蚓状肌; 骨间掌;背侧肌	正中神经C7～T1、尺神经深支C8; 均由尺神经深支支配C8	1级:坐位,前臂及腕呈中立位,固定掌骨,指间关节伸展。当试图做屈曲掌指关节时,可触及相应肌肉的收缩。 2级:体位、方法同上,能做全范围的屈曲掌指关节动作。 3～5级:坐位,前臂旋后,固定掌骨,在近节指骨的掌面加零、中等或较大的阻力,能在指间关节伸展的情况下做全范围的掌指关节屈曲
掌指关节伸展	指总伸肌; 食指伸肌; 小指伸肌	桡神经C6; 桡神经C7; 桡神经C7	1级:坐位,前臂及腕呈中立位,固定掌骨,手指屈曲,当试图做伸展掌指关节时,可触及相应肌肉的收缩。 2级:体位、方法同上,能做全范围的伸展掌指关节动作。 3～5级:坐位,前臂旋前,固定掌骨,手指自然屈曲,在近节指骨的背侧加零、中等或较大的阻力,在指间关节屈曲的情况下能全范围伸展掌指关节

续表

运动	主动肌	神经支配	评定方法
近端指尖关节屈曲	指浅屈肌	正中神经 C7～T1	1 级:前臂旋后腕呈中立位,固定近节指骨,当试图做屈曲中节指骨时,可触及相应主动肌的收缩。 2～3 级:体位、方法同上,在无阻力的情况下,能部分范围和全范围地屈曲中节指骨的动作。 4～5 级:体位同上,在中节指骨的掌面加中等或大的阻力,患者能全范围地屈曲中节指骨
远端指尖关节屈曲	指深屈肌	骨间前神经 C7～T1	1 级:前臂旋后,腕呈中立位,固定中节指骨,当试图做屈曲远节指骨时,可触及相应主动肌的收络。 2～3 级:体位、方法同上,在无阻力的情况下,能部分范围和全范围地屈曲远节指骨的动作。 4～5 级:体位同上,在远节指骨的掌面加中等或大的阻力,患者能全范围地屈曲远节指骨
手指外展	骨间背侧肌; 小指外展肌	尺神经深支 C8; 尺神经 C8～T1	1 级:前臂旋前,手放置于桌面上,五指呈伸展和内收位,固定掌骨,当试图做外展时,可触及相应动肌的收缩。 2～3 级:体位、方法同上,在无阻力的情况下,能做部分范围和全范围的手指外展动作。 4～5 级:体位同上,在手指外侧向内加中等或较阻力时,患者能做全范围的手指外展动作
手指内收	骨间掌侧肌	尺神经深支 C8～T1	1 级:前臂旋前,手放置于桌面上,五指呈伸展、外展位,当试图做内收时,可触及相应主动肌的收缩。 2～3 级:体位、方法同上,在无阻力的情况下,能做部分范围和全范围的手指内收动作。 4～5 级:体位同上,在 2、4、5 手指的内侧向外加中等或较大的阻力时,患者能做全范围的手指内收动作
拇指掌指关节屈曲	拇短屈肌; 拇长屈肌	正中神经 C6～7; 正中神经 C7～8	1 级:前臂旋后,腕关节中立位,固定第一掌骨。当试图屈曲拇指掌指关节时,可触及相应肌的收缩。 2～3 级:体位、方法同上,在无阻力情况下,能做部分范围和全范围地屈曲拇指近节指骨的动作。 4～5 级:体位同上,在拇指近节指骨的掌面加中或较大的阻力时,能做全范围地屈曲拇指近节指动作

续表

运动	主动肌	神经支配	评定方法
拇指掌指关节伸展	拇短伸肌； 拇长伸肌	桡神经 C7； 桡神经 C7	1 级：前臂、腕关节呈中立位，固定第一掌骨。当试图做伸展拇指掌指关节时，可触及相应肌肉的收缩。 2～3 级：体位、方法同上，在无阻力的情况下，能做部分和全范围的伸展拇指近节指骨的动作。 4～5 级：体位同上，在拇指近节指骨的背面加等或较大的阻力时，患者能全范围伸展拇指近节指骨

表 3-4　下肢主要肌肉的肌力手法检查

运动	主动肌	神经支配	评定方法
髋关节屈曲	髂腰肌	腰丛神经 L2～3	1 级：侧卧位，膝关节微屈，检查者托住下肢或悬吊下肢（减重）。当试图屈曲髋关节时，可触及相应肌肉的收缩。 2 级：体位方法同上，能全关节范围屈曲髋关节。 3 级：坐位或仰卧位，双侧小腿沿床缘下垂，固定躯干，在无阻力的情况下，能做全范围屈曲髋关节的动作。 4～5 级：体位同上，在膝关节的近端向下加中等或较大的阻力，患者能全范围屈曲髋关节
髋关节伸展	臀大肌； 股二头肌、半膜肌、半腱肌	臀下神经 L5～S2； 均由坐骨神经支配 L5～S2	1 级：侧卧位，髋关节屈曲，检查者托住下肢或悬吊下肢（减重）。当试图伸展髋关节时，可触及相应肌肉的收缩。 2 级：侧卧位，能全关节范围伸展髋关节。 3 级：俯卧位，固定骨盆，如单纯检查臀大肌的肌力，膝关节须屈曲。在无阻力的情况下，能做全范围伸展髋关节的动作。 4～5 级：俯卧位，在膝关节的近端向下加中等或较大的阻力，患者能全范围伸展髋关节
髋关节外展	臀中肌、臀小肌、阔筋膜张肌	均由臀上神经支配 L4～5	1 级：仰卧位，检查者托住下肢，置于滑板上或悬吊下肢（减重、减阻力），当试图外展髋关节时，可触及相应肌肉的收缩。 2 级：体位、方法同上，能做全范围的髋关节外展。 3 级：对侧卧位，固定骨盆，膝关节微屈，在无阻力的情况下能做全范围外展髋关节的动作。 4～5 级：体位同上，在膝关节的近端向下加中等或较大的阻力，能全范围外展髋关节

续表

运动	主动肌	神经支配	评定方法
髋关节内收	内收肌群(浅层由外侧向内侧依次是股薄肌、长收肌和耻骨肌,深层由上向下的排列顺序是短收肌和大收肌)	均受闭孔神经支配。耻骨肌还受股神经支配,大收肌受坐骨神经支配L2～5	1级:仰卧位,对侧下肢髋关节外展25°固定骨盆和对侧下肢,检查者托住下肢、加滑板或悬吊下肢(减重、减阻力)。当试图内收髋关节时,可触及相应肌肉的收缩。 2级:体位、方法同上,能做全范围髋关节内收。 3级:侧卧位,受试侧在下,检查者托起对侧下肢,使髋关节外展25°。在无阻力的情况下内收髋关节至双下肢相接触。 4～5级:体位、方法同上,在被检下肢膝关节近端加中等或较大阻力,能内收髋关节至双下肢相接触
髋关节外旋	股方肌、梨状肌; 闭孔内肌、闭孔外肌; 臀大肌	由骶丛肌支支配L5～S1; 骶丛及闭孔神经L5～S2; 臀下神经L5～S2	1级:仰卧位,膝关节伸展位,髋关节内旋位。当试图外旋髋关节时,可触及相应肌肉收缩。 2级:体位、方法同上,能做全范围的髋关节外旋。 3级:坐位,被检的下肢膝下放置衬垫,双小腿沿检查台缘下垂,双手扶检查台固定骨盆,在无阻力的情况下能做全范围的髋关节外旋动作。 4～5级:体位同上,检查者一只手固定膝关节,另一只手在踝关节内侧向外施加中等或较大的阻力时,能做全范围的髋关节外旋动作
髋关节内旋	臀小肌、阔筋膜张肌	均由臀上神经支配	1级:仰卧位,膝关节伸展位,髋关节外旋位。当试图内旋髋关节时,可触及相应肌肉收缩。 2级:体位、方法同上,能做全范围的髋关节内旋。 3级:坐位,被检的下肢膝下放置衬垫,双小腿沿检查台缘下垂,双手扶检查台固定骨盆,在无阻力的情况下能做全范围的髋关节内旋动作。 4～5级:体位同上,检查者一只手固定膝关节,另一只手在踝关节外侧向内施加中等或较大的阻力时,能做全范围的髋关节内旋动作

续表

运动	主动肌	神经支配	评定方法
膝关节屈曲	股二头肌、半腱肌、半膜肌	均由坐骨神经支配 L5～S2	1 级：侧卧位，双下肢伸直，检查者一手托住（或悬挂）上方的下肢，另一手固定大腿。当试图屈曲膝关节时，可触及相应肌肉的收缩。 2 级：体位、方法同上，能做全范围的膝关节屈曲动作。 3 级：俯卧位，双下肢伸直，固定骨盆，在无阻力的情况下能做全范围的膝关节屈曲动作。 4～5 级：体位同上，检查者一手固定骨盆，另一手握住踝关节的后方向下施加中等或较大的阻力时，能做全范围的膝关节屈曲动作
膝关节外展	股四头肌	股神经 L3～4	1 级：向受检侧侧卧，被检侧膝关节屈曲，检查者一手托住（或悬挂）上方的下肢，另一手固定被检下肢的大腿。当试图伸展膝关节时，可触及相应肌肉的收缩。 2 级：体位、方法同上，能全范围伸展膝关节。 3 级：仰卧位或坐位，双下肢沿检查台下垂，固定躯干和骨盆，在无阻力的情况下能做全范围的膝关节伸展动作。 4～5 级：体位同上，检查者一手固定骨盆和大腿，另一手握住踝关节的前方向下施加中等或较大的阻力时，能做全范围的膝关节伸展动作
踝关节跖屈	腓肠肌、比目鱼肌	胫神经 S1～2	1 级：侧卧位，膝伸展，固定小腿，踝关节中立位。当试图跖屈时，可触及相应肌肉的收缩。 2 级：体位、方法同上，能全关节范围跖屈踝关节。 3 级：站立位，膝关节伸直，抬高足跟跖屈踝关节时足跟能离地。 4～5 级：体位同上，抬高足跟跖屈踝关节时，能全范围跖屈。4 级，仅能完成本运动 2～3 次就出现疲劳感；5 级，能轻松地完成本运动 4～5 次，无疲劳感
踝关节背屈合并内翻	胫前肌	腓深神经 L4～5	1 级：坐位，双腿沿床缘下垂，在踝关节上方固定小腿。当试图做足背屈内翻时，可触及相应肌肉的收缩。 2～3 级：体位、方法同上，在无阻力的情况下能做部分或全范围的足内翻和背屈动作。 4～5 级：体位同上，检查者的手在患者足背内缘向下、向外施加中等或较大阻力，能做全范围的足内翻、背屈动作

续表

运动	主动肌	神经支配	评定方法
足内翻	胫后肌	胫神经 L4～S1	1级:仰卧位,踝关节轻度跖屈。当试图做足内翻时,可触及相应肌肉的收缩。 2级:体位、方法同上,能做全范围足内翻动作。 3级:仰侧卧位,踝关节轻度跖屈,在无阻力的情况下能做全范围的足内翻动作。 4～5级:体位同上,检查者的一手固定小腿,另一手握住足的前部向足外翻方向加中等或较大阻力,能做全范围的足内翻动作
足外翻	腓骨长、短肌	腓浅神经 L5～S1	1级:仰卧位,踝关节中立位。当试图做足外翻时,可触及相应肌肉的收缩。 2级:体位、方法同上,能做全范围的足外翻动作。 3级:侧卧位,踝关节中立位,在无阻力的情况下能全范围完成足外翻。 4～5级:体位同上,检查者的一手固定小腿,另一手握住足的前部向足内翻方向加中等或较大阻力,患者能做全范围的足外翻动作
跖趾关节屈曲	短屈肌、趾短屈肌、蚓状肌	由足底内、外侧神经支配L5～S3	1级:仰卧位,踝关节中立位。当试图屈曲跖趾关节时,可触及相应肌肉的收缩。 2～3级:体位同上,能做部分或全范围的屈曲跖趾关节动作。 4～5级:体位同上,在近侧趾骨跖面加中等或较大阻力,能做全范围地屈曲跖趾关节动作
趾间关节屈曲	趾长、短屈肌	胫神经 L5～S1	1级:仰卧位,踝关节中立位。当试图做屈曲趾间关节时,可触及相应肌肉的收缩。 2～3级:体位同上,能做部分或全范围的屈曲趾间关节动作。 4～5级:体位同上,固定近节趾骨和中节趾骨,分别在中节趾骨和远节趾骨基底加中等或较大阻力,能做全范围地屈曲近节趾骨和中节趾骨

续表

运动	主动肌	神经支配	评定方法
跖趾关节及拇趾趾间关节伸展	前者是趾长伸肌、趾短伸肌后者是拇长伸肌	均由腓深神经支配L4～S1	1 级：仰卧位，踝关节中立位。当试图做跖趾关节及指趾间关节伸展动作时，可触及相应肌肉的收缩。 2～3 级：体位同上，能做部分或全范围的跖趾关节及拇趾趾间关节伸展动作。 4～5 级：体位同上，固定跖骨，在近节趾骨、拇趾远节趾骨的背面加中等或较大阻力，能做全范围的跖趾关节及拇趾趾间关节伸展动作

2)徒手肌力测定的记录表

其检查表见表 3-5～表 3-6。

表 3-5　上肢肌力测定的记录表

左侧肌力		部位	运动	主要肌群	右侧肌力	
治疗前	治疗后				治疗前	治疗后
		颈	前屈	胸锁乳突肌		
			后伸	后伸肌群		
		躯干	屈	腹直肌		
			伸	胸、腰背部伸肌群		
			旋转	腹内、腹外斜肌		
			骨盆上提	腰方肌		
		肩胛骨	上回旋	斜方肌、前锯肌		
			下回旋	胸小肌		
			前伸	前锯肌		
			后缩	斜方肌中束、菱形肌		
			上提	斜方肌上束、肩胛提肌		
			下降	斜方肌下束		
		肩	前屈	三角肌前束、喙肱肌		
			后伸	三角肌后束、背阔肌、大圆肌		
			内收	冈下肌、肩胛下肌		
			外展	三角肌中束、冈上肌		
			水平内收	胸大肌		
			水平外展	三角肌后束		
			内旋	内旋肌群		
			外旋	外旋肌群		

续表

左侧肌力		部位	运动	主要肌群	右侧肌力	
治疗前	治疗后				治疗前	治疗后
		肘	屈曲	肱二头肌、肱肌、肱桡肌		
			伸展	肱三头肌、肘肌		
		前臂	旋前	旋前圆肌、旋前方肌		
			旋后	旋后肌、肱二头肌		
		腕	掌屈	桡侧腕屈肌、尺侧腕屈肌、掌长肌		
			背伸	桡侧腕短、长伸肌，尺侧腕伸肌		
		四指	MP 屈曲	蚓状肌		
			PIP 屈曲	指浅屈肌		
			DIP 屈曲	指深屈肌		
			MP 伸展	指总伸肌		
			内收	骨间掌侧肌		
			外展	骨间背侧肌、小指展肌		
			对掌	小指对掌肌		
		拇指	MP 屈曲	拇短屈肌		
			IP 屈曲	拇长屈肌		
			MP 伸展	拇短伸肌		
			IP 伸展	拇长伸肌		
			外展	拇长、短展肌		
			内收	拇收肌		
			对掌	拇指对掌肌		

注：MP＝掌指关节，PIP＝近端指间关节，DIP＝远端指间关节，IP＝指间关节。

表 3-6　下肢肌力测定的记录表

左侧肌力		部位	运动	主要肌群	右侧肌力	
治疗前	治疗后				治疗前	治疗后
		髋	屈	髂腰肌		
			伸	臀大肌		
			外展	臀中肌、臀小肌、阔筋膜张肌		
			内收	内收肌群		
			外旋	外旋肌群		
			内旋	内旋肌群		

续表

左侧肌力		部位	运动	主要肌群	右侧肌力	
治疗前	治疗后				治疗前	治疗后
		膝	屈曲	股二头肌、半腱半膜肌		
			伸展	股四头肌		
		踝	背屈	胫骨前肌		
			跖屈	腓肠肌、比目鱼肌		
			内翻	腓骨后肌		
			外翻	腓骨长短肌		
		趾	MP 屈曲	蚓状肌		
			MP 伸展	趾长、短伸肌		
			PIP 屈曲	趾短屈肌		
			DIP 屈曲	趾长屈肌		
		拇趾	MP 屈曲	拇短屈肌		
			MP 伸展	拇短趾伸肌		
			IP 屈曲	拇长屈肌		
			IP 伸展	拇长伸肌		

注：MP＝跖趾关节，PIP＝近节趾间关节，DIP＝末节趾间关节，IP＝趾间关节。

（二）定量测试

1. 测力计测试

临床上可以采用手持测力计检查肌力。它与徒手肌力检查法互为补充，用于精确测量四级和五级肌力。测力计是一个小而轻巧、便于携带的仪器。将测力计的压力传感器置于所测量部位，并施加压力，要求被检查者抵抗测力计的压力并使关节保持不动。测力计通过测量施加在肌肉上的机械压力来反映肌肉抗阻力收缩的力量，治疗师可以从显示板上读出精确的数字。该仪器多用于四肢肌力的检查。

2. 等速运动肌力测试

等速运动是指关节运动的速度预先在等速仪器上设定的一种运动。等速肌力测试是应用等速运动技术和测试设备定量测定三级或三级以上肌力及肌肉功能的方法。

运用等速肌力测试系统评价肌肉功能，具有以下突出的特点。①运动速度恒定，无论受试者为多大的力量，肢体的运动始终在设定的速度下进行，受试者的主观用力只能使肌肉张力增高。②顺应性阻力，在等速运动过程中，等速运动仪器提供一种肌肉实际收缩力相匹配的顺应性阻力，阻力大小随肌肉收缩力的大小而变化，即肌肉张力增高，阻力随之增大，反之亦然。③全程肌力最大化，顺应性阻力使肢体在整个关节活动范围内的每一瞬间或角度均承受相应的最大阻力，从而使肌肉在每一关节角度上均产生最大的张力和力矩输出。精确定量测定肌力，等速运动测力系统不但可以精确测定全关节活动范围内肌肉每一瞬间的最大力量，而且还能够同时测定主动肌和拮抗肌在每一瞬间的最大力量。

三、肌力障碍的常用康复治疗技术

针对不同原因引起的肌力障碍，应采用不同的康复治疗方法。首先，对于一些可以纠治的引起肌力下降的疾病，应尽早给予科学、正确的诊治，如糖尿病神经病变引起的肌力障碍，应尽可能早地将血糖控制在正常范围内；肌炎所致的肌力障碍应尽早地使用抑制免疫反应的药物，阻断免疫反应导致的进一步肌肉损害。

（一）肌力训练的原则

(1)选择适当的方法。根据目的、疾患、时期以及肌力的级别不同选择被动运动、辅助主动运动、抗阻运动等不同的训练方法。

(2)正确地调节外力。治疗师对患者给予的辅助量和抵抗量的正确与否，直接影响到训练效果。及时正确地增减阻力与辅助量，是提高肌力避免损伤的关键。

(3)科学地设计运动量。根据超量负荷原则，结合患者具体情况设计足够的运动量一般不得少于1RM的60%，且应坚持6周以上的训练，以第2天不遗留疼痛和疲劳感为宜。

(4)向患者说明训练的目的和方法，得到患者的合作。训练中要随时鼓励患者，提高其训练的信心。

（二）根据徒手肌力分级的程度选择康复治疗技术

1.0～1级肌力

由于肌力低下，不能通过肌肉的收缩完成肢体运动的患者。常采用被动运动疗法、生物反馈疗法、ROOD疗法、运动想象疗法、镜像疗法、低频电刺激疗法。

1)被动运动疗法

指人体运动完全通过外力来完成外力，可以是治疗师徒手操作各种器械或者人体自身，用以维持关节活动度，防止粘连和挛缩形成，保持肌肉弹性，为主动运动做准备。

2)生物反馈疗法

应用电子仪器，将人们正常意识不到的生理变化(如肌电、心率、血压、皮温等)转变为可以感觉到的视觉或听觉信号，患者通过学习有意识地操纵这些信号，来调控自身非随意性的生理活动的治疗方法。

3)ROOD疗法

为经皮易化技术、本体感受性易化技术和特殊抑制技术三个部分。经皮易化是对位于皮肤的外感受器(痛温触觉感受器)进行刺激而产生的反应，一般皮肤感受器的结构可以促进保护性的屈曲反应，使之产生警戒状态和四肢的快速运动。利用冰、毛刷等对相应的皮肤感觉区的感受器进行刺激,使产生的神经冲动沿着相应的神经通路到达各级神经中枢,发生与刺激相适应的反射性活动,从而达到被易化肌肉的功能恢复。利用关节挤压,肌肉肌腱挤压、伸展、叩击和振动等对存在于肌梭、肌腱或关节内本体感受器达到促进肌肉收缩,促进关节稳定的治疗技术。利用中性温度疗法,缓慢摇摆、缓慢轻擦、缓慢旋转、腱压迫等特殊抑制技术,抑制肌张力增高,促进肌肉恢复。

4)运动想象疗法

指在不做出明显的身体运动的情况下,在心里反复模拟实际的运动活动过程。根据想象者在想象过程中的角色,运动想象可以分为视觉运动想象和动觉运动想象两种。前者是患者以观察者的角度想象他人做某一动作,而后者是患者以自己为主体,想象自己本人完成一个动作。研究发现,后者的过程与实际的运动执行具有相似的神经生理学基础,但是由于运动想象并不做实际的运动输出,因此运动想象的过程是与运动准备过程的神经基础具有相似性。心理神经肌肉理论(PM)的基础是大脑的中枢神经系统事前存储着进行运动的计划或者整个过程的流程,在运动想象过程中,实际大脑里再现的仍然是实际运动时所进行的这一流程,因此重复的运动想象可以逐渐强化和完善这一运动过程。脑卒中后偏瘫患者尽管因为脑损伤引起的运动功能障碍而无法完成主动运动,但大脑内可能仍然保存着完整或部分的运动流程。

5)镜像疗法

1996 年,意大利帕尔马大学的 Rizzolatti 等人偶然间在猴脑中发现了镜像神经元,之后的研究也证实人脑中也存在类似的镜像神经元。镜像神经元是一类特殊的神经元,不仅在人类执行某种动作时激活,而且当观察到其他同类执行某种动作时也可激活,后来的研究发现言语刺激也能激活镜像神经元。随后的许多研究中发现镜像神经元在动作理解、模仿、交流和社会行为、共情中发挥重要作用。

6)低频电刺激疗法

临床上通常使用频率低于 1000Hz 以下的脉冲电流治疗各种原因所致的肌肉收缩障碍,如脑卒中、多发性硬化、脊髓损伤、周围神经损伤导致的外周肌肉瘫痪。也常用于非神经系统疾病所致的肌力障碍的康复治疗方面,如关节源性肌萎缩、失用性肌萎缩和老年性肌萎缩。

2.2 级肌力

2 级肌力是指在解除肢体重力的影响的条件下,通过肌肉收缩完成全关节范围内的活动。部分患者只能做到肌肉收缩使肢体产生运动,但是肢体运动的范围较小,对于这部分患者,肌力训练通常采用辅助主动运动。

1)徒手辅助主动运动

治疗师双手扶持肢体远端,鼓励患者在平面上做滑动运动,运动困难时通过治疗师协助,使患者完成全关节范围内的活动。康复治疗师的手扶持着患肢,当感觉到患肢可以主动完成运动时不予协助,辅助量只是在运动困难时提供最低限度的帮助,最大限度地调动患者的运动潜能。

2)悬吊辅助主动运动

要求在训练墙上方及侧方安装悬吊架,利用挂钩、固定弹簧、滑轮和固定带以便治疗师根据训练要求在任意方向加沙袋等,设计出辅助主动运动增强肌力的训练方法。难度要适中,以通过患者努力可以完成的程度为宜,训练中要杜绝用肢体摆动等代偿的方法完成动作,屈伸动作要缓慢进行,完成屈伸等每一项一下动作后都要停顿 1～2s,必要时治疗师协助控制机体的代偿动作。

3)滑板辅助主动运动

由于肢体下面的滑轮使摩擦力减小,使患者的肢体与台面的摩擦力变小,难度降低,患者能较好地完成时,可以在滑车上加沙袋等重物,或者治疗师用手法施以适当的抵抗力,提高训练难度。也可以在运动的不同位置予以固定,完成等长运动训练。训练时,下肢要防止躯干或骨盆的代偿,训练上肢时要防止躯干和肩胛带的代偿。

3.3 级肌力

抗肢体重力的主动运动训练:对于肢体近端的肩、肘、髋、膝等大关节而言,构成关节的远端肢体自身的重力就构成运动的阻力,因此属于抗阻力主动运动。训练方法要根据被训练肌肉的起、止点及功能,设计不同的训练方案。如训练臀大肌应选择俯卧位,治疗师固定骨盆,令患者尽力伸髋关节;训练臀中肌取侧卧位,患侧下肢在上方,为防止腰大肌和髂肌的代偿,髋关节应呈过伸展及内、外旋中间位,治疗师用手协助固定骨盆,令其完成外展运动;训练股四头肌时,患者呈椅坐位,使小腿自然下垂,治疗师用手协助固定膝关节近端,完成膝关节伸展运动;训练上肢三角肌前部纤维时,取坐位,为防止肱二头肌的代偿动作,上肢自然下垂,肘关节轻度屈曲,手掌向下完成肩关节的屈曲动作。训练中,为了提高患者对肢体重力的控制能力,肢体运动的速度完成要缓慢。

4.4 级及以上肌力

1)应用器械或徒手等长抗阻力训练

4 级肌力不仅可以克服肢体重力的影响,而且可以克服轻度阻力完成全关节范围内的运动。徒手等长抗阻训练一般适用于 4 级肌力的患者,因患者肌力较弱,实施本治疗时,治疗师可以根据患者的用力情况随时进行阻力大小的调整,效果较好,但是由于治疗人员很容易疲劳,所以也经常应用器械抗阻训练。由于等长运动是肌肉静态收缩,不引起关节的运动,所以特别适用于骨折、关节炎以及因疼痛而关节不能活动的患者。训练时,治疗师根据训练部位选择最容易用力的体位,固定近端,徒手或者应用器械保持肢体的姿势不变,令患者用力对抗,患者尽全力使肌肉收缩。治疗师根据患者肌力大小给予调整,使关节不产生运动。

2)应用器械或徒手等张抗阻力训练

治疗师徒手或直接用手持重物或身体负重产生肌肉的等张收缩，增强肌肉力量。哑铃、沙袋、杠铃、弹力带、弹簧、肌力训练仪等，其阻力可以调节且可量化，训练中趣味性较强，是常用的肌力训练器械。训练中，阻力至少应达到被训练肌肉的1/2最大肌力才可以达到增强激励的作用，2/3以上的阻力效果最好。其训练模式包括向心性等张运动与离心性等张运动，训练中应重视离心性等张运动，使肌肉全力收缩，控制运动缓慢进行，逐渐使肌肉拉长，使关节角度增大，以提高训练的质量。

3)应用器械等速抗阻力训练

等速运动训练是一种保持恒定运动速度的肌力抗训练方法。运动速度由等速运动设备预先设定和控制，患者按照预先规定的速度使肌肉自始至终在适宜的速度下进行。大量临床观察表明，等速肌力训练无论效果还是安全性均明显优于传统的肌力训练。等速运动训练是阻力匹配训练，阻力随运动过程中每一点肌力的强弱变化而变化。其方法与治疗师用手施加阻力训练一样，只是仪器提供的阻力更为精确。这种顺应性阻力使肌肉在整个关节活动范围内始终承受最大的阻力，因此可在全关节范围内达到肌力训练的最佳效果。

(三)肌力障碍的替代治疗(康复辅助设备)

1.矫形器

目前临床上使用最多的是用于下肢运动功能替代的矫形器，如踝足矫形器、膝踝足矫形器及髋膝踝足矫形器等。踝足矫形器可用于各种原因引起腓总神经损伤，进而导致踝关节背屈不能的患者，可显著改善这一类患者的跨阈步态。膝踝足矫形器则可用于同时存在于膝关节伸肌力量和踝关节背屈力量不足的患者，如脑卒中早期偏瘫患者、胸腰段脊髓损伤后截瘫患者等，使这些患者获得早期站立和步行。髋膝踝足矫形器除了具有膝踝足矫形器替代股四头肌和胫前肌的作用外，还具有替代伸髋肌的作用，以防止站立行走支撑相时髋关节屈曲，尤其适用于同时存在髋膝关节伸直和踝关节背屈力量不足的患者，如T8～L1段脊髓损伤后截瘫患者。

2.康复机器人及外骨骼

康复机器人及外骨骼是医工结合、多学科合作和科技进步的结晶，当前几乎所有人体功能与康复机器人的应用都可关联，这类融合AI、传感、控制、信息、人机交互、虚拟现实、脑机神经接口技术等技术的产品，不仅能够对脑卒中、脊髓损伤、脑外伤等行动障碍者进行康复训练治疗，也能够对自闭症人群、多动症等社会障碍进行干预治疗，未来还将在孤独老人陪护、推迟老年痴呆症的发生等方面发挥独特的作用。

根据应用的肢体分为上肢机器人、下肢机器人；也可以进一步细分为髋关节、膝关节和踝关节机器人；根据驱动力的传递方式分为外骨骼机器人和软体机器人(绳索、液压、气动、人工肌肉等)；根据应用的方式分为固定式机器人和可穿戴机器人(外骨骼机器人)。

外骨骼机器人主要用于辅助行走，固定式机器人主要用于康复训练。

3. 脑机接口技术

脑机接口技术(BCI)是一种跨越生物本身的大脑信息传输通路，实现大脑与计算机等外部设备直接通信的技术。该技术能够在人(或其他动物)与外部环境之间建立沟通以达到控制设备的目的，进而起到替代、修复、增强、补充或改善的作用。从应用的角度，脑机接口技术能够服务神经系统和肌肉系统瘫痪的患者(如脑、脊髓疾病，脑卒中，外伤等)，同时也可以为健康人群提供更多感官体验，为特殊环境工作人员提供辅助控制。脑机接口技术除了在残疾人康复等领域的应用，对于孤独症、多动症、抑郁症、焦虑症、阿尔茨海默病等多种精神心理疾病均能够提供全新的很可能更有效的解决方案。

第二节 肌张力障碍

一、肌张力障碍概述

肌张力是肌肉在静止松弛状态下的紧张度或者肌肉在松弛时被动活动中所遇到的阻力。肌肉本身是有弹性的组织，被动活动时会有一定的弹性阻力，这种力是来自肌细胞之间以及肌细胞与结缔组织细胞之间相互摩擦而产生的力，是肌张力产生的生物力学因素；更为重要的是肌肉与神经节段之间还存在着反射联系，通过神经系统来调控和维持肌肉的长度和张力，是肌张力产生的神经性因素。肌肉是受神经调控的复杂反馈系统，脊髓牵张反射是维持肌张力的神经反馈环路，且受脊髓上中枢的调控。

痉挛是临床上常被用来描述肌张力增高的词，肌张力可因神经系统的损害增高或降低，脑干与脊髓的上运动神经元受到损害常常表现为痉挛性瘫痪。

二、肌张力障碍的评定

目前有很多不同的肌张力评定方法，主要分为四类：临床方法、电生理方法、生物力学方法和功能评定。

(一)临床方法

1. 改良 Ashworth 量表

其应用广泛、操作简单，是目前临床应用最广泛的评定量表(表 3-7)，但效度、信度和敏感性都有局限性。

表 3-7 改良 Ashworth 量表

级别	评定标准
0 级	无肌张力的增加
1 级	肌张力轻度增加:受累部分被动屈伸时,在 ROM 之末(即肌肉接近最长距离时)呈现出最小的阻力或出现突然卡住然后释放
1+级	肌张力轻度增加:在 ROM 后 50%范围内(肌肉在偏长的位置时)突然卡住,继续进行 PROM 始终有小阻力
2 级	肌张力增加较明显:在 PROM 的大部分范围内均觉肌张力增加,但受累部分的活动仍能较容易进行
3 级	肌张力严重增高:PROM 检查困难
4 级	僵直:受累部分被动屈伸时呈现僵直状态,不能活动

2. 改良的 Tardieu 量表

其对每个肌群进行评定,按特定的牵拉速度牵拉肌肉,用肌肉反应的质量(X)和肌肉发生反应时的角度(Y)(表 3-8)。肌肉发生反应时的角度是指所有关节都是指相对于肌肉按最小牵拉力牵拉时的位置所成的角度(除髋关节以外,髋关节是相对于静息时的解剖位置所称的角度)。从技术上说,Tardieu 量表按以下 3 种速度进行评定:①V_1,尽可能慢,即在这个速度测评被动活动范围;②V_2,肢体部分在重力作用下落下的速度;③V_3,尽可能快。

表 3-8 改良的 Tardieu 量表

级别	评定标准
0 级	在整个被动活动过程中都没有阻力
1 级	在整个被动活动过程中感到轻度阻力,但无确定位置
2 级	在被动运动过程中某一确定位置上突感到阻力,然后阻力减小
3 级	在关节活动范围中的某一位置,给予肌肉持续性压力时间<10s,肌肉出现疲劳性痉挛
4 级	在关节活动范围中的某一位置,给予肌肉持续性压力时间>10s,肌肉出现疲劳性痉挛
5 级	关节被动活动困难

3. Clonus 分级量表

其为以踝关节阵挛持续时间分级的方法(表 3-9)。

表 3-9 Clonus 分级量表

级别	评定标准
0 级	无踝阵挛
1 级	踝阵挛持续 1~4s
2 级	踝阵挛持续 5~9s
3 级	踝阵挛持续 10~14s
4 级	踝阵挛持续≥15s

4. Penn 分级量表

其为以自发性肌痉挛发作频度来划分痉挛严重程度的评定方法(表 3-10)。

表 3-10　Penn 分级量表

级别	评定标准
0 级	无痉挛
1 级	刺激肢体时,诱发轻、中度痉挛
2 级	痉挛偶尔发作,<1 次/h
3 级	痉挛经常发作,>1 次/h
4 级	痉挛频繁发作,>10 次/h

5. 临床痉挛指数(CSI)量表

该指数包括腱反射、肌张力、阵挛的评定三个方面,总分 16 分:0～9 分为轻度痉挛,10～12 分为中度痉挛,13～16 分为重度痉挛(表 3-11)。

表 3-11　临床痉挛指数量表

腱反射		肌张力		阵挛	
0 分	无反射	0 分	无阻力(软瘫)	1 分	无阵挛
1 分	反射减弱	2 分	阻力降低(低张力)	2 分	阵挛 1～2 次
2 分	反射正常	4 分	正常阻力	3 分	阵挛 2 次以上
3 分	反射活跃	6 分	阻力轻到中度增加	4 分	阵挛持续超过 30s
4 分	反射亢进	8 分	阻力中度增加		

(二)电生理方法

一般认为,上运动神经元损伤后脊髓因失去上位中枢的控制而导致节段内运动神经元和中间神经元的活性改变,以致相应电生理改变。临床上常用肌电图通过检查 F 波、H 反射、T 反射等电生理指标来反应脊髓节段内 α 运动神经元、γ 运动神经元、闰绍细胞及其他中间神经元的活性。这为评价痉挛的基本节段性病理生理机制提供可能,反映了引起痉挛的神经性因素,可以鉴别痉挛和挛缩。

(三)生物力学方法

应用等速装置进行痉挛量化评定。主要有两种方法:①借助等速装置描述重力摆动试验曲线进行痉挛量化评定,此方法有直观曲线图和具体量化指标;②应用等速装置控制运动速度,以被动牵张方式完成类似 Ashworth 评定的痉挛量化指标的评定方法,它可以作为其他痉挛量化评定可靠性的参考。

(四)功能评定

脑卒中的 Brunnstrom 分期见表 3-12,Fugl-Meyer 评分见表 3-13。

表 3-12　脑卒中的 Brunnstrom 分期

阶段	上肢	手	下肢
Ⅰ	无任何运动	无任何运动	无任何运动
Ⅱ	仅出现联合反应的模式	仅有极细微的屈曲	仅有极少的随意运动
Ⅲ	可随意发起协同运动	可作钩状抓握，但不能伸指	在坐位和站位上，有髋、膝、踝的协同性屈曲
Ⅳ	出现脱离协同运动的活动： a. 肩 0°，肘屈 90°，前臂可旋前旋后； b. 在肘伸直的情况下肩可前屈 90°； c. 手背可触及腰骶部	能侧捏及伸开拇指，手指有半随意的小范围的伸展	在坐位上，可屈膝 90°以上，可使足后滑到椅子下方。在足跟不离地的情况下能背屈踝
Ⅴ	出现相对独立于协同运动的活动： a. 肘伸直的肩可外展 90°； b. 在肘伸直、肩前屈 30°～90°的情况下，前臂可旋前旋后； c. 肘伸直、前臂中立位，臂可上举过头	可作球状和圆柱状抓握，手指可集团伸展，但不能单独伸展	健腿站，患腿可先屈膝后伸髋；在伸直膝的情况下，可背屈踝，可将踵放在向前迈一小步的位置上
Ⅵ	运动协调近于正常，手指指鼻无明显辨距不良，但速度比健侧慢（≤5s）	所有抓握均能完成，但速度和准确性比健侧差	在站立位可使髋外展到超出抬起该侧骨盆所能达到的范围；在坐位上，在伸直膝的情况下可内外旋下肢，合并足的内外翻

表 3-13　脑卒中的 Fugl-Meyer

上肢运动功能评测（Fugl-Meyer 评测法）（最高分 66 分）				
AⅠ反射，坐位	肱二头肌反射	0 分：无反射活动 2 分：反射活动		得分：
	肱三头肌反射			得分：
AⅡ共同运动、坐位	a. 屈肌共同运动（手从对侧膝部触摸同侧耳朵）	肩	后缩	得分：
			上提	得分：
			外展（至少 90°）	得分：
			外旋	得分：
		肘	屈曲	得分：
		前臂	旋后	得分：
	b. 伸肌共同运动（手从同侧耳朵触摸对侧膝部）	肩	内收/内旋	得分：
		肘	伸展	得分：
		前臂	旋前	得分：

续表

<table>
<tr><td colspan="4">上肢运动功能评测(Fugl-Meyer 评测法)(最高分 66 分)</td></tr>
<tr><td rowspan="3">AⅢ 伴有共同运动的活动,坐位</td><td colspan="2">a. 手触腰椎</td><td>得分:</td></tr>
<tr><td colspan="2">b. 肩屈曲 90°(肩 0°,肘 0°起始)</td><td>得分:</td></tr>
<tr><td colspan="2">c. 前臂旋前旋后(肩 0°,肘屈 90°起始)</td><td>得分:</td></tr>
<tr><td rowspan="3">AⅣ分离运动,坐位</td><td colspan="2">a. 肩外展 90°(肘 0°起始)</td><td>得分:</td></tr>
<tr><td colspan="2">b. 肩屈曲 90°～180°(肩前屈 90°,外展 0°,肘 0°起始)</td><td>得分:</td></tr>
<tr><td colspan="2">c. 前臂旋前旋后(肩前屈 30°～90°,肘 0°起始)</td><td>得分:</td></tr>
<tr><td>AV正常反射活动</td><td colspan="2">只有第Ⅳ部分得 6 分,才进行的检查(3 个反射)</td><td>得分:</td></tr>
<tr><td rowspan="5">B腕,坐位</td><td colspan="2">a. 腕背伸</td><td>得分:</td></tr>
<tr><td colspan="2">b. 腕关节交替屈伸</td><td>得分:</td></tr>
<tr><td colspan="2">c. 肩关节前屈 30°,腕背伸</td><td>得分:</td></tr>
<tr><td colspan="2">d. 肩关节前屈 30°,腕关节交替屈伸</td><td>得分:</td></tr>
<tr><td colspan="2">e. 腕关节环形运动</td><td>得分:</td></tr>
<tr><td rowspan="7">C手,坐位</td><td colspan="2">a. 集团屈曲</td><td>得分:</td></tr>
<tr><td colspan="2">b. 集团伸展</td><td>得分:</td></tr>
<tr><td colspan="2">c. 钩状抓握</td><td>得分:</td></tr>
<tr><td colspan="2">d. 侧捏</td><td>得分:</td></tr>
<tr><td colspan="2">e. 对捏</td><td>得分:</td></tr>
<tr><td colspan="2">f. 柱状抓握</td><td>得分:</td></tr>
<tr><td colspan="2">g. 球状抓握</td><td>得分:</td></tr>
<tr><td rowspan="3">D协调\速度指鼻试验(连续 5 次)</td><td colspan="2">a. 震颤</td><td>得分:</td></tr>
<tr><td colspan="2">b. 辨距不良</td><td>得分:</td></tr>
<tr><td colspan="2">c. 速度</td><td>得分:</td></tr>
<tr><td colspan="4">总分:</td></tr>
<tr><td colspan="4">下肢运动功能评测(Fugl-Meyer 评测法)(最高分 34 分)</td></tr>
<tr><td rowspan="10">仰卧位</td><td colspan="3">Ⅰ反射活动(4 分)</td></tr>
<tr><td>跟腱反射</td><td rowspan="2">0 分:无反射活动;
2 分:反射活动</td><td>得分:</td></tr>
<tr><td>膝腱反射</td><td>得分:</td></tr>
<tr><td colspan="3">Ⅱ共同运动(14 分)</td></tr>
<tr><td colspan="3">a. 屈肌共同运动(6 分)。让患者最大限度地屈髋、屈膝与踝背屈</td></tr>
<tr><td>髋关节屈曲</td><td rowspan="3">0 分:不能进行;
1 分:部分进行;
2 分:几乎与对侧相同</td><td>得分:</td></tr>
<tr><td>膝关节屈曲</td><td>得分:</td></tr>
<tr><td>踝关节屈曲</td><td>得分:</td></tr>
</table>

续表

<table>
<tr><td colspan="4">下肢运动功能评测(Fugl-Meyer 评测法)(最高分 34 分)</td></tr>
<tr><td rowspan="5">仰卧位</td><td colspan="3">b. 伸肌共同运动(8 分)。起始位为完全的屈肌共同运动的位置，让患者伸髋、膝和踝，施加阻力以消除重力的易化作用，髋关节内收也施加阻力，髋内收可与伸髋结合在一起评价</td></tr>
<tr><td>髋关节伸展</td><td rowspan="4">0 分：没有运动；
1 分：有一点力量；
2 分：几乎与对侧力量相同</td><td>得分：</td></tr>
<tr><td>髋关节内收</td><td>得分：</td></tr>
<tr><td>膝关节伸展</td><td>得分：</td></tr>
<tr><td>踝关节跖屈</td><td>得分：</td></tr>
<tr><td rowspan="3">坐位</td><td colspan="3">Ⅲ 联合的共同运动(4 分)</td></tr>
<tr><td>a. 膝关节屈曲大于 90°。
坐位，腿悬于床边</td><td>0 分：无自主运动；
1 分：膝关节能从微伸位屈曲，但不超过 90°；
2 分：膝关节屈曲 90°</td><td>得分：</td></tr>
<tr><td>b. 踝背屈。
坐位，腿悬于床边</td><td>0 分：不完全背屈；
1 分：不完全背屈；
2 分：正常背屈</td><td>得分：</td></tr>
<tr><td rowspan="3">站位</td><td colspan="3">Ⅳ 分离运动(4 分)</td></tr>
<tr><td>a. 膝关节屈曲。
站位，髋关节 0°位</td><td>0 分：在髋关节伸展位不能屈膝；
1 分：髋关节不屈，膝能屈曲但不能达到 90°；
或在屈曲过程中出现髋关节屈曲；
2 分：膝关节屈曲达 90°或 90°以上且没有出现屈髋</td><td>得分：</td></tr>
<tr><td>b. 踝背屈。
站位，髋关节 0°位</td><td>0 分：不能主动活动；
1 分：能部分背屈；
2 分：能充分背屈</td><td>得分：</td></tr>
<tr><td rowspan="4">坐位</td><td colspan="3">Ⅴ 正常反射(2 分)。只有第Ⅳ阶段得 4 分，本项目评分才计入总分</td></tr>
<tr><td>膝部屈肌腱反射</td><td rowspan="3">0 分：2～3 个明显亢进；
1 分：1 个反射亢进或至少 2 个反射活跃；
2 分：不超过 1 个反射活跃且没有反射亢进</td><td>得分：</td></tr>
<tr><td>膝腱反射</td><td>得分：</td></tr>
<tr><td>跟腱反射</td><td>得分：</td></tr>
</table>

续表

下肢运动功能评测(Fugl-Meyer 评测法)(最高分 34 分)			
仰卧位	Ⅵ协调/速度(6 分)。跟腱试验:以患者足跟碰健侧膝盖 5 次,以尽快的速度连续进行		
	a. 震颤	0 分:明显震颤; 1 分:轻度震颤; 2 分:无震颤	得分:
	b. 辨距障碍	0 分:明显的不规则辨距障碍; 1 分:轻度的规则的辨距障碍; 2 分:无辨距障碍	得分:
	c. 速度	0 分:比健侧长 6s; 1 分:比健侧长 2~5s; 2 分:两侧相差少于 2s	得分:
			总分:

三、肌张力障碍的常用康复治疗技术

(一)药物治疗

常用的降低肌张力、抗痉挛的药物有安定、巴氯芬、替扎尼丁、丹曲林,抗痉挛药物的应用要足量、足疗程。患者对一种药物无效,但对另一种药物有效,突然停药会导致痉挛状态反弹,单药无效时可联合用药。但是口服的这些降低肌张力的药物大部分会有嗜睡、疲劳乏力、肌无力等副作用,对于每天积极主动的康复训练存在一定的影响。

(二)物理治疗

1. 运动疗法

1)牵张训练

为改善功能,提倡局部治疗,即选择性降低单个过度兴奋肌肉的兴奋性或选择性拉长挛缩的肌肉,牵张则是满足这个要求的主要物理治疗方式。可以选择徒手拉伸方式牵拉,也可以利用重力或借助器械牵拉,站立时患侧下肢可踩斜板,可牵拉小腿三头肌群。

2)Bobath 技术

又称神经发育疗法(NDT),是由英国物理治疗师 Berta Bobath 和她的丈夫 Karel Bobath 在实践中共同探讨创立的治疗技术,适用于中枢神经系统损伤引起的运动功能障碍的康复治疗。Bobath 技术基础理论是中枢神经系统损伤后导致原始反射释放以及异常的姿势和运动模式。其利用反射性抑制,通过控制关键点,抑制异常的姿势和运动模式,诱发姿势反射和平衡反应,促进正常模式的形成、各种运动控制训练来促进患者运动功能的康复。

(1)基本概念。①反射性抑制:利用与痉挛模式相反的体位或姿势来抑制痉挛;反射性抑制模式(RIP);影响张力性姿势(TIP)。②控制关键点:关键点是指人体的某些特定部位,这些部位对身体其他部位或肢体的肌张力具有重要影响;治疗师对这些特定部位进行手法操作,达到抑制痉挛和异常姿势反射,促进正常姿势反射的目的。③促进姿势反射:通过某些特定活动来引导形成功能活动的姿势,并学习体验这些功能活动的运动姿势以达到治疗目的。④感觉刺激:利用各种感觉抑制异常运动或促进正常运动,包括兴奋性刺激和抑制性刺激。

(2)训练原则。①强调学习运动的感觉;进行重复的动作训练可促进患者获得正常运动的感觉;强调学习基本的运动模式;遵循人体正常发育程序,抑制异常的运动模式,并通过控制关键点诱导患者逐步学会正常的运动模式。②按照运动的发育顺序制订训练计划(正常的运动发育是按照从头到脚、由近及远的顺序),将患者作为整体进行治疗(把患者作为一个整体制订治疗计划和训练方案)。

(3)反射抑制痉挛模式。①躯干抗痉挛模式:患者健侧卧位,治疗师站立于患者身后,一只手扶住其肩部,另一只手扶住其髋部,双手做相反方向的牵拉动作,在最大的牵拉范围内停留数秒。②上下肢的抗痉挛模式:患侧上肢处于外展、外旋,伸肘,前臂旋后,伸腕或指、拇指外展的位置,可对抗上肢的屈曲痉挛模式;患侧下肢轻度屈髋、屈膝,内收、内旋下肢,背屈踝、趾,可对抗下肢的伸肌痉挛模式。③肩的抗痉挛模式:肩部向前、向上方伸展。④手的抗痉挛模式:Bobath 握手;腕关节、手指伸展,拇指外展并处于负重位。

3)Brunnstrom 技术

由瑞典物理治疗师 Signe Brunnstrom 创立,是目前常用的治疗技术之一。其技术基本点是脑损伤后恢复过程中的任何时期均可利用的运动模式。强调整个恢复过程逐渐向正常、复杂的运动模式发展,从而达到中枢神经系统重新组合,而肢体的共同运动和其他异常的运动模式是偏瘫病人在恢复正常自主运动之前,患者必须经过的一个过程。因此,主张在恢复早期利用这些异常的模式来帮助患者控制肢体的共同运动,达到最终能自己进行独立运动的目的。

其最基本的治疗方法:早期充分利用一切方法引起肢体的主动反应,并利用各种运动模式,如共同运动、联合反应,再从异常模式中引导分离出正常成分,最终脱离异常模式,逐渐趋向正常功能。Brunnstrom 将中枢神经损伤后的偏瘫恢复分成 6 个阶段:第 1 阶段,即迟缓期,这个时期的患者肢体处于软瘫状态,没有肌肉的收缩;第 2 阶段,联合反应期,患者的肢体出现运动,健侧肢体的抗阻运动、偶尔的咳嗽或打哈欠都会引起肌肉的不自主收缩;第 3 阶段,共同运动初期,患者在这一期肢体运动会有所进步,但是无法进行某一肌肉的单独运动,需要注意的是,在这一时期,患者会达到痉挛峰点;第 4 阶段,共同运动期;第 5 阶段,分离运动期,经过了共同运动期后,患者的肢体出现了肌肉的单独运动,可以做单关节的活动;第 6 阶段,协调运动期。其中,第 1～3 阶段是从发病后肌肉弛缓阶段到出现痉挛的时期;第 1 阶段,软瘫期肌肉没有任何运动;第 2 阶段,肌力开始恢复,肌肉出现轻微的活动，并出现痉挛和联合反应，这一时期主张以诱发联合反应入手进行训练，如对健侧肢体施加阻力来引导患侧肢体关节的屈曲或伸展；第 3 阶段，痉挛程度增加，达到最高状态；第 4 阶段，共同运动增强，通过训练出现分离运动；第 5 阶段，分离运动加强，患者的随意运动增多；第 6 阶段，协调性运动出现，患者可以较随意地做分离运动。

4)神经肌肉本体促进技术(PNF)

由美国内科医生和神经生理学家 Herman Kabat 在 20 世纪 40 年代创立，当时主要用于治疗脊髓灰质炎和多发性硬化引起的继发性瘫痪；50 年代时，物理治疗师 Margaret Knott 和 Dorothy Voss 先后参加了这一技术的发展和完善工作，并共同出版了《神经肌肉本体促进技术》的专著，其应用范围也扩大到多种神经疾患，如脑外伤、脑血管意外、脊髓损伤、帕金森病等。

(1)理论基础。PNF 技术以正常的运动模式和运动发展为基础，强调整体运动而不是单一肌肉的活动，其特征是身体和躯干的螺旋形和对角线主动、被动、抗阻力运动，类似于日常生活中的功能活动，并主张通过手的接触、语言命令、视觉引导来影响运动模式。

(2)基本治疗原则。①每一个体都有尚未开发的潜能，这是 PNF 技术的基础。②正常的运动发育是按照由头向足或由近端向远端的顺序发展，因此，当严重残疾存在时，应注意头、颈部的位置，并借助于视觉、听觉和前庭感觉器来促进肢体远端的运动。③早期的动作以反射活动占优势，成熟的运动可以通过姿势反射来维持或增强。④早期动作的特征是一种节律性的、可逆转的、自发性的屈、伸运动，因此，在治疗中要注意到两个方向的动作。⑤动作发展的顺序是按照整体的动作模式和姿势顺序发展。⑥动作的发展具有在屈肌和伸肌分别占优势中交替移动的趋势。⑦正常运动的发育有一个顺序，但并非按部就班，每一过程都必须经过，其间可以有跳跃。⑧运动取决于屈肌和伸肌的交互性收缩，维持姿势需要不断调整平衡，而相互拮抗的运动、反射、肌肉和关节运动则影响着动作或姿势。这一原则再次强调了 PNF 的一个主要目的——在拮抗中达到平衡。⑨动作能力的改善取决于动作的学习。治疗中的多种感觉输入会促进病人动作的学习和掌握，这是 PNF 技术不可分割的一部分。⑩反复刺激和重复动作可以促进和巩固动作的学习，发展力量和耐力。没有实践，任何动作的学习都不可能完成。使用有目的活动，借助于促进技术来加快生活自理活动的学习。

(3)基本技术与手法。PNF 技术中最常用的技术是对角线模式(diagonal，D)，这是一种在多数功能活动中都可以见到的粗大运动。身体每一个主要部位都可以出现 2 种类型的对角线运动(D_1，D_2)，包括屈、伸、旋转、离开中线和向着中线运动。头颈和躯干的对角线模式为屈曲伴右旋或左旋，伸展伴右旋或左旋。肢体对角线模式在肩和髋关节有 3 个方向的运动：屈-伸、内收-外展、内旋-外旋。屈、伸的参考点，上肢为肩关节、下肢为髋关节。在功能性活动中，并不需要每一种动作模式的所有成分都参加或需要关节的全范围运动。此外，对角线运动相互影响，可以从一种模式向另一种模式转变，或两者结合起来。

5)Rood 技术

由美国物理治疗师和作业治疗师 Margaret Rood 创立。Rood 对脑损伤患者的主要贡献在于强调选用有控制的感觉刺激,按照个体的发育顺序,通过应用某些动作的作用引出有目的的反应。

(1)基本理论。①适当的感觉刺激可以保持正常的肌张力,并能诱发所需要的肌肉反应。②感觉性运动控制是建立在发育的基础之上,并逐渐发展起来的,因此治疗必须根据患者的个体发育水平,循序渐进地由低级感觉性运动控制向高级感觉性运动控制发展。③完成的动作要有目的。利用患儿对动作有目的的反应,诱导出皮质下中枢的动作模式。④反复的感觉运动反应对动作的掌握是必需的,所用的各种活动不仅应当是有目的的反应,也应当是可重复的。

(2)基本技术与手法。①利用感觉刺激来诱发肌肉反应,主要包括触觉刺激、温度刺激、牵拉肌肉、轻叩肌腱或肌腹、挤压及特殊感觉刺激等方法。A. 触觉刺激:包括快速刷擦和轻触摸。快速刷擦是指用软毛刷在治疗部位皮肤上快速地来回刷动,也可以在相应肌群的脊髓节段皮区刺激,如 30s 后无反应,可重复进行;轻触摸是指用手法触摸手指或脚趾间的背侧皮肤、手掌或足底部,以引出受刺激肢体的回缩反应,对这些部位的反复刺激则可引起交叉反射性伸肌反应。B. 温度刺激:常用冰来刺激。具体方法:将冰放在局部 3～5s,然后擦干,可以引起与快速摩擦相同的效应。C. 牵拉肌肉:快速、轻微地牵拉肌肉,可以引起肌肉收缩,这种作用即刻可见,如用力抓握可以牵拉手部肌肉。D. 轻叩肌腱或肌腹:可产生与快速牵拉相同的效应。E. 挤压:挤压肌腹可引起与牵拉肌梭相同的牵张效应,用力挤压关节可引起关节周围的肌肉收缩。因此,搭桥运动、屈肘俯卧位、四点跪位、站立式抬起一个或两个肢体而使患侧肢体负重等,都可以产生类似的效应。F. 特殊感觉刺激:Rood 技术常选用特殊的感觉刺激来促进或抑制肌肉。听觉和视觉刺激可用来促进或抑制中枢神经系统。治疗者说话的语调和语气可以影响患儿的行为,光线明亮。色彩鲜艳的环境可以产生促进效应。②利用感觉刺激来抑制肌肉反应,主要包括挤压、牵拉及应用个体发育规律促进运动控制。A. 挤压:轻微地挤压关节可以缓解肌肉痉挛。B. 牵拉:持续牵拉或将已延长的肌肉保持在该位置数分钟、数天甚至数周,可以抑制或减轻痉挛。C. 应用个体发育规律促进运动的控制能力。Rood 认为,从人体发育的规律来说,运动控制能力的发育一般是先屈曲、后伸展,先内收、后外展,先尺侧偏斜、后桡侧偏斜,最后才是旋转。在远近端孰先孰后的问题上,应为肢体近端固定、远端活动——远端固定、近端活动——近端固定、远端游离地学习技巧性活动。

6)神经松动术

又称神经张力手法,是现代康复治疗技术中的技能之一,是治疗师利用神经走向(含中枢和周围神经系统),针对神经组织(含其结缔组织)施以机械性拉力从而达到治疗目的的方法。神经松动术适用于异常肌张力,包括肌张力低下和肌张力增高。神经松动术的原理：①当人的躯干、四肢进行屈曲、伸展等活动时，相应的中枢和周围神经会随着躯干或肢体的活动方向出现延展。②神经组织本身的弹性很小，其可延展性的原因在于正常的神经组织长度较肢体长。③利用肢体的运动，使神经组织在神经外周的软组织中进行滑动、张力的变化，改善神经间的微循环、轴向传输和脉冲频率等并促进血液进入神经组织，以达到减轻疼痛以及促进组织复原的目的。④神经结构的舒展、松弛，在神经外膜、神经根处硬膜存在褶皱，构成延长的基础。⑤神经结构的滑动。⑥张力的产生或神经结构和组织内压力增加以及他们的形状改变。

7)肌内效贴布疗法

即采用特殊弹性贴布，以特定方法贴于体表，产生力学及神经生理学效应，从而达到保护肌肉骨骼系统、促进运动功能或其他治疗目的。与传统的膏药或药布相比，它极大减少皮肤过敏或适应不良的情形，且允许治疗部位自然活动，该技术目前已广泛应用于康复医学及运动医学领域。肌内效贴主要有 3 个方面的治疗作用：①增强受损的肌肉的收缩力，减少肌肉过伸引起的疼痛，降低肌肉疲劳及痉挛的发生；②改善受损部位的血液和淋巴循环，减轻水肿或内出血；③支持、放松软组织，改善不正确的动作形态，增强关节稳定性；④刺激皮肤、肌肉以镇痛。

2. 物理因子疗法

1)冷疗

可选择性应用对抗肌中更加过度兴奋的那一块肌肉冷却以暂时降低肌张力，缓解痉挛。其单独应用或结合其他训练，能改善主动运动，或加强痉挛肌肉的拮抗肌的力量。

2)热疗

中性温度(血液和深部组织的温度)被认为可降低 γ 神经元的兴奋性。然而作为一种局部抑制手段，但会整体受热，如热水澡会加重痉挛。

3)水疗

根据不同的水温，分为热水、温水、不感温水、凉水和冷水。水疗通过水的喷雾、冲洗、摩擦、涡流等方式碰撞身体表面产生机械效应，主要包括静水压、浮力和水流冲击作用。水是一种很好的溶剂，可溶解多种化学物质，通过水中溶解的化学药物进行治疗，既可使药物直接作用于局部，又避免了药物对胃肠道的刺激，对运动系统、神经系统、消化系统、泌尿系统、内分泌系统、呼吸系统、循环系统及生殖系统等均具有明显的功能促进作用，从而达到相应的康复治疗效果。水疗是一种增强心身健康的理想的活动模式，通过水中含有的矿物质和水的温度能达到缓解人体疲劳、放松身体和保健身体的作用。

4)痉挛肌治疗仪

痉挛肌低频治疗仪是一种低频脉冲物理治疗仪，用于治疗痉挛性瘫痪，痉挛肌低频治疗仪的低频脉冲电流能够直接刺激神经肌肉组织，有效地引起肌肉兴奋及收缩，可以交替输出波宽与频率均可调的两组脉冲，同时分别刺激患者的痉挛肌和拮抗肌，通过交互刺激使痉挛的肌肉得以放松,从而改善部位的功能,达到康复治疗的目的。痉挛肌低频治疗仪治疗原理:①分别刺激患者痉挛肌和拮抗肌,使二者交替收缩,通过交互抑制使痉挛肌松弛,提高拮抗肌的肌力和肢体功能;②放松痉挛肌肉,预防和治疗肌肉挛缩,提高头和躯干的控制能力,增进患者上下肢功能,促进肌肉运动功能的恢复;③有效促进静脉和淋巴回流,改善肌肉的代谢和营养,降低肌肉纤维变性,预防肌肉结缔组织的变厚、变短和硬化,防止和治疗软组织挛缩。

5)体外冲击波

体外冲击波是一种通过物理学机制介质(空气或气体)传导的机械性脉冲压强波,该设备将气动产生的脉冲声波转换成精确的弹道式冲击波,子弹在压缩空气的驱动下加速,获得动能传递给导子,并转化为脉冲形式的能量波进入人体组织。冲击波的物理学特性:①机械效应,即当冲击波进入人体后,在不同组织的界面处所产生的效应;②空化效应,即存在于组织间液体中的微气核空化泡在冲击波作用下发生振动,当冲击波强度超过一定值时,发生的生长和崩溃所产生的效应;③压力效应,当冲击波进入人体后,由于所接触的介质不同,因此,在不同组织的界面处会产生不同的机械应力效应,表现为对细胞产生不同的拉应力和压应力;④镇痛效应,高能冲击波作用于轴突关节产生强刺激可以起到镇痛作用。神经系统系统的这种反应方式也成为“门控”是通过激发各种纤维来启动的。冲击波的生物学特性:①组织损伤修复重建作用;②组织粘连松解作用;③扩张血管和血管再生作用;④镇痛及神经末梢封闭作用;⑤高密度组织裂解作用;⑥炎症及感染控制作用。

(三)肉毒毒素注射治疗

1. 肉毒毒素在肌肉痉挛状态中的使用原则和步骤

总体原则:肉毒毒素只能作为多学科综合治疗肌痉挛的组成部分,使用肉毒毒素时,必须结合应用其他康复计划。用肉毒毒素治疗不能恢复已丧失的功能,除非该功能的丧失是因为拮抗肌过度活动造成的,在注射期间要认真进行物理治疗和作业治疗。治疗时间间隔为 3 个月。

2. 肉毒毒素作用位点及注射部位

肉毒毒素作用于神经肌肉接头,阻断囊泡与突触前膜的结合,从而阻断了乙酰胆碱释放,使化学信号不能转化为电信号,从而产生局限性的肌肉活动下降。它的作用时间为 3 个月左右。由于肉毒毒素在运动终板水平阻断了乙酰胆碱的释放,理论上讲,只有将肉毒毒素精确地注射到神经肌肉接头处,才能使药物发挥最大的效力,提高肉毒毒素治疗效果和特异性的理想方法就是用最低有效剂量的肉毒毒素达到最理想的神经肌肉阻滞和临床疗效。

3. 肉毒毒素注射的时机选择

因为痉挛状态会随着病程的发展而变化,这就给临床治疗时机的选择带来了困难。如果治疗进行得过早,一方面可能带来阴性特征的过度表现,影响功能;另一方面,随着病程发展，痉挛状态会有所好转，如果治疗较晚，长期的痉挛状态可能会导致肌肉流变学改变。然而，常规临床实践中，肉毒毒素的注射治疗都是在痉挛状态症状比较明显的时候进行，所以对于脑卒中患者多数是在发病至少 3 个月以后，此时继发性的改变，如疼痛和肌肉肌腱结构改变可能已经发生了。

(四)神经阻滞治疗

神经阻滞是用各种方式来阻断神经的传导，使神经短暂或较长时间失去功能，以达到解决临床问题，实现治疗目的的一种手段。广义上讲，它除了我们常见的各种化学制剂外，还应包括一些物理手段，如射频等。神经阻滞的原理是应用物理或化学的手段，使神经纤维的组成部分如髓鞘，轴突蛋白变性、坏死，使神经的功能部分或完全丧失。神经阻滞治疗痉挛，本质上是把上运动神经元中的痉挛性瘫痪转变为下运动神经元损伤的迟缓性瘫痪。神经阻滞的适应证主要包括：①后天性肌肉痉挛，正处于神经恢复期阶段的患者；②某一组肌群有严重痉挛，而掩盖了其相对较弱的痉挛肌的患者；③患有中度或重度畸形的患者肌痉挛已造成了动态畸形，如果不治疗，这种动态畸形会发展到固定畸形；④运用传统的作业治疗和物理治疗技术，不能维持满意活动范围的患者；⑤肌痉挛已影响到护理、卫生、肢体运动功能的患者；⑥肌痉挛引起严重疼痛，不能得到适当治疗的患者；⑦因肌痉挛不能接受支具治疗的患者。

第三节　关节活动障碍

一、关节活动障碍概述

关节活动障碍是骨关节与肌肉伤病后，关节内外或周围的纤维组织紧缩或缩短所引起的关节活动范围受限。常见于骨关节患者，肌肉系统损伤、各种疾病所致神经瘫痪后长期卧床或坐轮椅的患者，均可造成明显的肢体关节活动功能障碍。

导致关节活动障碍的原因复杂多样。①疼痛：关节及周围软组织疼痛导致主动和被动活动均减少，如骨折、关节炎症、手术后等。②肌肉痉挛：中枢神经系统病变引起的痉挛，常为主动运动减少，被动活动基本正常或被动活动大于主动运动，如脑损伤引起的肌痉挛。关节或韧带损伤引起的肌痉挛，主动和被动活动均减少。③软组织挛缩：关节周围的肌肉韧带、关节囊等软组织挛缩时，主动和被动活动均减少，如烧伤、肌腱移植术后、长期制动等。④肌肉无力：无论中枢神经系统病变引起的软瘫，还是周围神经损伤，或肌肉肌腱断裂，通常都是主动活动减少，被动活动正常，被动活动大于主动活动。⑤制动：结缔组织纤维由网硬蛋白和胶原蛋白组成，制动将使胶原蛋白和网硬蛋白沉积，形成致密的网状结构，取代疏松的网状组织。观察证明，受伤关节固定 2 周就会导致结缔组织纤维融合，致关节运动功能受限。⑥创伤：创伤往往伤及毛细血管，蛋白质即通过损伤的血管壁流入组织间隙，纤维蛋白原在组织间隙中沉积，形成胶原纤维基质，易于形成纤维化。⑦水肿：水肿这种代谢障碍使组织液中蛋白质增加，加重了纤维化的倾向。⑧粘连：损伤后第 2 天，在电镜下就可发现局部出现胶原纤维；1～2 天后用光学显微镜就可看到分子粘连的形成；4～5 天内，缝合的肌腱与周围结构之间开始形成胶原粘连物；5 天内就可观察到骨折处出现胶原纤维。

二、关节活动障碍的评定

正常关节活动范围受多种因素影响，且每个个体不一样，需要左右对比。关节活动范围正常值，不同书籍和教材给出的参考值有些不一致，可能与资料的来源不同有关，有些借用了国外的资料。国内缺乏有关大样本关节活动范围正常值的测量研究。

关节活动范围测量工具常用的是量角器，其次是直尺、卷尺，还有电子关节活动度测量仪。

通用量角器评定时首先将待测关节置于检查要求的适宜姿势位置，使待测关节按待测方向运动到最大幅度，使量角器轴心对准待测关节的骨性标志或关节轴心，固定臂和移动臂分别与关节两端肢体纵轴平行，然后读出关节所处角度。量角器测量具有操作简便、读数直接的优点，缺点是轴心及两臂不易精确定位，不易固定，易产生误差。

方盘量角器是一个中央有圆形分角刻度的正方形刻度盘。刻度盘的中心为轴，置一可旋转的重锤指针，后方有手可握持，指针由于重心在下面而始终指向上方，当方盘把手与地面垂直时，指针指于 0°位。优点是不必触摸骨性标志确定轴心，操作简单、方便，正确使用时误差较小，可用于脊柱等测量。

拇指外展程度是拇指在功能位或掌侧外展位拇指的外展程度。一般用测量拇指指间关节掌侧横纹的尺侧端与手掌掌心横纹的桡侧端之间的距离来代表拇指外展程度或虎口宽度，其男性正常值为 5cm，女性正常值为 4.5cm。

拇指的对指功能评价可用计分法，即拇指可与食指、中指、无名指、小指各指对指时分别计 1、2、3、4 分，拇指可与小指基部接触时计 5 分。测试时注意时指腹对指腹接触。

脊柱活动度的简易评价可根据直立位弯腰时，两手指尖能接触到下肢的最低部位来做简易的评价，如触及大腿下段为－1，触及髌骨为 0，触及小腿上、中、下段、踝或足背及地面分别评为 1、2、3、4 及 5 分。

上肢 ROM 测量法见表 3-14，下肢 ROM 测量法见表 3-15。

表 3-14 上肢 ROM 测量法

关节	运动	受检者体位	量角器放置方法			正常活动范围
			轴心	固定臂	移动臂	
肩	屈、伸	坐或立位,臂置于体侧,肘伸直坐或端位,臂置于体侧,肘伸直仰卧,肩外展 90°,肘屈 90°	肩峰	与腋中线平行	与肱骨纵轴平行	屈:0°～180 伸:0°～50°
	外展		肩峰	与身体中线(脊柱)平行	与肱骨纵轴平行	0°～180°
	内、外旋		鹰嘴	与地面垂直	与尺骨平行	各 0°～90°
肘	屈、伸	仰卧或坐或站立位,臂取解剖位	肱骨外上髁	肱骨外上髁	与桡骨平行	0°～150°
	旋前旋后	坐位,上臂置于体侧,肘屈 90°	中指间	与地面垂直	包括伸展拇指的手掌面	各 0°～90°
腕	屈、伸	屈、伸	尺骨茎突	与前臂纵轴平行	与第二掌骨纵轴平行	屈 0°～90° 伸 0°～70°
	尺、桡侧偏移(尺、桡侧外展)	坐位,屈肘,前臂旋前,腕中立位	腕背侧中点	前臂背侧中线	第三掌骨纵轴	桡侧 0°～25° 尺偏 0°～55°

表 3-15 下肢 ROM 测定法

关节	运动	受检者体位	量角器放置方法			正常活动范围
			轴心	固定臂	移动臂	
髋	屈	仰卧或侧卧,对侧下肢伸直(屈膝时)	股骨大转子	与身体纵轴平行	与股骨纵轴平行	0°～125°
	伸	侧卧,被测下肢在上	股骨大转子	与身体纵轴平行	与股骨纵轴平行	0°～15°
	内收、外展	仰卧	髂前上棘	左右髂前上棘连线的垂直线	髂前上棘至髌骨中心的连续与胫骨纵轴平行	各 0°～45°
	内旋、外旋	仰卧,两小腿于床缘外下垂	髌骨下端	与地面垂直	与胫骨纵轴平行	各 0°～45°

续表

关节	运动	受检者体位	量角器放置方法			正常活动范围
			轴心	固定臂	移动臂	
膝	屈、伸	俯卧或仰卧或坐在椅子边缘	膝关节或腓骨小头	与股骨纵轴平行	与胫骨纵轴平行	屈:0°～150° 伸:0°
踝	背屈	仰卧，膝关节屈曲，踝处于中立位	腓骨纵轴线与足外缘交叉处踝后方，两踝中点	与腓骨纵轴平行	与第五跖骨纵轴平行	背屈:0°～20°
	跖屈	俯卧，足位于床缘外		小腿后纵轴	轴心与足跟中点连线	跖屈:0°～45°
	内翻					内翻:0°～35°
	外翻					外翻:0°～25°

三、关节活动障碍的常用康复治疗技术

(一)被动活动

被动运动的外力主要来自康复治疗人员，患者健肢和各种康复训练器械。被动训练的目的是增强瘫痪肢体本体感觉，牵伸挛缩或粘连的肌腱和韧带，维持和恢复关节活动范围，为进行主动运动做准备。用于增大关节活动范围的被动运动，可出现酸痛或轻微的疼痛，但可耐受。不引起肌肉明显的反射性痉挛或训练后持续疼痛。病情缓解后，由被动运动改为助力运动以后再改为主动运动。被动运动的缺点是可能导致出现新的组织损伤，如骨折、韧带肌肉损伤等。被动运动禁止使用暴力。

(二)助力活动

在外力的辅助下，患者主动收缩肌肉来完成的运动或动作。助力可由治疗师、患者健肢、器械、引力或水的浮力提供。这种运动常是由被动运动向主动运动过渡的形式，其目的是逐步增强肌力，建立协调运动模式。助力运动常用的方法有器械练习、悬吊练习、滑轮练习和水中运动。助力运动要求助力常加于运动的开始和终末。并随病情好转逐渐减少，训练中应以患者主动用力为主，并做最大努力。

(三)主动运动

主要通过患者主动用力收缩完成的运动。患者能够主动收缩肌肉，但因各种原因所致的关节粘连或肌张力增高而使关节活动受限，可进行主动训练。

(四)关节松动术

关节松动术(JM)，是在关节的生理运动和附属运动的基础上，是一种具有很强针对性的手法操作，同时也是手法治疗最基本的技能之一。主要用于改善关节功能障碍、解决关节活动度受限、缓解疼痛等，属于一种被动运动的范畴。关节松动术主要由 Geoffrey Maitland 创立，由于他来自澳大利亚，因此该手法也被称为"澳式手法"或者"麦特兰德手

法”。关节松动术是治疗网球肘的常用手法，目前的关节松动术的主要流派分为 Maitland 关节松动术、Mulligan 动态关节松动术及 Kaltenborn 关节松动术等三大派别。关节松动术用于治疗疼痛康复中常用治疗技术之一，该技术目前广泛应用于治疗疼痛、肌肉紧张及痉挛、可逆性关节活动度下降、进行性关节活动受限、功能性关节制动等，具有增加关节活动度范围，放松椎体周围神经肌肉组织，调节椎体静态平衡与人体脊椎关节的排列，改善脊柱生理结构及生物力学功能，调节神经肌肉组织兴奋性，增强本体感觉输入刺激，抑制疼痛及缓解肌肉紧张度，解除腰椎间盘突出造成对脊神经根的压迫，直接改善受压神经血液循环，使受刺激神经及血管等恢复机体正常功能以达到缓解疼痛的目的等。

（五）牵伸技术

牵伸技术也被称为牵伸训练或牵拉训练，研究证实牵伸时结缔组织产生非线性特性。牵伸刚开始时，由于胶原纤维的拉直，结缔组织受到牵拉力很小，这是一个弹性牵伸的阶段，如果除去负荷，胶原纤维就会恢复原来的长度，一旦胶原纤维被拉长，就需要更大的力，使结缔组织产生进一步的延长，如果维持负荷，结缔组织将产生塑性变形或蠕变。当移去负荷时，缓慢变形的组织不会再恢复原状。在最初的 6～9h 内牵伸进度最大，但如果继续负荷的话，数个月宜连续慢速牵伸。此外，如果软组织被牵伸到一定的长度，并维持该长度时，结缔组织的张力将逐渐减小，当牵伸一个挛缩关节首次用力比后续用力要大，可能因为粘连或者分子间的交叉连锁的初次打开。用慢速牵伸比快速牵伸能产生更多的伸长，为了提高效果，在牵伸过程中可以使用热疗牵伸后，可应用冷疗或冷敷，以减少牵伸所致的肌肉酸痛，冷疗时应将关节处于牵伸位。

（六）物理因子治疗

传导热、音频电疗、超声波等物理因子疗法均可防止粘连的形成。后期也起到软化挛缩纤维组织的作用。超声波是大关节常用的热源，其特点是可以在有金属植入处进行局部加热，并使组织温度迅速提高到治疗水平，组织加热到 40～43℃时，可增加结缔组织的伸展性，提高牵伸的效果。关节活动受限是在肌腱连接处或关节囊处，超声波结合深层热疗一般都较为有效。

（七）矫形器

在关节长时间固定过程中，关节周围结缔组织中蛋白多糖和水分会丢失，从而导致胶原纤维分子内和分子间形成新的交联，造成组织的可延展性下降，因结缔组织具有黏弹特性，在变短后可以被牵伸，这种特性使它在损伤后可以达到一个弹性或是塑形形变的阶段。矫形器是在骨关节术后一段时间内可替代管型石膏固定，以方便康复治疗及早介入，在术后早期，固定关节于理想的最大角度，在康复治疗进展期巩固疗效，根据关节挛缩状况的改变，可以重复进行 3～4 次的塑性。使其角度能与挛缩关节功能状况相适应，应用时应防止局部压力过高，造成皮肤压伤，禁忌产生剧烈疼痛。为了达到增加关节活动范围的目的，矫形器固定是使用最多的一种方法，多采用动态牵伸原理的矫形器，这种动态牵伸矫形器在软组织延长时，可施加一种持续牵引力对挛缩关节进行牵伸，但是动态矫形器对于关节僵直的治疗时间过长，较为耗时。静态进展型牵伸是一个较为省时的治疗技术，静态进展型矫形器治疗关节挛缩增加关节活动度的原理是将关节固定于或接近于关节活动范围的终末位置，在缩短的关节周围结缔组织和肌肉上提供治疗性张应力。经过一段时间，这些组织会产生重新塑形，其长度增加，关节活动度改善。动力型矫形器则可调整动力装置来维持牵伸强度。

（八）手术

关节活动受限在保守治疗效果不明显时，可考虑手术治疗。手术方式常有关节镜下松解术。通常适用于已形成关节粘连的患者，在关节镜下切除关节内增生的瘢痕组织，解除引起关节活动受限的关节内因素。术后可配合手法牵引，进一步牵拉关节囊及松解引起的关节活动受限的关节外因素使疗效更为理想化。关节松解术包括关节成形术、关节囊松解术、肌腱延长术、关节内粘连松解术、肌腱和肌肉间粘连松解术。术后需及时进行康复治疗，以防止形成新的粘连。

第四节　平衡障碍

一、平衡障碍概述

平衡是指在不同的环境和情况下维持身体直立姿势的能力。一个人的平衡功能正常时就能够：①保持体位；②在随意运动中调整姿势；③安全有效地对外干扰做出反应。为了保持平衡，人体重心必须垂直地落在支持面上方或范围内。

不论是出于静止的姿势还是运动的情况，我们都无法察觉平衡控制所涉及的复杂的神经肌肉和生物力学调节过程。只有我们意识到自身处于不稳，或突然发生摔倒或绊倒，或者疾病及外伤损伤感觉运动系统等情况时，才会察觉到身体平衡，当此时的身体调节出现问题时，不能保持姿势稳定，就产生了平衡功能障碍。

支持面是指人在各种体位下所依靠的面即接触面。站立时支持面包括两足底在内的两足间的表面，支持面的面积大小和质地均影响身体平衡，当支持面不稳定或面积小于足底面积，质地柔软或表面不平整等情况，使双足与地面接触面积减小时，身体的稳定性及稳定极限下降。

稳定极限是指人体在能够保持平衡的范围内，倾斜时与垂直线相形成的最大角度。

正常人双足自然分开站立在平整而坚实的地面上时，稳定极限前后方向的最大倾斜或摆动角度约为12.5°、左右方向为16°围成的一个椭圆形。在这个极限范围内，人体重心能够安全地移动，而无须借助挪动脚步或者外部支持来防止跌倒。稳定极限的大小取决于支持面的大小和性质。当重心偏离超出稳定极限时，平衡便被破坏，正常人可以通过跨一步及自动姿势反映重新建立平衡，平衡功能障碍者则不能做出正常的反应而跌倒，稳定极限是判断身体的稳定性以及平衡功能水平的重要指标。

平衡的维持机制：人体能够在各种情况下保持平衡，有赖于中枢神经系统控制下的感觉系统和运动系统的参与、相互作用以及合作。躯体感觉、视觉以及前庭三个感觉系统在维持平衡中各自扮演不同的角色。

(1)躯体感觉系统。平衡的躯体感觉输入包括皮肤感觉输入和本体感觉输入。在维持身体平衡和姿势的过程中，与支持面相接触的皮肤触、压感受器向大脑皮质传递有关体重分布情况和身体重心位置的信息；分布于肌梭和关节内的本体感受器，则向大脑皮质输入随支持面变化、面积、硬度、稳定性以及表面平整度等而出现的有关身体各部位的空间定位和运动方向的信息。这些感受器在支持面受到轻微干扰时，能够迅速做出反应。正常人站在固定的支持面上时，足底皮肤的触、压觉和踝关节的本体感觉输入起主导作用。此时身体的姿势控制主要依赖于躯体感觉系统，即使去除了视觉信息输入，重心摆动亦无明显增加。当足底皮肤和下肢本体感觉输入完全消失时，人体失去感受支持面情况的能力，姿势的稳定性立刻受到严重影响，闭目站立时身体倾斜摇晃并容易跌倒。双腿截肢安装假肢的患者的平衡、支持控制能力与截肢平面密切相关，由于大腿截肢患者的踝关节和膝关节本体感觉输入均丧失，大腿截肢患者站立时的平衡控制能力明显低于小腿截肢患者。

(2)视觉系统。通过视觉，人们能够看见某一物体在特定环境中的位置，判断自身与物体之间的距离，同时也知道物体是静止的还是运动的。视觉系统在视环境静止不动的情况下，准确感受环境中物体的运动以及眼睛和头部的视空间定位，但环境处于动态时，由于视觉输入受到干扰，使人体产生错误的反应。当身体的平衡因躯体感觉受到干扰或破坏时，视觉系统在维持平衡中发挥重要作用，通过颈部肌肉收缩，使头部保持向上直立位和保持水平视线来使身体保持或恢复原来的直立位，从而获得新的平衡。如果去除或阻断视觉输入如闭眼或戴眼罩，姿势的稳定性较睁眼站立时显著下降。

(3)前庭系统。头部的旋转刺激了前庭系统中的两个感受器。其中一个是前、后、外三个半规管内的壶腹嵴。壶腹嵴为运动位置感受器，能感受头部在三维空间中的运动角加速度变化而引起的刺激。另外是前庭迷路内的椭圆囊斑和球囊斑，它们能感受静止时地心引力和直线加速度的变化而引起的刺激。无论体位如何变化，通过头的调整反应，改变颈部肌肉张力来保持头的直立位置是椭圆囊斑和球囊斑的主要功能，通过测知头部的位置及其运动，使身体各部随头做适当的调整和协调运动，从而保持身体的平衡。

(4)运动系统。中枢神经系统在对多种感觉信息进行分析整合后下达运动指令,运动系统以不同的协同运动模式控制姿势变化,将身体重心调整回到原范围内或重新建立新的平衡。运动控制包括踝策略、髋策略和跨步策略。①踝策略:人体站在一个比较大和坚硬的支撑面上,受到一个力量较小的、速度较慢的外界干扰时,身体重心以踝关节为轴,进行前后转动或摆动,以调整重心保持身体的稳定性,此时躯体肌群的激活顺序是由远端到近端方向,背侧肌群激活的顺序依次是腓肠肌、腘绳肌、竖脊肌;腹侧肌群激活的顺序依次是胫前肌、股四头肌、腹肌。②髋策略:人体站在较小的支撑面上,受到一个力量较大的、速度较快的外界干扰时,稳定性明显降低,身体前后摆动幅度增大。为了减少身体摆动,并使身体重心重新回到支撑面内。人体将通过髋关节的屈伸活动来调整身体重心和保持平衡。此时躯体肌群的激活顺序是由近端到远端方向,背侧肌群激活顺序依次是竖脊肌、腘绳肌。腹侧肌群激活的顺序依次是腹肌、股四头肌。③跨步策略:当外力干扰过大时,身体的摆动进一步增加,身体重心超过其稳定极限,髋调节机制不能适应平衡的变化时,人体将启动跨步调节机制,自动向用力方向快速跨出或跳跃一步,来重新建立身体重心稳定支撑点,使身体重新确立稳定站立时的支撑面,避免摔倒。

二、平衡障碍的评定

平衡功能的评定方法主要包括定性评定、半定量评定和定量评定三种类型。因为躯体感觉、关节活动范围、肌张力以及肌力均会对平衡功能产生影响,因此平衡功能评定之前,应该先对这些进行评定。

(一)定性评定

(1)跪位平衡反应。受试者取跪位,检查者将患者上肢向一侧牵拉,使之倾斜。阳性反应时,头部和躯干上部出现向中线的调整,被牵拉一侧出现保护性反应,对侧上下肢伸展并外展。阴性反应时,头部和躯干上部未出现向中线的调整,被牵拉一侧和另一侧上下肢未出现上述反应,或仅仅身体的某一部分出现阳性反应。

(2)坐位平衡反应。受试者坐在椅子上,检查者将患者上肢向一侧牵拉。阳性反应时,头部和躯干上部出现向中线的调整,被牵拉一侧出现保护性反应,对侧上下肢伸展并外展。阴性反应时,头部和躯干上部未出现向中线的调整,被牵拉一侧和另一侧上下肢未出现上述反应,或仅仅身体的某一部分出现阳性反应。

(3)站立平衡反应。Romberg 征双足并拢直立,观察在睁眼、闭眼时身体摇摆的情况,又称为闭目直立检查法。强化 Romberg 征要求受试者双足置一前一后,足尖接足跟站立,观察其睁眼、闭眼时身体摇摆的情况,维持 60s 为正常。单腿直立检查法要求受试者单腿直立观察其睁眼闭眼情况下维持平衡的时间长短,维持 30s 为正常。

(4)跨步反应。受试者取站立位,检查者向前、后、左、右方向用力,推动受试者身体。阳性反应时受试者一脚快速向前方、后方、侧方跨出一步,头部和躯干出现调整。阴性反应时不能为维持平衡而快速跨出一步，头部和躯干部出现调整。

（二）半定量评定

半定量评定主要是采用不同的评价量表进行平衡功能评定，目前临床上常用的量表有 Fugl-Meyer 运动功能评定中的平衡功能评测（表 3-16）和 Berg 平衡功能定量表（表 3-17）。

表 3-16　平衡功能评测（Fugl-Meyer 评测法）

平衡（最高分 14 分）		
1. 无支撑坐位	0 分：不能无支撑坐位； 1 分：能坐但不多于 5min； 2 分：能坚持坐位 5min 以上	得分：
2. 健侧“展翅”反应患者坐位，闭眼，在健侧给予有力的一推	0 分：肩部无外展，肘关节无伸展； 1 分：反应减弱； 2 分：正常反应	得分：
3. 患侧“展翅”反应患者坐位，闭眼，在患侧给予有力的一推	0 分：肩部无外展，肘关节无伸展； 1 分：反应减弱； 2 分：正常反应	得分：
4. 支撑坐位	0 分：不能站立； 1 分：需他人最大的支撑方可站立； 2 分：一个人稍给支撑时能站立至少 1min	得分：
5. 无支撑站立	0 分：无支撑不能站立； 1 分：能站立但不到 1min 或超过 1min 但身体摇晃； 2 分：能平衡站立 1min 以上且无安全顾虑	得分：
6. 健侧单腿站立	0 分：至多维持几秒，且摇摇晃晃； 1 分：平衡站稳 4～9s； 2 分：平衡站立超过 10s	得分：
7. 患侧单腿站立	0 分：至多维持几秒，且摇摇晃晃； 1 分：平衡站稳 4～9s； 2 分：平衡站立超过 10s	得分：
		总分：

表 3-17　Berg 平衡功能定量表

项目	指令	评定标准
1. 从坐到站	请站起来，尝试不用你的手支撑	4 分：不需要帮助独立稳定地站立； 3 分：需要手的帮助，独立地由坐到站； 2 分：需要手的帮助并且需要尝试几次才能站立； 1 分：需要别人最小的帮助来站立或保持稳定； 0 分：需要中度或最大帮助来站立
2. 无支撑地站立	请在无支撑的情况下站立 2min	4 分：能安全站立 2min； 3 分：在监护下站立 2min； 2 分：无支撑站立 30s； 1 分：需要尝试几次才能无支撑站立 30s； 0 分：不能独立站立 30s
3. 无支撑情况下站立，双脚放在地板或凳子上	请合拢双上肢坐 2min	4 分：能安全地坐 2min； 3 分：无靠背支持地坐 2min，但需要监护； 2 分：能坐 30s； 1 分：能坐 10s； 0 分：无支撑的情况下不能坐 10s
4. 从站到坐	请坐下	4 分：轻松用手即可安全地坐下； 3 分：须用手的帮助来控制下降； 2 分：需用腿后部靠在椅子上来控制下降； 1 分：能独立坐下，但不能控制下降速度； 0 分：需帮助才能坐下
5. 转移	摆好椅子，让受检者转移到有扶手椅子上及无扶手椅子上。可以使用两把椅子（一把有扶手，一把无扶手），或一张床及一把椅子	4 分：需用手的少量帮助即可安全转移； 3 分：需要手的帮助才能安全转移； 2 分：需要语言提示或监护下才能转移； 1 分：需一人帮助； 0 分：需两人帮助或监护才能安全转移
6. 闭目站立	请闭上眼睛站立 10s	4 分：能安全地站立 10s； 3 分：在监护情况下站立 10s； 2 分：能站立 3s； 1 分：站立很稳，但闭目不能超过 3s； 0 分：需帮助防止跌倒

续表

项目	指令	评定标准
7. 双脚并拢站立	请你在无帮助情况下双脚并拢站立	4分：双脚并拢时能独立安全地站1min； 3分：在监护情况下站立1min； 2分：能独立将双脚并拢但不能维持站立30s； 1分：需帮助两脚才能并拢，但能站立15s； 0分：需帮助两脚并拢，不能站立15s
8. 站立情况下双上肢前伸距离	将上肢抬高90°，将手指伸直并最大可能前伸。上肢上举90°，后将尺子放在手指末端。手指前伸时不能触及尺子。记录受检者经最大努力前倾时手指前伸的距离。如果可能的话，让受检者双上肢同时前伸以防止躯干旋转	4分：能够前伸超过25cm； 3分：能够安全前伸超过12cm； 2分：能够前伸超过5cm； 1分：在有监护情况下能够前伸； 0分：在试图前伸时失去平衡或需要外界帮助
9. 站立位下从地面捡物	捡起足前的鞋子	4分：能安全容易地捡起拖鞋； 3分：在监护下能捡起拖鞋； 2分：不能捡起拖鞋但是能达到离鞋2～5cm处而可独立保持平衡； 1分：不能捡起，而且捡的过程需要监护； 0分：不能进行或进行时需要帮助他保持平衡预防跌倒
10. 站立位下从左肩及右肩上向后看	从左肩上向后看，再从右肩上向后看。检查者在受检者正后方拿个东西，鼓励患者转身	4分：可从两边向后看，重心转移好； 3分：可从一边看，从另一边看时重心转移少； 2分：仅能向侧方转身但能保持平衡； 1分：转身时需要监护； 0分：需要帮助来预防失去平衡或跌倒
11. 原地旋转360°	旋转完整1周，暂停，然后从另一方向旋转完整1周	4分：两个方向均可在4s内完成360°旋转； 3分：只能在一个方向4s内完成旋转360°； 2分：能安全旋转360°但速度慢； 1分：需要严密的监护或语言提示； 0分：在旋转时需要帮助

续表

项目	指令	评定标准
12.无支撑站立情况下用双脚交替踏台：	请交替用脚踏在台阶/踏板上，连续做直到每只脚接触台阶/踏板4次	4分：能独立、安全地在20s内踏8次； 3分：能独立、安全踏8次，但时间超过20s； 2分：能监护下完成4次，但不需要帮助； 1分：在轻微帮助下完成2次； 0分：需要帮助预防跌倒/不能进行
13.无支撑情况下两脚前后站立	将一只脚放在另一只脚正前方。如果这样不行的话，可扩大步幅，前脚后跟应在后脚脚趾前面（在评定3分时，步幅超过另一只脚长度，宽度接近正常人走步宽度）	4分：脚尖对足跟站立没有距离，持续30s； 3分：脚尖对足跟站立有距离，持续30s； 2分：脚向前迈一小步但不在一条直线上，持续30s； 1分：帮助下脚向前迈一步，但可维持15s； 0分：迈步或站立时失去平衡
14.单腿站立	不需帮助情况下尽最大努力单腿站立	4分：能用单腿站立并能维持10s以上； 3分：能用单腿站立并能维持5～10s； 2分：能用单腿站立并能站立≥3s； 1分：能够抬腿，不能维持3s，但能独立站立； 0分：不能进行或需要帮助预防跌倒
		总分：

（三）定量评定

定量评定是采用专用评定设备对有关平衡功能的各种参数进行量化，其中包括静态平衡测试仪和动态平衡测试仪。

（1）静态平衡测试仪。静态平衡功能评定的方法包括双腿站立、单腿站立、足尖接足跟站立、睁眼及闭眼站立。通过下肢各种站立方式检查站立位支撑面大小和形状的变化对平衡的影响。闭眼检查的目的是为了去除视觉系统对平衡的影响，从而使受试者更多地依靠本体感觉和前庭感觉。静态平衡功能评定参数包括重心移动类型、重心移动路线或轨迹以及长度、重心摆动的范围。根据偏移距离显示重心的位置的以及衍生参数平衡指数等，这些参数可以客观地反映受试者的平衡功能状况。

（2）动态平衡测试仪。动态平衡功能的评定包括身体向各个方向主动转移的能力。而在支撑面不稳定时，身体通过调节重新获得平衡控制能力的检查。记录的参数包括稳定极限和调整反应。身体的主动转移能力通过测定稳定极限获得，可在站立位和坐位进行。要求受试者有控制地将身体尽可能地向所规定的目标方向倾斜。当重心超过支撑面范围时，可诱发出保护性上肢伸展反应。观察指标包括身体倾斜的方向，身体到达规定目标的时间、速度、路线长度，或倾斜角度。支撑面不稳定时，由于关节和肌梭感受器不能感受正常的踝关节运动反应，因而身体晃动加大，为保持身体平衡而不致摔倒，要求受试者能够主动地进行调节以重获身体的平衡，受试者在应对支撑面的变化进行调整时，测试仪记录重心摆动轨迹、摆动长度及身体重心摆动范围等指标。

三、平衡障碍的常用康复治疗技术

(一)支撑面由稳定到不稳定

训练时支撑面积逐渐由大变小，即从最稳定的体位逐步过渡到最不稳定的体位，开始时可以在支撑面积较大或使用辅助器具较多的体位进行训练，当患者的稳定性提高后，则减小支撑面积或减少辅助器具的使用，例如开始时进行坐位训练，再逐步过渡至站立位训练，站立位训练时，两足之间的距离逐渐变小至双足并拢，然后单足站立，再到足尖站立，逐渐增加平衡训练的难度。开始训练时，除了支撑面由大变小外，还应由硬而平整的支撑面逐步过渡到软而不平整的支撑面下进行，例如开始在治疗床上进行训练训练，平衡功能改善后，过渡到软垫上和治疗球上训练。

(二)重心由低到高

仰卧位、前臂支撑下的俯卧位、肘膝跪位、双膝跪位、半跪位、坐位、站立位，这样重心由低到高，逐渐增加平衡训练的难度。

(三)从睁眼到闭眼

视觉对平衡功能有代偿作用，因而开始训练时，可在睁眼状态下进行，当平衡功能改善后，可增加训练难度，在闭眼状态下进行。

(四)从静态平衡到动态平衡

首先恢复患者保持静态平衡的能力，即能独坐或独站。静态平衡需要肌肉的等长收缩，因此可以在坐位或站立位下，通过躯干肌肉保持一定的肌张力进行等长收缩，来进行静态平衡的训练。当患者具有良好的静态平衡能力之后，再训练动态平衡。动态平衡需要更多的肌肉进行等张收缩，在动态平衡的训练过程中，首先训练他动态平衡。即当患者能够保持独坐或独站时，治疗人员从前面、后面、侧面或对角线上的方向，推或拉患者使其失去静态平衡的状态，以诱发其平衡反应，然后让患者回到平衡的位置。动态平衡训练中要掌握好力度，逐渐加大，以防止出现意外。当患者对他动态平衡有较好的反应后，最后训练自动态平衡，即让患者处于坐位和站立位，完成各种主动或功能性动作，活动范围由小到大。

(五)任务导向性训练

运动系统是一个精巧的系统，它是以运动效应为基础来优化躯体的姿势控制过程，这种运动效应与执行者所要完成的任务相关。越来越多的研究表明，平衡能力可以通过把注意力放在任务本身的训练加以提高。任务导向性训练的内容应在根据平衡功能评定所发现的姿势控制障碍进行选择，任务的内容要根据患者身体不稳的程度，逐渐进展到更富有挑战性的练习，包括改变支撑面的方向、面积、稳定性的训练，进行静态、动态的任务训练，进行身体单一节段、单一感觉系统的训练，以及多节段、多感觉系统的训练，进行可预见性以及不可预见性的任务训练，进行单项任务训练以及双重或多重任务的训练等。

第五节　协调运动障碍

一、协调运动障碍概述

协调功能障碍是指在完成一个动作的过程中多组肌群共同参与，但不能相互配合或相互配合不准确的一种运动功能障碍，即完成一个动作不能按照一定的方向和节奏，采用适当的力量和速度，达到准确的目标。中枢神经系统中参与协调控制的部位主要有小脑、基底节和脊髓后索。

(一)共济失调

任何一个动作的完成，都必须有一定的肌群参加，如主动肌、对抗肌、协同肌以及固定肌等，这些肌群的协调一致主要是靠小脑的功能。此外，前庭神经、视神经、深感觉、椎体外系统均参与作用，动作才得以协调和平衡。上述结构发生病变，协调动作即会出现障碍，称为共济失调。表现为醉酒步态、言语顿挫、震颤、书写困难，严重者日常生活不能自理。

(二)不自主运动

也称不随意运动，由随意肌不自主地收缩发生的一些无目的的异常动作。主要表现为震颤、舞蹈样运动、手足徐动。震颤是两组拮抗肌交替收缩所引起的一种肢体摆动动作。舞蹈样运动为肢体的一种快速、不规则、无目的、不对称的运动，持续时间不长，在静止时可以发生，也可因外界刺激、精神紧张而引起发作，睡眠时发作较轻或消失，动作也可表现在面部如做鬼脸。手足徐动以手指或足趾的一种缓慢持续的伸展扭曲动作，可重复出现，且较有规则，常见于脑瘫。

二、协调运动障碍的评定

该评定实际上是对精细运动技能及能力的评定。临床上通常从交互动作、协同性和准确性三方面对其进行评定。交互动作是检查主动肌和拮抗肌之间运动相互转换的能力。指鼻试验、指指实验、轮替试验、前臂快速旋前旋后、手有节奏地拍打膝盖或桌面，以及足敲击地面、跟膝胫试验，用于评价交互动作的完成情况。协同性是检查这些共同作用的肌群是否协调配合。准确性是检查估计、测量或判断距离的能力。指鼻试验、指指实验、轮替试验以及跟膝胫试验也可用于评价协同性和准确性。瞄准或指向活动、投球及踢球均可作为评价协同性和准确性的方法。更加精确的检查,如可以按规定划线或临摹等。

(一)指鼻试验

患者先将手臂伸直,外旋外展,以食指指尖触自己的鼻尖,然后以不同的方向、速度,睁眼、闭眼重复进行,并两侧比较。小脑半球病变时,可看到同侧指鼻不准,接近鼻尖时动作变慢,或出现动作性震颤且常见辨距不良。感觉性共济失调时,睁眼做无困难,闭眼时则发生障碍。

(二)指指试验

患者伸直食指,屈肘,然后伸直前臂以食指触碰对面检查者的食指,先睁眼做,后闭眼做,正常人可准确完成,若总是偏向一侧,提示该侧小脑或迷路有病损。

(三)轮替试验

交互动作障碍的评价方法,让患者以前臂向前伸平并快速反复地做旋前旋后动作或以一侧手快速连续拍打对侧手臂,或足跟着地以前脚掌敲击地面等,小脑共济失调患者的这些动作笨拙,节律慢而不匀,称为轮替动作不能。

(四)跟膝胫试验

患者仰卧,上抬一侧下肢用足跟碰对侧膝盖,再沿胫骨前缘向下移动。小脑损害时抬腿触膝易出现辨距不良和意向性震颤,下移时常摇晃不稳,感觉性共济失调时,患者足跟于闭眼时难以寻到膝盖。

(五)闭目难立征

患者双足并拢站立,两手向前平伸,闭目,如果出现身体摇晃或倾斜则为阳性,仅闭目不稳提示双下肢有感觉障碍,是感觉性共济失调。闭目、睁目皆不稳,提示小脑蚓部病变,属于小脑共济失调。蚓部病变易向后倾斜,一侧小脑半球病变或一侧前庭损害则向病侧倾倒。

三、协调运动障碍的常用康复治疗技术

(一)仰卧位交替屈髋屈膝

患者仰卧位,一侧腿屈髋屈膝至 90°,这时注意另一条腿要保持稳定。进阶动作为一侧腿屈髋屈膝 90°,另一条腿从伸直状态到屈膝屈髋 90°,此过程中骨盆和稳定腿保持不动,交替进行。

(二)仰卧位同时屈髋屈膝

仰卧位同时屈髋屈膝至 90°,在不接触床面的情况下同时伸髋伸膝,进阶动作可以为

交替伸髋伸膝后双腿共同划圈，然后收至屈髋屈膝状态。

(三)仰卧位交替蹬腿

患者仰卧位，两腿屈髋屈膝 90°，一腿向前蹬出，与床面呈 45°。此时另一腿保持不动，两腿交替进行。进阶动作为双手抱头，右腿伸出时左侧肩关节向膝关节靠拢，两侧交替进行。

(四)跟膝胫试验

患者仰卧，将一侧下肢抬起，用足跟碰触对侧膝盖，然后沿胫骨前缘直线下行。两侧交替进行。

(五)仰卧位行军踏步

仰卧位下双腿屈髋，屈膝 90°，双腿交替落下，模仿走路时的姿态。

(六)仰卧位鳄鱼摆尾

患者屈髋屈膝 90°，双腿同时向一侧摆动，然后回到起始位置。两侧交替进行，进阶动作可以为摆动时加跖屈背屈动作。

(七)对指和指鼻试验

给患者做示范动作后，让患者以拇指顺序与食指、中指、无名指和小指做对指动作，然后再顺序与小指、无名指、中指和食指对指。如此快速反复来回对指为对指试验。嘱患者手臂外展并完全伸直，然后用食指指端点触自己的鼻尖，手臂伸出的位置不断变化，速度先慢后快。先睁眼后闭眼，并进行双侧对比为指鼻试验，进阶动作可以为让患者先用食指对治疗师指腹，再用食指点触自己鼻尖。

(八)坐位交替够脚尖

患者坐位，屈髋屈膝，治疗师嘱患者用一侧手触碰对侧脚背或捡起在对侧脚背附近的软球，两侧交替进行。

(九)抛球训练

患者坐位，治疗师与患者 1.5m 左右。治疗师向患者不同方向抛出软球，患者接住软球并向治疗师抛回。

(十)弓步转身

患者一腿在前一腿在后，呈弓步状态。同时身体根据治疗师的指令向身体一侧旋转，旋转过程中下肢保持稳定，两侧交替进行。

(十一)原地踏步

两只脚不断交互上抬，脚的落点保持在固定位置。保持身体直立，眼睛平视前方。

(十二)步行踩脚印

患者步行，沿着地面画好的脚印前行，每一步都踩在脚印轮廓里，注意动作尽量流畅稳定。

第六节 步 行 障 碍

一、步行障碍概述

步行是指身体直立移动为基本形式的运动方式;步行动作是在躯干直立的前提下,通过双脚的交互动作移行身体活动方式,步行时总是一脚在前一脚在后。步行能力主要受运动和感觉神经、肌肉、骨骼、关节、心肺功能、平衡功能等生理因素的影响。

步态是步行的行为方式。步态除了运动生理因素的影响之外,还受心理、认知、社会、职业、年龄、性别、教育、环境和疾病等影响。孤立的步行动作不是步态分析。步态可以表述为特定的步行模式,例如划圈步态、跨阈步态、偏瘫步态等。

步行障碍是最常见的下肢功能障碍,也往往是患者最迫切期待恢复的功能。

二、步行障碍的分类

(一)以髋、膝、踝动作为特征的分类

1. 足下垂步态

足下垂指摆动相踝关节背屈不足常与足内翻或外翻同时存在,可导致廓清障碍。代偿机制包括摆动相增加同侧屈髋、屈膝,下肢划圈行进,躯干向对侧倾斜。常见病因是胫前肌无活动或活动时相异常。单纯的足下垂主要见于脊髓损伤、小儿麻痹症和外周神经损伤。

2. 足内翻步态

多见于上运动神经元综合征患者,常合并足下垂和足趾屈曲。步行时足触地部位主要是足前外侧缘特别是五蹠骨基底部,常有承重部位疼痛,导致踝关节不稳,进而影响全身平衡。支撑相早期和中期由于踝背屈障碍,可能造成支撑相中期和末期膝关节过伸。髋关节可发生代偿性屈曲,患肢地面廓清能力降低。相关肌肉包括胫前肌、胫后肌、趾长屈肌、腓肠肌、比目鱼肌、拇长伸肌和腓骨长肌。

3. 足外翻步态

骨骼发育尚未成熟的儿童或年轻患者多见(例如脑瘫),表现为步行时足向外侧倾斜,支撑相足内侧触地,可有足趾屈曲畸形。可以导致舟骨部位胼胝生成和足内侧(第一蹠

骨)疼痛,明显影响支撑相负重。步行时身体重心主要落在踝前内侧。踝背屈往往受限,同样影响胫骨前向移动,增加外翻。严重畸形者可导致两腿长度不等,跟距关节疼痛和踝关节不稳。支撑相早期可有膝关节过伸、足蹬离力量减弱。摆动相踝关节蹠屈导致肢体廓清障碍(膝和髋关节可有代偿性屈曲)。相关肌肉包括腓骨长肌、腓骨短肌、趾长屈肌、腓肠肌、比目鱼肌。

4.直膝步态

常见于上运动神经元综合征患者。支撑相晚期和摆动初期的关节屈曲角度小于 40°(正常为 60°),同时髋屈曲程度及时相均延迟。摆动相膝屈曲是由髋屈曲带动,髋屈曲将减少膝屈曲度,从而减少其摆动相力矩,结果导致拖足。患者往往在摆动相采用划圈步态、尽量抬髋或对侧下肢踮足(过早提踵)来代偿。相关肌肉包括股直肌、股中间肌、股内肌和股外肌、髂腰肌、臀大肌和腘绳肌。

5.膝屈曲步态

指支撑相和摆动相都保持屈膝姿势称为蹲伏步态。患者步长缩短,股四头肌过度负荷,以稳定膝关节。相关肌肉包括腘绳肌、股四头肌、腓肠肌、比目鱼肌。

6.膝过伸步态

膝过伸很常见,但一般是代偿性改变,多见于支撑相中末期。一侧膝关节无力可导致对侧代偿膝过伸;蹠屈肌痉挛或挛缩导致膝过伸;膝塌陷步态时采用膝过伸代偿;支撑相伸膝肌痉挛;躯干前屈时重力线落在膝关节中心前方,促使膝关节后伸以保持平衡。

7.膝塌陷步态

小腿三头肌(比目鱼肌为主)无力或瘫痪时,胫骨在支撑相中期和末期前向行进过分,支撑相膝关节过早屈曲,同时伴有对侧步长缩短,同侧足推进延迟,如果患者采用增加股四头肌收缩的方式避免膝关节过早屈曲,并稳定膝关节,将导致同侧膝关节在支撑相末期屈曲延迟,最致导致伸膝肌过用综合征。在不能维持膝关节稳定时往往使用上肢支撑膝关节,以进行代偿。相关肌肉包括小腿三头肌和股四头肌。

8.髋屈曲步态

表现为支撑相髋关节屈曲,特别在支撑相中末期。如果发生在单侧下肢,则对侧下肢呈现功能性过长,步长缩短,同时采用抬髋行进或躯干倾斜以代偿摆动相的廓清功能。相关肌肉包括髂腰肌、股直肌、髋内收肌、伸髋肌和棘旁肌。

9.剪刀步态

常见于脑瘫。摆动相髋内收,与对侧下肢交叉,步宽或足支撑面缩小,致使平衡困难,同时影响摆动相地面廓清和肢体前向运动。此外还干扰生活活动,如穿衣、卫生、如厕和性生活。相关肌肉包括髋内收肌群、髋外展肌群、髂腰肌、耻骨肌、缝匠肌、内侧腘绳肌和臀大肌。

10. 划圈步态

屈髋肌无力或伸髋肌痉挛/挛缩可造成髋关节屈曲不足,引起廓清障碍。股四头肌痉挛造成直膝步态也是常见原因。患者可通过髋关节外旋和提髋动作,接着内收肌收缩来代偿。对侧鞋抬高可以适当代偿。

11. 长短腿步态

疼痛、两下肢不等长、单腿支撑能力不足等都可以导致一条腿的支撑时间缩短,从而对侧腿的摆动相缩短,呈现为两腿步长不一致。

12. 蹒跚步态

表现为步态不稳、小步快行。常见于帕金森病、小脑病变、老龄、慢性病恢复期等。

(二)疾病与损伤的特征步态

1. 偏瘫步态

支撑相踮足伴膝过伸,摆动相足下垂伴足内翻,骨盆代偿性抬高、髋关节外展外旋,直膝划圈步行。同时由于患肢的支撑力降低,患者一般通过缩短患肢的支撑时间来代偿。部分患者还可以采用侧身,健腿在前,患腿在后,患足在地面拖行的步态。

2. 截瘫步态

截瘫患者如果损伤平面在 L_3 以下,有可能独立步行,但是由于小腿三头肌和胫前肌瘫痪,摆动相患者有显著的足下垂,只有增加屈髋跨步来克服地面廓清的障碍,称之为跨槛步态。足落地时缺乏踝关节控制,所以稳定性降低,患者通常采用膝过伸的姿态以增加膝关节和踝关节的稳定性。L_3 以上平面损伤的步态变化很大,与损伤程度有关。

3. 脑瘫步态

痉挛性脑瘫常见以下两种步态。①踮足步态:支撑相踮足伴膝过伸,摆动相足下垂伴足内翻、直膝划圈步行,足宽减小,甚至呈剪刀步态,躯干扭动增加;②蹲伏步态:支撑相屈髋、屈膝、踝背伸,摆动相躯干大幅度左右摆动,腰部前凸,足宽增加。共济失调性脑瘫由于肌肉张力的不稳定,步行时通常通过增加足间距来增加支撑相稳定性,通过增加步频来控制躯干的前后稳定性,通过上身和上肢摆动的协助来保持步行时的平衡。因此在整体上表现为快速而不稳定的步态,类似于醉汉的行走姿态。

4. 臀大肌步态

臀大肌是主要的伸髋及脊柱稳定肌。在足触地时控制重心向前。肌力下降时其作用由韧带支持及棘旁肌代偿,导致在支撑相早期臀部突然后退,中期腰部前凸,以保持重力线在髋关节之后。腘绳肌可以部分代偿臀大肌,但是外周神经损伤时,腘绳肌与臀大肌的神经支配往往同时损害。臀大肌步态表现出支撑相躯干前后摆动显著增加,类似鹅行姿态，又称为鹅步。

5. 臀中肌步态

臀大肌是髋外展动作的主要肌群，臀小肌和阔筋膜张肌则是次要的髋外展肌群。这3块肌肉都由同一脊神经根和周围神经支配。正常步态时髋外展肌群，尤其是臀中肌，在单支撑相时限制了对侧骨盆下沉程度。因髋外展肌力减弱而引起骨盆过度倾斜或冠状面骨盆不稳定，可表现为对侧肢体摆动相中期足部廓清困难。非代偿性臀中肌步态的特点是过度骨盆倾斜、支撑相患侧骨盆向侧方突出以及对侧强制性跨阈步态。这种步态引起的过度能量需求可通过代偿性臀中肌步态而得到减轻。在代偿性臀中肌步态中，患者躯干向患侧肢体过度倾斜，表现为支撑相躯干左右摆动显著增加，类似鸭行，又称为鸭步。除了支撑相躯干向患侧倾斜，还可以通过对侧使用手杖进一步减轻髋关节负荷。最后，与大多数其他异常步态相反的是随着步行速度加快臀中肌步态反而越不明显，其原因是随着支撑相时间缩短，为保持骨盆稳定的髋外展肌群收缩持续时间也变短。

6. 股四头肌步态

股四头肌无力使支撑相早期膝关节处于过伸位，用臀大肌保持股骨近端位置，用比目鱼肌保持股骨远端位置，从而保持膝关节稳定。膝关节过伸导致躯干前屈，产生额外的膝关节后向力矩。长期处于此状态将极大地增加膝关节韧带和关节囊负荷，导致损伤和疼痛。

7. 小腿三头肌步态

小腿三头肌肌力减弱导致膝塌陷步态。

8. 共济失调步态

患者由于肌肉张力的不稳定，步行时通常通过增加足间距来增加支撑相稳定性，通过增加步频来控制躯干的前后稳定性，通过上身和上肢摆动的协助，来保持步行时的平衡。因此在整体上表现为快速而不稳定的步态，类似于醉汉的行走姿态。

9. 帕金森步态

帕金森病以普遍性肌肉张力异常增高为特征，因此表现为步行启动困难、下肢摆动幅度减小、髋膝关节轻度屈曲、重心前移、步频加快以保持平衡，表现为蹒跚步态或者慌张步态。

10. 截肢步态

截肢步态的特点是与截肢部位与假肢技术（接受腔与悬吊、假肢关节与材料等）相关。膝上截肢和膝下截肢对步态有显著影响。残肢越短，控制假肢的杠杆越短，步行的稳定性就越差。通常假肢的长度要稍短于正常肢体。下肢长度过长或者过短、假肢关节不稳定，接受腔或者悬吊不适等都将影响假肢单支撑能力和摆动相的廓清能力，导致假肢侧髋部抬高和假肢外展步态或健侧跳跃步态。足踝部件对支撑相的影响较大。假足从足跟触地至全足放平的速度越快，GRF 作用线移动到膝关节轴前方的速度也就越快，产生膝关节伸展力矩。单轴假足因为跖屈缓冲器过度僵硬而造成踝跖屈受限，会导致支撑相早期假膝不稳定。由于支撑相中期至支撑相末期的踝背伸力矩，单轴假足的背伸缓冲器磨损可引起踝背伸失控，导致支撑不稳。

三、步行障碍的评定

（一）步行周期

人在行走时，从一侧足跟着地到该侧足跟再次着地为止，所用的时间称为一个步行周期。在一个步行周期中，每一侧下肢都要经历一个与地面接触并负重的支撑相及离地腾空向前挪动的摆动相。支撑相是指从足跟着地到足趾离地的过程，摆动相是指从足趾离地到同侧足跟再次着地的过程。正常人的支撑相约占整个步行周期的 60%。摆动相约占这个周期的 40%。一条腿与地面接触并负重时，称为单支撑相，体重从一侧下肢向另一侧下肢传递，双足同时与地面接触时称为双支撑相。一个步行周期中出现两次双支撑相，随着步速放慢，双支撑相时间延长。

（二）步态运动学分析

步态运动学分析是研究步行时肢体运动时间和空间变化规律的科学方法，主要包括人体重心分析、廓清机制、步行时间-空间测定和肢体节段性运动测定。

(1)人体重心位于第二骶骨前缘、两髋关节中央，步行时减少重心摆动是降低能耗的关键。人体重心偏移主要包括骨盆的前后倾斜、骨盆的左右倾斜、骨盆的侧移、纵向摆动、膝关节支撑相早期屈曲、体重转移、膝关节支撑相晚期屈曲。

(2)廓清主要包括摆动相早期—中期髋关节屈曲、摆动相早期膝关节屈曲、摆动相中期—末期踝关节背屈。骨盘稳定性参与廓清机制，支撑相也有一定影响。

(3)步行时间-空间测定。传统的测定方法为足印法，即在足底涂上墨汁，在步行通道上铺上白纸，受试者走过白纸，用秒表记录步行时间，并通过足迹测量步行空间。现代实验室可采用数字化三维分析或电子步态分析系统。步长是指一足着地至对侧足着地的平均距离。步长时间是指一足着地至对侧足着地的平均时间。步幅是指一足着地至同一足再次着地的距离，也称为跨步长。平均步幅时间相当于支撑相与摆动相之和。步频指平均步数(步/min)，步频＝60(s)/步长平均时间。由于步长时间两足不同，所以取其平均值。步速指步行的平均速度，步速＝步幅/步行周期。步宽指两脚跟中心点或重心点之间的水平距离。足偏角指足中心线与同侧步行直线之间的夹角。

(4)节段性运动测定是步行时关节活动角度的动态变化及其与时相之间的关系。常用的分析方法有摄像分析，在 4～8m 的步行通道的前面和侧面设置 2 台摄像机，记录步行过程，并采用同步慢放的方式，将受试者的动作分解分析观察。三维数字化分析通过

2～6台数字化摄像机捕获步行，使关节标记的反射信号转换为数字信号，通过电脑进行三维图像重建和分析关节角度的变化、速率和时相。

(三)步行障碍的评定方法

1. 6min 步行

以最大能力连续步行 6min，测定行走距离，用于评定步行耐力。

2. Hoffer 步行能力分级(表 3-18)

表 3-18　Hoffer 步行能力分级

级别	评定标准
Ⅰ级	不能步行：完全不能步行
Ⅱ级	非功能性步行：借助于膝-踝-足矫形器(KAFO)、手杖等能在室内行走，又称治疗性步行
Ⅲ级	家庭性步行：借助于踝-足矫形器(AFO)、手杖等能在室内行走自如，但在室外不能长时间行走
Ⅳ级	社区性步行：借助于 AFO、手杖或独立可在室外和社区内行走、散步、去公园、去诊所、购物等活动，但时间不能持久，如需要长时间离开社区步行仍需坐轮椅

3. Holden 功能性步行量表(表 3-19)

表 3-19　Holden 功能性步行量表

级别	评定标准
0 级	无功能：患者不能走，需要轮椅或两人协助才能走
Ⅰ级	需大量持续性的帮助：需使用双拐或需要一人连续不断地搀扶才能行走或保持平衡
Ⅱ级	需少量帮助：能行走但平衡不佳，不安全，需一人在旁给予持续或间断的接触身体的帮助或需使用膝-踝-足矫形器(KAFO)、踝-足矫形器(AFO)、单拐、手杖等以保持平衡和保证安全
Ⅲ级	需监护或语言指导：能行走，但不正常或不够安全，需一人监护或用语言指导，但不接触身体
Ⅳ级	平地上独立：在平地上能独立行走，但在上下斜坡、不平的地面上行走或上下楼梯时仍有困难，需他人帮助或监护
Ⅴ级	完全独立：在任何地方都能独立行走

4. 脊髓损伤步行指数(表 3-20)

表 3-20　脊髓损伤步行指数

级别	表现	缩写
1	平行杠内行走，穿戴支具，有两人给予身体上的帮助，走不到 10m	//B2 10
2	平行杠内行走，穿戴支具，有两人给予身体上的帮助，达到 10m	//B2
3	平行杠内行走，穿戴支具，有一人给予身体上的帮助，达到 10m	//B1

续表

级别	表现	缩写
4	用助行器行走,穿戴支具,有一人给予身体上的帮助,达到 10m	WB1
5	平行杠内行走,不戴支具,有一人给予身体上的帮助,达到 10m	//NB1
6	平行杠内行走,穿戴支具,没有人给予身体上的帮助,达到 10m	//B0
7	用两个拐杖行走,穿戴支具,有一人给予身体上的帮助,达到 10m	2CB1
8	用助行器行走,不戴支具,有一人给予身体上的帮助,达到 10m	WNB1
9	用助行器行走,穿戴支具,没有人给予身体上的帮助,达到 10m	WB0
10	平行杠内行走,不戴支具,没有身体上的帮助,达到 10m	//NB0
11	用一个拐杖行走,穿戴支具,有一人给予身体上的帮助,达到 10m	1CB1
12	用两个拐杖行走,不戴支具,有一人给予身体上的帮助,达到 10m	2CNB1
13	用两个拐杖行走,穿戴支具,没有人给予身体上的帮助,达到 10m	2CB0
14	用助行器行走,不戴支具,没有人给予身体上的帮助,达到 10m	WNB0
15	用一个拐杖行走,不戴支具,有一人给予身体上的帮助,达到 10m	1CNB1
16	用一个拐杖行走,穿戴支具,没有人给予身体上的帮助,达到 10m	1CB0
17	用两个拐杖行走,不戴支具,没有人给予身体上的帮助,达到 10m	2CNB0
18	不用任何器械行走,不戴支具,有一人给予身体上的帮助,达到 10m	NDNB1
19	用一个拐杖行走,不戴支具,没有人给予身体上的帮助,达到 10m	1CNB0
20	不用任何器械行走,不戴支具,没有人给予身体上的帮助,达到 10m	NDNB0

5.计时“起立-行走”测试

计算患者从座椅上站起,步行 3m,折返,回到座椅并坐下的时间。其间不能给予任何接触性帮助,其结果与步行能力、平衡能力和运动控制能力均相关,不是单纯的步行能力测定。

6.步态分析仪

目前国内最常用的步态分析仪是足底压力测试仪,足底压力仪通过受试者站在足底压力板上压力分布和短距离的步行过程中足底压力比重来分析步态问题。三维步态分析仪引用 12 台红外线捕捉摄像头、2 台步态分析摄像头,从多个平面用计算机记录数据,分析步行过程中全身大关节的位置和步行参数的变化,是通过 3 个空间维度来分析造成异常步态的全身因素,适用于临床科研数据的收集和实验结果的分析。

四、步行障碍的常用康复治疗技术

(一)辅助器步行

(1)助行器:需要单下肢免承重步行,或者双下肢承重能力都小于 50%体重时,材料稳定性最好，灵活性差，不能适应复杂地形。

(2)腋拐：稳定性好，双腋拐与助行器的作用相似。

(3)肘拐：稳定性较好，可用于单下肢支撑能力50%左右者，也可用于腕指关节控制不良者。

(4)四脚拐：用于偏瘫患者，单侧稳定性较好，患腿支撑力达到50%左右。

(5)单拐：用于老年人以及轻度步行障碍者，要求两腿支撑能力基本正常，上肢运动控制能力良好。

(二)下肢功能性电刺激

利用身体重力传感器，在摆动相触发腓总神经电刺激，促使踝背伸，纠正足下垂，改善足廓清。

(三)下肢康复机器人

在患者不具备下肢独立承重、平衡和肌肉驱动力的情况下，通过悬吊减重，按照步行运动轨迹设计动作，机器驱动下肢产生模拟步行，从而使步行训练的时间大大前移。

(四)减重步态训练

减重下被动康复训练是目前患者早期介入治疗的最有效的方法之一，目前应用于下肢康复训练的机器人是在减重步态训练基础上发展而来的智能训练系统，既可以系统模拟正常人的行走姿态，又可以承担一部分的人体重量，用以对下肢有运动功能障碍的患者进行有效的康复训练。

减重模式在临床上分为以下4类模式。①悬吊式减重模式：舒适的吊带为患者在完全投入治疗时防止摔倒提供安全保证，步态训练机的设计可以安装在绝大部分的跑台或者地板上。②水池式减重模式：水浮力减重支撑系统主要由水、小型水槽、水参数调节系统等组成，利用水的浮力达到减重的目的。人站立在水中，由于水的浮力抵消了部分重力作用，可以使人体的肌肉、骨骼在轻松的环境下得以放松，以达到减重训练的目的。③斜床减重模式：通过具有倾斜功能的训练床来实现人体不同程度的减重，主控计算机控制驱动装置来实现患者在减重状态下进行下肢主动屈伸和被动屈伸的运动训练，并能对主动运动和被动运动状态下的足底压力、运动参数以及静态平衡参数进行测试和统计分析。④气囊式减重模式：跑步机采用了先进的空气压力差(DAP)技术来支撑使用者在训练时的重量，空气压力差包括下肢(气囊内部的气压 P_2)和上肢(外部大气气压 P_1)之间相对地产生一个垂直向上的力来支撑患者的一部分体重。

减重支撑式下肢康复训练作为下肢康复治疗的一种有效手段，能有效减轻下肢负荷，帮助患者快速康复，越来越多地被应用到因运动、车祸、骨科疾病、肌肉萎缩、神经系统疾病等引起的下肢运动功能障碍患者的物理康复训练中。

(五)虚拟现实训练

虚拟现实技术是利用计算机生成模拟的真实环境，并通过传感器将患者的动作和环境与任务结合到一起。在近几年,它被应用到康复医学领域中。虚拟现实技术具有沉浸感、交互性和构想性的特点。可以使应用者在使用时有身临其境的感觉,并沉浸在“真实的”虚拟环境中。利用虚拟现实技术使用计算机生成一些有趣的娱乐性的小游戏或旅游场景让患者参与其中,并在完成任务后给予奖励。这个技术在操作时涉及感觉输入、大脑对信息的判断和整合、神经对运动的有效支配等,在完成任务的过程中,患者会不断得到反馈,促使运动模式不断调整,从而形成优化的神经网络和运动程序。游戏中还会涉及精美的画面、优美的音乐和正向的反馈等刺激,转移患者对病痛的注意力,可以使患者在心理上降低对训练的恐惧感,从而达到尽快康复的效果。

参考文献

[1] 陈立典,吴毅.临床疾病康复学[M].北京:科学出版社,2021.

[2] 郭铁成,黄晓琳,尤春景.康复医学临床指南[M].3版.北京:科学出版社,2021.

[3] 黄晓琳,燕铁斌.康复医学[M].6版.北京:人民卫生出版社,2018.

[4] 励建安,黄晓琳.康复医学[M].北京:人民卫生出版社,2016.

[5] 马金,王小兵,黄先平.运动疗法技术[M].武汉:华中科技大学出版社,2020.

[6] 岳寿伟,黄晓琳.康复医学[M].2版.北京:人民卫生出版社,2021.

[7] CAROLYN KISNER.运动疗法临床手册[M].张鑫,译.北京:北京科学技术出版社,2021.

第四章　吞咽障碍

第一节　吞咽障碍概述

一、吞咽障碍的定义

吞咽是指将食物经过不断咀嚼后形成食团，经由口腔进入咽喉最终到胃的过程。正常的吞咽过程不仅需要多个部位和器官的协同合作，还包括意志活动和反射活动等一系列复杂的神经运动。吞咽障碍是由于下颌、双唇、舌、软腭、咽喉、食管括约肌或食管功能受损所致吞咽过程受到阻碍的一种病理状态。

二、吞咽的临床分期

(一)认知期

对需要摄取的食物的性状有初步认识，包括食物的形状、硬度、温度等，通过对自身能摄取食物的一口量、味道的进一步了解，进而决定进食速度、进食时间及食量。

(二)准备期

摄入食物至完成咀嚼的过程。

(三)口腔期

将食物从口腔送至咽部的过程。

(四)咽期

吞咽反射的开始意味着吞咽正式启动，一旦吞咽反射开始，就会持续下去，直至全部动作完成才会结束。

(五)食管期

食团通过食管上 1/3 处平滑肌和横纹肌收缩产生的蠕动波，以及食管下 2/3 平滑肌收缩送入胃内，该期不受吞咽中枢控制。

三、吞咽障碍的并发症

(一)误吸

指将口咽部内容物或胃内容物吸入声门以下呼吸道的现象。误吸是吞咽障碍最常见且需要即刻处理的并发症。当食物残渣、口腔分泌物、痰液等误吸至气管和肺后，容易引起反复肺部混合性感染，严重者甚至出现窒息而危及生命。特别是存在危险因素时，发生误吸的概率会增加：①病理生理因素，如喂养依赖、口腔护理依赖、单侧/双侧声带麻痹、龋齿、吸烟等；②医源性因素，如气管切开术、长期辅助通气、持续输注及管饲、行上消化道或支气管内窥镜检查等。

一旦误吸发生后，患者立刻出现刺激性呛咳、气急甚至哮喘等表现时，称为显性误吸；当患者误吸超过1min后仍未出现咳嗽等明显表现，也没有刺激性呛咳、气急等症状，称为隐性误吸，在临床中常被漏诊。

(二)肺炎

吸入带有病原菌的口咽部分泌物或经过口咽部的食物等，细菌进入肺内繁殖，或胃食管反流使内容物流入气管和肺，先导致肺的化学性损伤，最终均可导致肺部混合性感染。

(三)营养不良

指各种原因使得机体能量、蛋白质及其他营养素缺乏或过度，以致机体功能缺乏，甚至产生临床结局等不良影响，包括营养不足和肥胖两个方面。吞咽障碍将明显增加患者误吸误咽的概率及发生肺炎的风险，但一味减少经口进食的量，同样会造成脱水、电解质紊乱及营养不良等后果，增加患者的病死率和预后不良。脑卒中后吞咽障碍是营养不良最重要的独立危险因素。

(四)心理问题与社会交往障碍

因不能经口进食、使用鼻饲管等原因，患者容易产生抑郁、焦虑、社交隔离等精神心理症状，影响疾病治疗和恢复。对于儿童来说，甚至可出现语言、沟通表达能力发育迟滞或障碍。

四、吞咽障碍的常见病因

根据病因，吞咽障碍可分为器质性吞咽障碍、功能性吞咽障碍及其他相关疾病引起的吞咽障碍。

(一)器质性吞咽障碍

指参与吞咽过程的各个部位和器官相关解剖结构的异常改变，使得吞咽通道异常而导致食团无法进入胃的问题。主要是由于口、咽、喉、食管等部位解剖结构先天性异常，吞咽通道及邻近器官的炎症、肿瘤、外伤等。

(二)功能性吞咽障碍

由于参与进食活动的吞咽肌暂时失去神经控制,吞咽肌、骨骼肌运动不协调而解剖结构正常时出现的一种以吞咽困难为主要表现的病理性改变。常见于中枢神经系统疾病(常见为脑卒中)、颅神经病变、神经肌肉接头疾病、肌肉疾病、年老体弱、阿尔茨海默病等。

(三)其他相关疾病引起的吞咽障碍

如心肺疾病、胃肠道疾病等。这些先天性心脏病、支气管肺发育不良或是胃食管反流、嗜酸性食管炎等疾病,因为免疫介导、炎症反应等病理性改变,不仅增加了吞咽功能障碍的风险,也影响了病人的生活质量。

此外,也可根据吞咽过程的临床分期分为认知期吞咽障碍、准备期吞咽障碍、口腔期吞咽障碍、咽期吞咽障碍和食管期吞咽障碍。

第二节 吞咽障碍的评定

一、一般评定

(一)掌握可能导致吞咽障碍的原发疾病

如脑卒中、颅脑神经损伤、心肺疾病、胃肠道疾病等发生发展过程,明确其与出现吞咽障碍问题之间的关系。

(二)对病人全身情况有全面详细的了解

重点关注病人是否会出现发热、营养不良、头痛、意识障碍等问题,把握生命体征是否正常、病情是否稳定等情况。

(三)用 Glasgow 昏迷评价表等来确定患者的意识水平

确保患者的意识水平可进行吞咽障碍相关功能检查及进食训练。

二、影像学评定

为正确评价吞咽功能,了解是否存在误咽可能及误咽发生的时期,必须借助影像学、内窥镜、超声波等检查手段。

(一)视频透视吞咽功能检查(VFSS)

VFSS 是指通过影像学手段对整个吞咽过程进行评估的一类筛查方法。此方法被认为是吞咽功能筛查的金标准。该检查类似于肠镜和胃镜，其主要目的在于可以直观及动态地观察舌、软腭、咽部以及喉部的运动功能和食团的整个吞咽过程，明确吞咽障碍的部位、程度、代偿情况、有无误吸或误咽等。在此基础上能为患者吞咽方式、适宜食物、吞咽姿势等提供客观依据。

但该检查也存在一定的局限性：①其实施必须依赖于专门的仪器设备和专业人员；②必须要求患者转移到专门的场所才能进行，并非为床旁或是医院常备筛查工具；③会产生射线暴露，不适合反复检查，且也不适用于孕妇、儿童等特殊患者；④操作前必须确定患者无误咽误吸的危险才能进行。

(二)纤维鼻咽镜吞咽功能检查(FEES)

FEES是一种利用内镜进行直视检查的方法。具体方法：患者取正常情况下摄入食物时较为舒服的姿势，缓慢移动纤维内镜进入患者鼻腔，此过程不使用表面麻醉剂和血管活性药物。先检查患者口咽部基本情况如会厌、会厌谷、双侧梨状隐窝等，再让患者按照先液体后固体的原则吞食被亚甲蓝染色过的食物，以此评定患者的吞咽情况。直接观察口咽部的会厌谷及梨状隐窝是否有溢出物，是否之前发生过误吸误咽，以亚甲蓝染色的情况检查咽壁、喉和会厌的运动情况，咽期吞咽活动的速度等。

与VFSS相比，FEES对于喉渗入、误吸以及静止性误吸的灵敏度分别为90.0%、87.5%、90.9%，与VFSS具有一致性。该检查与VFSS相比优点是不仅能直接观察咽部活动，明确咽和喉部在进行吞咽动作时的具体变化，还可随时随地以及反复地进行检查，在便利性上有很大优势。其不完美之处：①内镜进入鼻腔，患者舒适度不够高而接受度不高；②受患者病情及设备条件限制，病情较重的患者检查难度大，操作实施不方便，容易延误误吸的判断时机；③该项检查并不能观察咽期本身，对咽期的潜在问题不能及时把握，也容易延误病情。

(三)颏下高频超声波(SUS)

SUS使用的可行性在于吞咽障碍患者的舌运动和(或)喉抬高运动一般会明显减少，故可利用高频超声波去筛查吞咽障碍。具体操作方法：让患者先饮下5mL水，并嘱其吞咽时保持头部稳定，然后记录患者吞咽时舌肌的厚度和舌骨移动的幅度，最后对图像进行分析，分别确定舌肌厚度和舌骨移动的最大、最小变化值。患者的每项指标均需连续重复测量3次，取其平均值作为最终结果。

该项检查的优点在于方便、快捷、无辐射、无创，缺点是要求患者具有较高的配合度，这样才能保证定位准确和传感器稳定。因此，SUS并不适合一些特殊患者如6岁以下的儿童或常有随意运动的患者。此外本检查有饮水过程，所以不能耐受经口饮水者、存在认知功能障碍者不适合该检查。

三、摄食-吞咽功能评定

可采用不同量表、工具、方法等评定患者摄食-吞咽功能情况。

(一)口腔功能的评定

评估口腔期与吞咽有关的活动情况,仔细观察口部开合、口唇闭合、舌部运动、有无流涎、软腭上抬、吞咽反射、呕吐反射、牙齿状态、口腔内卫生、构音、发声(开鼻声提示软腭麻痹,湿性嘶哑提示声带上部有唾液等残留)、口腔内知觉、味觉、随意性咳嗽等。

(二)摄食-吞咽过程评定

(1)认知期:意识状态,有无因脑功能障碍影响食速、食欲等。

(2)准备期:开口、闭唇、摄食、食物从口中洒落、舌部运动(前后、上下、左右)、下颌运动(上下、旋转)、咀嚼运动、进食方式变化。

(3)口腔期:吞送(量、方式、所需时间)、口腔内残留。

(4)咽期:喉部运动、噎食、咽部不适感、咽部残留感、声音变化、痰量有无增加。

(5)食管期:胸口憋闷、吞入食物逆流。

此外,有必要注意观察食物内容、吞咽困难的食物性状、所需时间、一次摄食量、体位、环境、帮助方法、残留物去除法的有效性、疲劳、帮助者的问题等。

(三)蓝颜色试验(评定是否存在误吸)

检查方法是将 4 滴亚甲基蓝滴于患者舌面,每 4h 一次,共 6 次;也可将亚甲基蓝与食物或水混合,分 3 次口服。如果患者气管套管中有蓝色,则提示患者存在误吸。该检查的优点在于能够快速、准确地判定患者是否存在误吸。其缺点是该检查只能用于有气管套管的气管切开患者,并且只能探查患者是否存在误吸,而不能检查口咽相的吞咽障碍。

(四)进食评估工具 10(EAT-10)中文版量表

EAT-10 量表共有 10 个条目,每个条目 1 分,总分 10 分,分值越高,吞咽障碍越明显。该量表在 2013 年得到中国吞咽障碍康复评估与治疗专家共识组的承认,被翻译成中文版本并推荐使用。但该量表存在一些缺陷:①量表中的条目设置会限制部分筛查对象,量表的传播性就会受限;②该量表只适合于已经可以自主进食进饮的患者,因为大部分的条目需要患者经历进饮进食活动后才能打分。

(五)Gugging 吞咽功能评估量表(GUSS)

GUSS 是一款新型的床旁筛查工具。该量表分间接测量和直接测量两部分。间接测量方法:协助患者取坐位或半坐卧位;评估患者意识状况,确保患者清醒时间至少能维持 15min;嘱患者咳嗽或清咽 2 次,无异常后吞咽唾液 1mL,观察患者是否出现流涎、嘶哑、过水声等。如患者能顺利完成间接测量则进入直接测量阶段。直接测量方法:按照糊状—液体—固体的顺序依次添加食物,量 1/3～1/2 勺。观察患者在吞咽过程中是否出现咳嗽、流涎、声音改变等变化，并进行评分，总分 20 分。程度评定：20 分为正常，15～19 分为轻度吞咽障碍，10～14 分为中度吞咽障碍，≤9 分为重度吞咽障碍。该方法简单易行、易发现隐性误吸，对预防吞咽障碍患者发生误吸、窒息等不良反应具有明显效果，此外 GUSS 还能全面反映患者对不同性状食物的吞咽情况，为患者的饮食指导提供参考。但该量表易受患者主观因素影响，检测者无法明确口咽部具体情况，同时该量表也无法对微细食物的静止性误吸进行及时有效的筛查。

(六)功能性口服摄入量表(FOIS)

FOIS 是一种根据患者进食情况间接判断患者吞咽功能的评估工具。一共分为 7 级：1 级，完全不能经口进食；2 级，需依赖胃管进食，可以进食极少量食物；3 级，部分依赖胃管进食，可经口进食单一食物；4 级，不依赖胃管，可以完全经口进食单一食物；5 级，可以完全经口进食，食物可以多样，但需特殊准备，如切成小块；6 级，完全经口进食，食物也不需要特殊准备，但对某些特殊食物有限制；7 级，完全经口进食，没有任何限制。目前该量表广泛用于头颈部手术患者吞咽障碍的筛查，其缺点是对非头颈部术后患者吞咽障碍的筛查效果不明确。

(七)改良曼恩吞咽能力评价量表(MMASA)

MMASA 是由 Antonios 等于 2010 年研发的一款新型吞咽障碍评价量表，该量表主要包括警觉、合作、呼吸功能、表达性失语症、听力理解、构音障碍、唾液分泌、舌运动、舌力量、呕吐反射、咳嗽反射、软腭等 12 项，满分 100 分，<94 分即存在吞咽障碍，得分越低，吞咽障碍越严重。该量表目前广泛用于脑卒中后吞咽障碍的评估。该量表因检测了患者的舌运动和舌力量，而舌运动又具有预防吸入性肺炎的作用，因此该量表也具有预测患者发生吸入性肺炎的作用。目前该量表一般只应用于脑卒中后患者吞咽障碍的筛查，对于其他类型吞咽障碍患者的筛查作用尚不明确。

(八)中国脑卒中患者神经功能缺损程度评分标准(CSS)

我国现行的 CSS 中吞咽困难亚量表有 5 个评分级别，总分 1～10 分，分数越高吞咽障碍程度越低。评估方法是根据患者的进食情况打分：1 分，完全无法进行吞咽训练及进食；2 分，仅能进行基础吞咽训练，不能经口进食；3 分，可进行常规摄食训练，但不能经口进食；4 分，能经口进食 1～2 种食物，另需部分静脉营养支持；5 分，安慰中可少量进食，但仍需静脉营养支持；6 分，可经口进食 3 种食物，部分静脉营养支持；7 分，可经口进食 3 种食物，不需要静脉营养支持；8 分，除特殊食物外，均可经口进食；9 分，可经口进食，但需要临床观察及指导；10 分，正常进食。

该亚量表信度和效度较佳，能准确预测吞咽困难患者是否有发生误吸的可能性，客观评估患者出院前的营养状况。另外，该量表项目简单，易于理解，省时好用。其缺点是主要反映患者的主观感受，不能了解患者整个吞咽过程，且主要运用于脑卒中后吞咽障碍的评估,能否准确评估其他情况的吞咽障碍还缺乏相应的临床证据。

(九)饮水试验类筛查工具

常用的筛查工具有3种:标准吞咽功能评价量表、洼田试验和反复唾液吞咽试验。

1.标准吞咽功能评价量表(SSA)

SSA分为3个部分、19个条目,总分46分,最低分17分,分数越高吞咽障碍越明显。第1部分:主要评估患者的意识水平、头与躯干的控制、呼吸模式、唇的闭合、软腭运动、喉功能、咽反射等;第2部分:让患者吞咽一汤匙(5mL)水3次,观察有无水流出、有无重复吞咽、有无喉运动、吞咽时咳嗽、吞咽时喘鸣及吞咽后喉的功能等;第3部分:如第2部分正常(重复3次,2次以上正常)则嘱患者吞咽60mL水,观察患者能否顺利完成吞咽动作。SSA对吞咽障碍患者的误吸诊断具有良好的可靠性和灵敏度,且方法简单,适合饮水吞咽困难患者的一般初筛。有循证学证据推荐SSA作为筛查吞咽困难的首选工具,但该量表无法有效识别具有吸入性肺炎风险的患者,并且该方法受患者主观因素影响较大,其特异性相对较差。

2.洼田试验

其为洼田俊夫和三岛博信在1982年提出的一款经典吞咽功能评估方法。具体方法:患者取坐位,饮下30mL温水,然后根据患者饮水状况将患者吞咽功能分为5级。1级:能够在5s内顺利饮完30mL温水,无呛咳等异常;2级:饮水时间超过5s或需要分2次才能饮完,无呛咳等异常;3级:患者能够在5s内一次饮完30mL温水,有呛咳等异常;4级:患者饮水时间超过5s,且需分2～3次完成,有呛咳等异常;5级:患者饮水时间超过10s,且屡次有呛咳等异常。该检查要求患者必须意识清醒且具有好的配合能力;该检查不能有效观察吞咽的各个阶段,导致医务人员无法了解患者吞咽障碍的部位和性质。

3.反复唾液吞咽试验(RSST)

RSST是日本学者才藤荣一和藤谷顺子在1996年提出的一种检查患者吞咽障碍的方法,具体操作步骤:患者保持坐位,全身放松。检查者将手指置于患者的喉结或舌骨处,嘱患者反复快速吞咽,观察30s内患者喉结和(或)舌骨移动且复位的次数、喉运动的幅度。30s内少于3次即视为吞咽困难。此方法简单便利,可用于吞咽困难患者的初步判断。

(十)摄食-吞咽障碍的程度评分

摄食-吞咽障碍的程度评分见表4-1。

表4-1 摄食-吞咽障碍的程度评分

时期	表现	分值
口腔期	不能把口腔内的食物送入咽喉,从口唇流出,或者只是依靠重力作用送入咽喉	0分
	不能把食物形成食团送入咽喉,只能零零散散把食物送入咽喉	1分

续表

时期	表现	分值
口腔期	不能一次就把食物完全送入咽喉,一次吞咽动作后,有部分食物残留在口腔内	2分
	一次吞咽就可完成把食物送入咽喉	3分
咽期	不能引起咽喉上举、会厌的闭锁及软腭弓闭合,吞咽反射不充分	0分
	在咽喉凹及梨状隐窝存有多量的残食	1分
	少量潴留残食,且反复几次吞咽可把残食全部吞咽入咽喉下	2分
	一次吞咽就可完成把食物送入食管	3分
误咽期	大部分误咽,但有呛咳	0分
	大部分误咽,但无呛咳	1分
	少部分误咽,有呛咳	2分
	少量误咽,无呛咳	3分
	无误咽	4分

第三节　常用康复治疗技术

若吞咽功能障碍伴有意识障碍者,可先采用鼻饲、输液等方法补充营养,同时注意观察和预防摄食和吞咽过程中出现的肌肉挛缩等情况。待患者意识清楚,病情稳定,生命体征平稳,无重度心肺并发症,无发热,无恶心、呕吐、腹泻等,基本上可以配合康复训练时,尽早进行康复训练,越早介入效果越好。吞咽障碍的康复治疗首先应该根据障碍的类型和程度,在主治医师、康复医师和护士的共同商量下一起拟定训练目标和阶段性训练计划,再以患者的具体情况进行针对性指导,督促患者训练,增加其依从性,提高康复率,改善患者生活质量。康复治疗方法可分为功能性恢复训练(也称基础训练)、功能补偿方法、摄食训练(称直接训练)、辅助训练技术、中医康复治疗及外科手术治疗等,实际工作中几种方法综合运用可提高康复治疗效果。

一、训练前准备

训练前,对患者先进行康复训练教育,有言语障碍者可利用手势、文字或图画及其他有效方式,饭前 30min 开始训练,正式训练前可做些放松准备操,具体放松准备操包括端坐椅子或床上,双手放在腹前,吸气、呼气各 3 次,左右摇头各 3 次,左右侧转头各 3 次,耸肩、放松各 3 次，上半身向左右倾斜各 3 次。做操动作幅度不宜过大，以免出现相反效应。

二、功能性恢复训练

主要是针对与摄食-吞咽活动有关的各个器官进行功能训练，也称为口、颜面训练或间接训练，可明显增加吞咽相关器官的运动及协调功能，多用于中重度摄食-吞咽障碍患者进行摄食训练前的准备训练。

(一)发音器官训练

发音与咽下有关，故应先从单音单字开始进行康复训练，再到词、句等逐渐加大难度，鼓励大声喊或发“啊”音，促进口唇肌肉运动和声门的关闭功能。一般在晨晚间护理后，在康复护理人员指导下让患者对着镜子或家属进行，每天 4～5 次，每次 5～10min，要求其发声、发音准确，渐进式训练言语肌群运动与力量协调功能。

(二)口、面、舌肌群和咀嚼肌的运动训练

(1)在康复护理人员的指导下面对镜子或者家属进行紧闭口唇训练、口唇突出和旁拉训练。

(2)进行下颌开合训练。

(3)做舌部前伸、后缩及侧方主动运动及舌背抬高运动。在患者尚未出现吞咽反射时，先进行舌肌和咀嚼肌的按摩，再嘱患者张口，尽量向外伸舌舔下唇、左右口角、上唇，然后将舌缩回，闭口，进行上下齿的咀嚼训练 10 次。若患者不能自行进行舌运动，康复护理人员可用纱布轻轻包住舌头，进行上下、左右运动，将舌还回原处，轻托下颌闭口，用上下磨牙进行咀嚼训练 10 次，每天 3 次，分别于早、中、晚饭前进行，每次 5min。

(4)若患者有口唇闭锁不全的问题，可采用指尖叩击和用冰块击打唇周围，短暂的肌肉牵拉和抗阻力运动均可增加肌张力，以及小口呼吸做吸管吸气运动，改善口唇闭合功能。

(三)颊肌与喉部训练

颊肌功能低下者，嘱其闭紧口唇鼓腮，然后轻轻呼气，反复 5 次，每天 2 次。喉部训练时，康复护理人员可将拇指和食指轻置于患者喉部适当位置或是让患者将自己的手指置于甲状软骨上，让患者照镜子，反复做吞咽动作练习，每天 2 次；或采取颈、颊部的冰块刺激、刷子按摩等被动方法和把食物放入健侧颊部，推患侧的口唇及颊部的代偿方法。

(四)头、颈、肩部放松训练

具体方法是前、后、左、右活动颈项部，或做颈部的左右旋转及提肩、沉肩运动，通过头、颈、肩部的放松可以防止误咽。需要注意的是，由于颈部前屈位容易引起咽反射，故增加颈部屈肌肌力，防止颈部前屈挛缩是非常重要的。

(五)感官刺激

(1)触觉刺激。用手指、棉签、压舌板或刷子等刺激面颊部内外、唇周、整个舌部等，以增加这些器官的敏感度。

(2)咽部寒冷刺激和空吞咽。康复护理人员用冰冻的棉棒轻轻刺激腭、舌根和咽后壁，然后嘱患者做空吞咽的动作，或将 1～2g 的冰块放在患者的舌上，嘱患者吞下。冰有助于提高感觉的敏感性，如有误咽也不会造成严重的损害。

(3)味觉刺激。用棉棒蘸酸、甜、苦、辣等不同味道的果汁或菜汁，刺激舌部味觉，增加味觉敏感性及食欲。

(六)吸吮动作和喉头上抬训练

(1)目的。消除食管入口处的紧张，扩大咽部的空间。

(2)具体方法。让患者模仿吸吮动作和喉头上抬动作，指导患者在吸吮后立即喉部上抬，这两个动作协调一致就可产生吞咽动作，喉部上抬后，嘱咐其做空吞咽动作并保持上抬位置数秒钟。对于喉部上抬不够、食管入口处扩张困难的患者，让其头前伸，使颏下肌伸展 2～3s，然后在颏下施加阻力并嘱其低头，或嘱患者抬高舌背，即舌向上抵住硬腭。

(七)特殊的吞咽技术训练

在更换为普通食物之前常需进行特殊的吞咽技术训练，如声门上吞咽，又称“屏气吞咽”。

(1)具体方法。从鼻腔深吸一口气，然后完全屏住呼吸，这样可以利用停止呼吸时声门闭锁的原理进行吞咽训练，然后慢慢吞咽唾液，再呼气，最后咳嗽。通过咳嗽清除喉头周围残留的食物，按照该模式来训练吞咽可明显减少误咽，康复护理人员应尽量训练患者达到吞咽模式的自动化。

(2)该法适用于咽反射延迟或降低、声门闭合弛缓而发生吞咽前或吞咽时吸入的患者。

三、功能补偿方法

吞咽障碍的病人可以通过调整摄食姿势和食物形态、选用适宜餐具等补偿手段以减少误吸。

(一)吞咽姿势调整

对于吞咽障碍的患者，经口进食会存在误吸误咽的情况，若在吞咽时让患者的头部或身体改变某种姿态，使吞咽通道的走向、腔径的大小和某些吞咽器官的组成结构(如喉、舌勺状软骨)的位置有所改变和移动，即可避免误吸误咽和食物残留，改善或消除症状。通过调整姿势能保持患者吞咽的正常生理功能，不需要患者在吞咽时进行特别的努力，可行性和使用广泛性强。适用于神经系统疾病(如脑卒中)、头颈部肿瘤术后等情况，不同年龄的患者均可采用,无不良反应。在临床中,最好在吞咽造影检查下实践,先观察有效的吞咽姿势,然后再选取这种有效姿势进行训练。吞咽姿势调整的方法一般仅做暂时性使用,逐步过渡到符合正常吞咽姿势进食后停用。

(二)调整食物形态

食物的形态应根据患者吞咽障碍的程度及阶段,本着先易后难的原则来选择。若轻度吞咽障碍患者,普通食物经适当加工即可。一般选择的食物应有适当的黏性、不易松散且容易变形、柔软、易嚼、易移送、不在黏膜上残留,通常选用蛋羹、豆腐等食物。食物的温度如有可能以偏凉较为适宜,因为冷刺激能有效地强化吞咽反射。除此之外,还要兼顾食物的色、香、味等方面。

(三)餐具的选择

(1)患者手抓握能力较差时,应选用匙面小、难以粘上食物、柄长或柄粗、边缘钝的匙羹,便于患者稳定地握持餐具。

(2)如患者用一只手舀碗里的食物有困难,碗底可加用防滑垫,预防患者舀食物时碰翻餐具。

(3)可用杯口不接触鼻的杯子,这样患者不用费力伸展颈部就可以饮用。

(4)如果食物是全流质的情况下依旧出现吞咽不畅,可以使用吸管,吸吮的动作有助于激发吞咽反射。

(5)在吸口或注射器上加上吸管等,谨慎调整一口量。

四、摄食训练

直接训练患者的摄食和吞咽功能,又称直接训练。随着基础训练辅以功能补偿方法带来的功能改善,以阶梯式推进的方法逐步对患者进行摄食训练。每次进食前后,康复护理人员须提前认真地做好口腔护理,同时在进食过程中严密观察患者是否会出现误吸,必要时床边备电动吸引器。

(一)环境准备

选择整洁舒适的就餐环境,帮助患者做好就餐前准备工作,减少一切可分散患者注意力的环境因素,尽量让患者在安静舒适的环境下专心进行吞咽训练,降低吞咽训练中发生危险的可能。

(二)体位选择

进食前的体位是气道保护最重要的因素之一。一般取半坐卧位或坐位,对于能坐起的患者,鼓励其尽早采取坐位,一般坐位时头取稍前屈位,躯干倾向健侧 30°,使得食物借助重力作用从健侧咽部进入食道,从而可防止误咽;对于不能坐起的患者,可床头抬高 30°,头部前屈,用枕垫起偏瘫者侧肩部,康复护理人员须站在患者健侧,观察患者进食情况，尽量不使食物从嘴里漏出，不仅有利于食物向舌根部运送，还可以减少咽部食物的残留和误咽的发生。总之，临床上需根据患者的情况选择体位，合适的体位既有利于代偿功能的发挥又能增加摄食的安全性，减少向鼻腔逆流及误吸误咽的危险。

（三）食物的挑选

食物的性状应根据病人吞咽障碍的程度选择，遵循先易后难的原则。一般来说，选择能最大程度刺激到感觉器，密度均匀、胶冻样、黏度高、易形成食团的食物，这样不仅易于通过咽及食道还不易发生误咽，像香蕉、蛋羹等食物就适合进行吞咽训练和食用。此外，须同时兼顾食物的色、香、味及温度等，利于消化吸收。需要注意的是，干燥、易掉渣的食物应避免食用。在训练过程中，随着患者吞咽障碍的改善，可逐渐依次过渡为糊状食物、软食、普通食物和水。可供选用的固体和半固体食物一般分为混合食物、混合糊状食物、混合奶油状食物、切碎的糊状食物、柔软食物等。

（四）每次摄食的一口量

一口量即最适于吞咽的每次入口量，正常人的一口量约为 20mL，对于有吞咽障碍的患者，如果量过多，食物会从口中漏出或因难以通过咽门引起咽部食物残留导致误咽；相反量过少，则会因对吞咽部位和器官等刺激强度不够，以致难以诱发吞咽反射。故容易误吸时，一般先从 1～4mL 开始试进食，酌情逐步增加，摸索出最合适的一口量，并且进食后，嘱患者反复吞咽数次，防止食物残留和误吸。

（五）餐具的选用

选用适宜的餐具有助于摄食的顺利进行。餐具的具体选择可以见代偿方法，对自主进食的患者可进行一些餐具的改造。

（六）培养良好的进食习惯

养成定时、定量的饮食习惯，根据患者摄食-吞咽功能情况进行及时调整。参照早餐吃好、中餐吃饱、晚餐吃少的原则，根据个体需要量，每天恰当分配餐量。

（七）进食速度的调整

根据患者的具体情况，因人而异地调整进食速度，同时康复护理人员还须指导患者如何去调整，开始时进食速度不宜过快应适当放慢，一般以 30min 内摄入 70％食物量为宜，避免发生误咽。

（八）正确的进食方法

（1）让患者注视、闻食物，想着“吞咽”，想着食物放入口中后发生的一系列动作。

（2）把勺子置于舌头的中后部后，要患者用力将勺子推出。

（3）把勺子抬起，将食物倒在舌上，向下推，稍向后，抵抗舌的伸出。

（4）然后迅速撤出勺子，立即闭合患者的唇和下颌，使患者头部轻屈。

(5)给患者充分的时间激发吞咽反射。

(九)咽部残留食块清除法

吞咽动作无力时,食块常常不能一次性吞下,残留在口腔和咽部,吞咽后能听到“咕噜咕噜”的声音。发声听到湿性嘶哑时,可怀疑有食块、唾液、痰液残留在咽部。这种情况下,必须去除残留食块,方法如下。①空吞咽+重复吞咽:即在没有食物的情况下进行吞咽,应在每次进食吞咽后,反复做几次空吞咽,使食块全部咽下,然后再进食。②交替吞咽:每次进食吞咽后饮极少量的水(1～2mL)或是交替吞咽固体和流质食物,这样既有利于刺激诱发吞咽反射,又能达到除去咽部残留食物的目的。③点头式吞咽:会厌是最容易残留食物的部位之一,当颈部后仰时,会厌变窄,会厌谷的残留食物会被挤出,接着颈部尽量前屈,形似在做点头动作的同时实施空吞咽动作,可去除残留食物。④侧方吞咽:咽部两侧的梨状隐窝是另一处最容易残留食物的地方。让患者分别左、右转,做侧方吞咽,可除去梨状隐窝部的残留食物。

(十)饮水训练

进食训练的顺序一般是胶冻样食物、半固体、固体,最后才是液体,因为液体比固体更容易误吸入气管,危险性更大,所以更需要进行单独的饮水训练。饮水训练时,将茶杯边缘靠近患者的下唇,避免将水直接倒入口中,鼓励患者饮一小口水,如果患者无法自己饮水,可将少量水沿着下齿前部倒入口腔。

(十一)呛咳的处理

呛咳是吞咽障碍最基本的特征,一旦出现呛咳时,患者应当腰、颈弯曲,身体前倾,下颌抵向前胸。呛咳往往会出现强烈的咳嗽,但这种体位可以防止咳嗽时候残渣再次侵入气道。如果食物残渣卡在喉部,危及呼吸,患者应再次弯腰低头,康复护理人员在肩胛骨之间快速连续拍击使残渣排出,必要时可以机械吸出。

(十二)训练过程中密切观察,循序渐进

在直接训练阶段应注意观察体温、呼吸和痰量变化,根据患者配合程度,逐步改变经口腔摄取食物的次数、饮食内容及摄食姿势等。对食物形态的改变不追求一步到位,而应逐步改变、经过组合得到容易进食及安全的食物,循序渐进地经口摄取营养和水分。训练过程中还应定期测量体重,注意患者有无脱水和营养不足,如果经口腔摄取食物量不足,其不足部分通过胃肠道营养法或静脉补给。

五、辅助训练技术

(一)门德尔松手法

此法主要用于提升咽喉部,以利于吞咽。具体方法是在患者进行吞咽的同时,康复护理人员(或患者本人对着镜子)用食指及拇指托起环状软骨和甲状软骨,使之上提,直至食

物咽下为止。此法强调动作应轻柔，与吞咽动作同步。

(二)声门上吞咽

此法主要利用吸气后停止呼吸时声门闭锁的原理，用于防止食物的误吸。具体方法是患者在进食前，先吸一口气后屏住，然后进食咀嚼后吞咽，吞咽后立即咳嗽 2 次，接着空吞咽 1 次，恢复正常呼吸。此法指导患者使用时比较困难，一般不易实施。

(三)呼吸训练

此法主要用以提高摄食-吞咽时对呼吸的控制，有利于排出气道异物，强化声门闭锁，缓解颈部肌肉的过度紧张，改善胸廓活动。具体方法是训练腹式呼吸和缩唇呼吸，两种方法可调节呼吸节奏，延长呼气时间，使呼吸平稳。

(四)吞咽与空吞咽交替

此法主要用来防止咽部食物残留。具体方法是在每次摄食-吞咽后进行几次空吞咽，使残留食物完全咽下，然后再摄食，如此反复。这样既有利于刺激诱发吞咽反射，又可去除残留食物。

(五)屏气-发声运动

此法主要用于强化声门闭锁，当上肢着力、胸廓固定时，两侧声带会有力接触。具体方法是患者坐在椅子上，双手支撑椅面边做推压运动边大声发“啊”音，这时随意闭合声带可有效防止误吸。

六、中医康复治疗

推拿、按摩、针灸、中药熏蒸等对治疗吞咽障碍有显著的疗效。临床研究表明，针刺治疗脑卒中后的吞咽障碍有更为显著的疗效，主要采用针刺风府、人迎、廉泉、颈百劳四穴，均以平补平泻手法，得气后即止针。四穴合用，达到活血通窍之功，从而治疗吞咽障碍。

参考文献

[1] 李秀云，孟玲．吞咽障碍康复护理专家共识[J]．护理学杂志，2021，36(15)：1-4.

[2] 强笔，田兴德，汪华，等．纤维内镜检查在吞咽障碍评估中的应用研究[J]．中华耳鼻咽喉头颈外科杂志，2009(5)：385-388.

[3] 阮顺莉，陈茜．常见吞咽障碍筛查工具应用进展[J]．医学综述，2018，24(2)：316-320.

[4] 王红，赵文波．标准吞咽功能评价量表在预防老年误吸中的应用[J]．长春中医药大学学报，2020，36(3)：573-576.

[5] 王如蜜,熊雪红,张长杰,等. EAT-10 中文版在急性期脑卒中后吞咽障碍评估中的信度效度评价[J]. 中南大学学报(医学版), 2015,40(12):1391-1399.

[6] 中国吞咽障碍康复评估与治疗专家共识组. 中国吞咽障碍评估与治疗专家共识(2017 年版)[J]. 中华物理医学与康复杂志,2018,40(1):1-10.

[7] 周福婷. 脑梗死后吞咽功能障碍患者中医针刺联合康复训练治疗对患者吞咽功能的影响[J]. 辽宁中医杂志, 2021,48(11): 160-163.

[8] 宗丽春,任彩丽,唐红,等. Gugging 吞咽功能评估表对亚急性期脑卒中病人吞咽障碍的筛查作用[J]. 实用老年医学, 2017;31(7):627-629.

[9] CHECKLIN M,DAHL T,TOMOLO G. Feasibility and safety of fiberoptic endoscopic evaluation of swallowing in people with disorder of consciousness:A systematic review[J]. Dysphagia,2021:1-10.

[10] CHEN YC,CHEN PY,WANG YC,et al. Decreased swallowing function in the sarcopenic elderly without clinical dysphagia:A cross-sectional study[J]. BMC geriatrics,2020,20(1):419.

[11] FLORIE M,PILZ W,KREMER B,et al. EAT-10 Scores and fiberoptic endoscopic evaluation of swallowing in head and neck cancer patients[J]. The Laryngoscope,2021,131(1): E45-E51.

[12] JORDAN LC,BESLOW LA. Hard to swallow:Dysphagia and feeding after ischemic stroke in children and neonates[J]. Stroke,2021,52(4): 1319-1321.

[13] MARTINO R,PRON G,DIAMANT NE. Oropharyngeal dysphagia:Surveying practice patterns of the speech-language pathologist[J]. Dysphagia, 2004,19(3): 165-176.

[14] NA YJ, JANG JS, LEE KH,et al. Thyroid cartilage loci and hyoid bone analysis using a video fluoroscopic swallowing study(VFSS)[J]. Medicine,2019,98(30):e16349.

[15] PARK KD,KIM TH,LEE SH. The Gugging Swallowing Screen in dysphagia screening for patients with stroke: A systematic review[J]. International journal of nursing studies,2020,107:103588.

[16] WARNECKE T,IM S,KAISER C,et al. Aspiration and dysphagia screening in acute stroke-the gugging swallowing screen revisited[J]. European journal of neurology,2017,24(4): 594-601.

[17] WILKINSON JM,CODIPILLY DC,Wilfahrt RP. Dysphagia:Evaluation and collaborative management [J]. American family physician, 2021, 103(2): 97-106.

[18] ZHOU H, ZHU Y, ZHANG X. Validation of the Chinese version of the functional oral intake scale (FOIS) score in the assessment of acute stroke patients with dysphagia[J]. Studies in health technology and informatics,2017,245:1195-1199.

第五章 感觉障碍

第一节 感觉障碍概述

一、感觉障碍的定义

感觉是各个感受器对机体内各种刺激在人脑中的直接反映。感觉障碍常出现局部肢体麻木、疼痛等感觉异常，甚至以感觉缺损为主要表现。临床上常见于多种疾病，如脑卒中后偏侧感觉障碍、颈腰椎间盘突出导致的肢体感觉障碍、脊髓疾病所致的感觉障碍等。脑卒中患者中约65%存在不同程度的感觉障碍，有文献报道，脑损伤后感觉障碍的发生率为11%(8%～16%)。糖尿病性周围神经病是糖尿病最常见的并发症，发病率高达60%～90%。感觉障碍使病患的生活、工作受到较大的不利影响，严重影响病患的生存质量，部分患者甚至产生焦虑和抑郁情绪，进一步加重基础疾病的复发。

二、神经系统的传导通路

传导通路是指感受器或效应器与脑之间传递神经冲动的通路。传导通路的区分：由感受器经周围神经、脊髓、脑干、间脑、内囊至大脑皮质的神经通路称上行或感觉传导通路；由大脑皮质发出纤维经内囊、脑干、脊髓、周围神经至效应器的神经通路称下行或运动传导通路。简言之，传导通路是复杂反射弧的一部分。

感觉传导通路包括本体感觉(深感觉)，痛觉、温度觉、触觉和压觉(浅感觉)，视觉，听觉，平衡觉，味觉和嗅觉传导通路。

感觉传导通路可总结为3级传导、2次接替、1次交叉(躯干四肢深感觉传导路—延髓；躯干四肢浅感觉传导路—脊髓；头面部浅感觉传导路—延髓、脑桥；视觉传导路—下丘脑；听觉传导路—脑桥)、对侧管理。具体的特点是通路一般由三级神经元组成：第1级神经元的胞体在脊神经节或脑神经节内；第2级神经元在脊髓后角或脑干的脑神经感觉核中，第2级纤维在脊髓或脑干交叉；第3级神经元在间脑，第3级纤维都经内囊上传至大脑感觉中枢。

(一)感觉传导通路

1. 本体(深)感觉传导通路

(1)本体感觉为肌肉、肌腱、关节等运动器官在不同状态时产生的感觉,又称深感觉。包括位置觉、运动觉和震动觉。

(2)本体感觉和精细触觉传导通路。第1级神经元为脊神经节细胞,其周围突分布于肌肉、肌腱、关节等处的本体感受器和皮肤精细触觉感受器,中枢突经脊神经后根在脊髓内侧部形成薄束核。第2级神经元位于延髓的薄束核和楔束核,其发出纤维形成丘系交叉,最终止于背侧丘脑的腹后外侧核。第3级神经元位于腹后外侧核,发出纤维至中央后回和旁中央小叶,部分纤维投射到中央前回。有部分本体感觉直不交叉,投射到同侧小脑皮质。

2. 痛温觉、粗触觉和压觉(浅)传导通路

第1级神经元为脊神经节细胞,周围突分布于躯干和四肢皮肤内感受器,中枢突进入脊髓止于第2级神经元。第2级神经元发出纤维上升1～2个节段经白质前联合到对侧组成脊髓丘脑侧束和脊髓丘脑前束上行,止于背侧丘脑的腹后外侧核。第3级神经元位于腹后外侧核,发出纤维经内囊至中央后回和旁中央小叶。

3. 视觉传导通路和瞳孔对光反射通路

(1)视觉传导通路。视网膜神经部最外层的视锥细胞和视杆细胞为光感受细胞,中层的双极细胞为第1级神经元,最内层的节细胞为第2级神经元,其轴突在视神经盘处集合形成视神经。视神经经视神经管进入颅内,形成视交叉后延续为视束,视束绕过大脑脚向后主要终止于外侧膝状体。第3级神经细胞位于外侧膝状体,由外侧膝状体核发出纤维组成视辐射经内囊后肢投射到枕叶视皮质产生视觉。

(2)瞳孔对光反射通路。视网膜—视神经—视交叉—两侧视束—上丘臂—顶盖前区—两侧动眼神经副核—动眼神经—睫状神经节—节后纤维—瞳孔括约肌收缩—两侧瞳孔缩小。

4. 听觉传导通路

第1级神经元为蜗神经节内的双极细胞,其周围突分布于内耳的螺旋器,中枢突组成蜗神经,与前庭神经一道入脑,止于蜗腹侧核和蜗背侧核。第2级神经元位于蜗腹侧核和蜗背侧核,发出纤维大部分在脑桥内形成斜方体并交叉至对侧,形成外侧丘系止于下丘。第3级神经元位于下丘,其纤维经下丘臂止于内侧膝状体。第4级神经元位于内侧膝状体,发出纤维组成听辐射,经内囊后肢止于听区颞横回。少数蜗腹侧核和蜗背侧核的纤维不交叉进入同侧外侧丘系,也有少数外侧丘系纤维直接止于内侧膝状体,因此听觉冲动是双侧传导的。

5. 平衡觉传导通路

第1级神经元为前庭神经节内的双极细胞，其周围突分布于内耳半规管的壶腹嵴及前庭内的球囊斑和椭圆囊斑，中枢突组成前庭神经，与蜗神经一道入脑，止于前庭神经核群。由前庭神经核群发出的第2级纤维向大脑皮质的投射路径尚不清楚。由前庭神经核群发出的纤维参与眼肌前庭反射、转眼转头的协调运动、姿势反射及平衡调节。

（二）节段性感觉支配

指每一脊神经后根支配一定的区域而表现为节段性支配的现象。常用的神经节段体表标志有乳头平面（胸4）、肋弓平面（胸8）、脐平面（胸10）、腹股沟平面（胸12及腰1）。其他部位神经分布比较复杂，在颈部自耳前线至锁骨和胸骨上缘为颈2～4分布，上肢为颈5～胸2，下肢前面为腰1～骶5，肛周鞍区为腰4～骶5分布。每个感觉神经根或脊髓节段支配一块皮肤的感觉称为皮节，绝大多数皮节由2～3个后根或节段重叠支配，故当确定脊髓损害的真正上界时必须比脊髓损害水平高出1～2个节段来计算。

（三）感觉传导束的排列层次

脊髓丘脑束的纤维排列由外向内依次为骶腰胸颈部的纤维，即外侧部传导来自下部节段（腰骶段）的感觉，而内侧部传导来自上部节段（颈胸段）的感觉，这与锥体束的排列相同。之所以如此，是因为来自上部节段的脊髓丘脑束纤维陆续将来自下部节段的纤维推向外侧，引起后束内的纤维排列由内向外依次为骶腰胸颈部的纤维，正好与脊髓丘脑束相反，来自上部节段的后束纤维（楔束）陆续将来自下部节段的后束纤维（薄束）推向内侧。这种排列规律在痛温觉障碍时鉴别髓内外肿瘤有特别重要的意义。如颈段的髓内肿瘤浅感觉障碍自病灶水平开始自上而下发展，即按颈胸腰顺序发展；颈段的髓外肿瘤浅感觉障碍的发展顺序正好相反，且前者多为双侧对称性，后者在病变初期多为病灶的对侧性。

三、感觉障碍的类型

（一）周围神经型

为受损的周围神经所支配的皮肤区出现各种感觉障碍、末梢神经损伤，因病变多侵犯周围神经的远端部分，感觉障碍多呈末梢型，呈手套或袜套状分布，如格林-巴利综合征，尺神经、正中神经损害时局部感觉障碍等。

（二）神经根型

脊髓后根受损时，该神经根所支配的区域出现各种感觉障碍，常有相应部位后根的放射性疼痛，称为根性疼痛或根痛，见于脊髓外肿瘤、椎间盘脱出等，由于相邻神经根的重叠分布，单一神经根损害所致的感觉障碍区域往往不明显，脊髓后角损害时也有根性的痛温觉障碍，但受损区域触觉和深感觉仍保存，即分离性感觉障碍，见于脊髓空洞症外伤等。

(三)脊髓型

1. 横贯性脊髓病变

病变平面以下的全部感觉丧失,同时有截瘫或四肢瘫及大小便功能障碍,如横贯性脊髓炎、肿瘤、外伤等。

2. 脊髓半切综合征

表现病变平面以下病灶侧上运动神经元瘫痪及深感觉丧失,对侧痛温觉丧失,如外伤、髓外肿瘤。

3. 脊髓白质前连合病损

由于损害了两侧的痛温觉交叉纤维,而识别性触觉和深感觉纤维未受损害,故产生分离性感觉障碍。脊髓中央区髓内病变除有病变以下的各种感觉缺失外,常有鞍区回避现象,即鞍区感觉仍保存。脊髓圆锥部的病变常有鞍区感觉障碍,见于脊髓压迫性病变,病程进展缓慢者,这与脊髓内感觉束的排列层次有关。

(四)脑干型

延髓外侧病变损害了脊髓丘脑侧束和三叉神经脊束核,产生同侧面部及对侧偏身痛温觉障碍时为交叉性感觉障碍,如延髓背外侧综合征,一侧脑桥和中脑的病变引起对侧偏身和面部的感觉障碍,但多有受损平面同侧脑神经的下运动神经元性瘫痪,多见于脑血管病和肿瘤。

(五)丘脑型

丘脑病变引起对侧偏身感觉减退或消失,往往深感觉、复合感觉和轻触觉损害较痛温觉障碍明显,有时可有比较严重的偏身自发性剧痛,临床上称丘脑性痛或中枢性痛,也可出现感觉过度和感觉倒错,见于脑血管病变、肿瘤等。

(六)内囊型

内囊病变时对侧偏身(包括面部)感觉减退或消失,多为完全性,不伴有丘脑痛,其障碍程度:四肢重于躯干,肢体远端重于近端,常伴有偏瘫和偏盲。

(七)皮质型

大脑皮质感觉中枢在中央后回及旁中央小叶附近,它们支配躯体的关系与中央前回运动区类似,即身体倒立,顺序依次排列,即口面、上肢、躯干、大腿及小腿,小腿和会阴部是位于半球的内侧面,因皮质感觉区范围广,病变只损害其中一部分,故常表现为对侧的一个上肢或一个下肢分布的感觉减退或缺失,称单肢感觉减退或缺失,皮质型感觉障碍的特点是出现对侧精细性复合感觉的障碍,如实体觉、图形觉、两点辨别觉、定位觉及对各种感觉强度的比较等,皮质感觉中枢的刺激性病灶可引起感觉型癫痫发作。

(八)癔症型

其特点:①感觉障碍呈多样性,浅深感觉同时全部减低或消失,其感觉障碍的区域各式各样;②感觉障碍的分布不符合解剖生理学生理规律;③症状矛盾,即大脑器质性疾病所出现的偏侧感觉障碍,其感觉障碍的程度由肢体远端向近端逐渐减轻,即颜面躯干一般比肢体轻,癔症性偏侧感觉障碍躯干、四肢、颜面为同等程度,且感觉障碍的范围和程度经常变化,除有感觉障碍之外,同时可伴有不能解释的视野改变、弱视、听觉、嗅觉、味觉障碍,也可出现全部感觉缺失而不伴感觉性共济失调,视力视野明显改变而行走时能避开障碍物等矛盾现象;④易受暗示的影响或经暗示治疗很快恢复;⑤有其他病症性格的特点。

第二节　感觉障碍的评定

感觉障碍的评定在神经系统疾病检查中烦琐而又容易发生误差,要求耐心细致,有时须反复核查。检查时注意:①患者的精神状态良好,意识清醒,对检查能有正常表达的能力;②检查前要让患者了解检查的方法和意义,争取患者的充分合作;③检查时均请患者闭目或遮住检查的部位;④检查的顺序一般从感觉缺失区查至正常区;⑤检查中注意左右侧相应部位和远近端的对比,必要时重复检查;⑥检查中忌用暗示性提问,以免影响患者的判断;⑦切忌参与检查者的主观成见;⑧发现感觉障碍时宜用图表和人体轮廓图记录,以便重复检查时对比参考;⑨检查时要注意区分感觉障碍的类型,如传导束型、节段型、神经根型或末梢型等,以及感觉障碍的程度;⑩过度疲劳可使患者感觉域增高,一次检查时间不应过长,必要时可分几次完成检查。

一、感觉系统检查

(一)浅感觉检查

(1)触觉。用一束棉絮在皮肤上轻轻擦过,在有毛发覆盖的区域可轻触其毛发,嘱患者说出感觉接触的次数。

(2)痛觉。以大头针轻刺皮肤,嘱患者感到疼痛时做出反应,须确定感觉到的是疼痛还是触觉。如发现痛觉减退或过敏的区域,须从各个方向用针尖在患区皮肤向外检查,以得到确切的结果。

(3)温度觉。用盛有冷水(5～10℃)及热水(40～45℃)的试管交替接触皮肤,嘱患者报告“冷”或“热”。

(二)深感觉

(1)运动觉。患者闭目,检查者轻轻夹住患者指趾的两侧,上下移动5°左右,嘱其说出移动的方向。如发现有障碍可加大活动的幅度,或再试较大的关节。

(2)位置觉。患者闭目,将患者一侧肢体放在一定位置,让患者说出所放位置,或用另一肢体模仿。

(3)振动觉。应用128Hz的音叉,振动时置于患者的手指、足趾以及骨隆起处。询问患者有无振动的感受,注意感受的时限,两则对比。

(4)压觉。用不同的物体交替轻触或下压皮肤,令患者鉴别。

(三)复合感觉

(1)触觉位置觉。患者闭目,以手指或其他物体轻触患者皮肤,嘱患者用手指点出刺激部位。

(2)两点辨别觉。患者闭目,用钝脚的两脚规,将其两脚分开达到一定距离,接触患者皮肤,如患者能感觉到两点,则再缩小两脚距离,一直到两脚的接触点被感觉成一点为止。正常身体各部位辨别两点的能力:指尖2~3mm,指背4~6mm,手掌8~10mm,手背2~3cm,前臂和上臂7~8cm,背部、腿部更大。检查应注意两侧对比。

(3)形体觉。患者闭目,可将常用物体如钥匙、纽扣、钢笔、硬币、圆球等放在患者一侧手中,任其用单手抚摸和感觉,并说出物体名称和形状。左、右分试。

二、相关量表的评价

(一)Fugl-Meyer感觉评价量表

应用检查者的手指触摸被检查者的手臂、腿部、手掌和足底的皮肤来评价轻触觉。应用上肢肩关节、肘关节、腕关节、拇指的运动位置和应用下肢髋关节、膝关节、踝关节、拇趾的运动位置来评价位置觉。

(二)Rivermead躯体感觉评定量表(RASP)

主要测量5种初级感觉,包括针刺觉、表面压力觉、触觉位置觉、温度觉及关节运动觉,以及2种次级感觉(精细触觉和两点辨别觉)。为了增加测量的可信度,设计了一种电针仪来提供均匀一致的压力刺激,它可以提供精确的温度,以保证一致性,同时定做了四角规来测量指尖的两点辨别觉。

(三)Carry触觉检查法

用于临床上检测脑卒中病人的主动触觉敏感性。测试主要在塑料的表面分隔等距离的边缘,由患者主动用手去触摸这些凹凸不平的边,如果患者上肢功能很差、无主动运动,则由评定者辅助患者完成触摸动作。此测量方法的优点在于量化较好、较规范可靠,而且有标准的指导语。

(四)Dannenbaum 触压觉检查

一种测量动态的和静止的触压觉的方法。具体的方法:测量动态的触压觉是通过不同质地的毛刷在受试者食指的末节手指上刷擦,让受试者指出用的是哪一把毛刷;测量静止的触压觉是通过用绳子吊起不同质量的球,在受试者的小鱼际上反复施加压力,让受试者用手主动握住球来感觉,球和手接触的频率应是 20s 内多于 5 次,否则会产生感觉的遗忘。经此方法也被研究认为,其评价的是高级皮层感觉即实体觉。

(五)圆盘刺激法

圆盘刺激器主要来测量拇指、中指和小指末端的两点辨别觉。刺激器两个点的距离分别为 2～8mm 不等的可调范围。应用此刺激器的缺点为刺激的压力和速度的不同导致了结果的主观和不可靠。

(六)诺丁汉感觉评价量表(NSA)

主要用于临床上检测感觉功能障碍。其内容包括轻触觉、压觉、针刺觉、温度觉、触觉位置觉、本体感觉、两点辨别觉及实体觉。

(七)感觉功能等级评定标准

1954 年英国医学会标准将感觉功能检查分为 5 级:1 级(S1),无感觉;2 级(S2),神经单一分布区有深痛觉;3 级(S3),神经单一分布区有浅痛觉及触觉;4 级(S4),神经单一分布区有浅痛觉及触觉且重叠感消失;5 级(S5),在神经单一分布区恢复两点鉴别能力。

三、客观感觉检查

(一)电生理学评定

对判断周围神经损伤的部位、范围、性质、程度和预后等均有重要价值。在周围神经损伤后康复治疗的同时定期进行电生理学评定,还可监测损伤神经的再生与功能恢复的情况。

1. 直流感应电检查法

直流感应电检查法通常在神经受损后 15～20 天即可获得阳性结果。观察指标有兴奋阈值、收缩形态和极性反应等。

2. 强度-时间曲线检查法

强度-时间曲线检查法通常在神经受损 3 天后即可获得阳性结果。观察指标有扭结、曲线的位置、时值和适应比值等。

3. 肌电图检查法

肌电图检查法是将肌内兴奋时发出的生物电的变化引导出来,加以放大,用图形记录出来。一般比手法检查早 1～2 个月发现肌肉重新获得神经支配。

4. 神经传导速度的测定

神经传导速度的测定是利用肌电图测定神经在单位时间内传导神经冲动的距离，可判断神经损伤部位、神经再生及恢复的情况，应用价值比肌电图大。

5. 体感诱发电位检查

体感诱发电位检查(SEP)是刺激从周围神经上行至脊髓、脑干和大脑皮质感觉区时在头皮记录的电位，具有灵敏度高、定量估计病变、定位估计传导通路、重复性好等优点。

(二)定量感觉检查(QST)

1. 定义

定量感觉检查是一种对感觉进行定量判断的心理物理学技术，通过测定引起某种特定感觉所需要的刺激强度，对感觉障碍的程度进行定量评价。QST 通常采用极限法和水平法。在极限法中刺激的强度逐渐递增或者递减，要求受试者一旦有一个渐强的刺激被感觉到或者是一个渐弱的刺激不再被感觉到的时候就停止刺激；在水平法中刺激的强度是预先设定的，无论测试的是什么强度水平的刺激均会被感觉到。极限法是一种包括反应时间在内的测试方法，而水平法的检查结果与反应时间无关。后者测得的阈值更精确，但通常需要更多的时间，会因被检查者的注意力下降而产生误差。因可量化躯体感觉，QST 已被用于临床治疗实验以验证不同治疗方法的疗效。目前已开展的 QST 感觉类型有温度觉、振动觉、机械觉等。其中，振动觉由 Aα、Aβ 纤维传导；温度觉及机械觉主要通过 Aδ 和 C 纤维传导。将 QST 与神经传导相结合，可对周围神经功能进行综合评价，可重复性强。

2. 检查方法

(1)温度觉。目前常用的设备为温度觉分析仪。测试的起始温度设 32℃，温度改变率设为增加或减少 0.5～5.0℃/s，中断温度设为 0℃ 及 50℃ 。取约 9cm 的皮肤作为被测试区域，让探头与皮肤接触，测定温度阈值。直至受试者产生冷或热的感觉时，按下停止按钮。

(2)振动觉。有专门的振动觉分析仪，但较为简单及常用的是音叉。将其置于被测试区域的骨性突起部位(如颧弓、尺骨茎突、足踝等)，直至受试者感到振动觉完全消失为止。

(3)机械觉。包括机械感觉阈值和机械疼痛阈值，测量方法基本相同。测试时，通常使用 vonFrey 纤维刺激被测试区域的皮肤，每次持续 2～5s，刺激强度由低逐渐增加，直至受试者能够感觉到针刺感时的测定值为机械感觉阈值；刺痛时的测定值为机械疼痛阈值。

3. 关于 QST 的临床应用

美国电诊断协会建议如下。①QST 是检查粗大及细小感觉神经纤维功能的可靠的神经生理学工具。②QST 反应的是自感受器起直至大脑的整个感觉的传导轴，QST 结果的异常并不能将功能障碍定位于周围或者中枢神经系统。③QST 需要患者的完全配合，如果患者的认知功能受损，可能会出现虚假的结果。④正常人群中，如果 QST 间隔数天或者数周，其检查结果就具有相当高的可重复性。但如果需要花费数月或数年时间的药物试验的研究指标中包括 QST 结果，则必须对安慰剂组的可重复性进行研究。⑤温度觉阈值的可重复性可能比振动觉阈值低。

第三节　常用康复治疗技术

一、常用康复技术

(一)神经肌肉本体感觉促进技术(PNF)

PNF 技术通过刺激肌肉和关节的本体感受器，利用牵张、牵引和关节压缩等本体感觉刺激以及应用螺旋对角线运动模式，再控制神经肌肉运动，从而促进恢复运动功能。本体感受器主要存在于皮肤、肌肉、韧带、关节软骨和游离神经末梢等部位，它们通过周围神经将感受到的振动、运动等感觉冲动传入脊髓后索，通过内侧丘系到大脑皮质感觉中枢，再通过中枢运动传出体系，输出相应运动馈，调整运动反应。

(二)Rood 技术

Rood 技术又称多种感觉刺激技术，是利用感觉和运动系统相关的观点，治疗原理包括 3 个部分：①适当的感觉刺激可保持正常肌张力，并能诱发所需要的肌肉反应；②感觉性运动控制是建立在发育的基础上，并逐渐发展起来的；③完成的动作要有目的，利用患儿对动作的有目的反应，诱导出皮下中枢的动作模式。

二、常见感觉障碍的康复治疗

(一)脑卒中后感觉障碍的康复治疗

1. 脑卒中后感觉障碍病因及分类

当感觉传导通路因脑组织局部缺血坏死而造成损害时，临床上就表现为各种不同的感觉障碍。脑卒中患者中约 3/4 存在不同程度的感觉障碍，主要表现的感觉障碍如感觉缺失、减退、过敏、倒错、过度、异常、错位及疼痛等。

2. 脑卒中后感觉障碍的临床表现

临床上的感觉障碍表现多种多样,根据脑损害部位以及程度的不同而表现不同。

1)皮质型

当大脑皮质感觉中枢发生病变时,常表现为对侧偏身感觉障碍。因病变的范围及部位的不同,可能出现对侧躯体某部分的感觉障碍,其特点为上肢较下肢重,远端重于近端。精细的、复杂的感觉障碍是皮质感觉障碍的特点,往往临床上表现为浅感觉正常,深感觉及复合感觉明显障碍。

2)内囊型

由于内囊的后 1/3 有皮质通过。因此,当内囊损害时,表现为肢体重于躯体,远端重于近端的对侧偏身感觉障碍,而深感觉障碍较浅感觉表现明显。

3)丘脑型

各种感觉在丘脑处汇合,所以当损害发生于此时,常表现为病灶对侧偏身感觉障碍,以疼痛和感觉过敏为主要表现。而感觉障碍一般上肢重、下肢轻,远端重、近端轻,深感觉重、浅感觉轻。

4)脑干型

主要表现为传导型感觉障碍。分为分离性、交叉性及偏身感觉障碍三类。分离性感觉障碍因内侧丘系的损伤,导致对侧肢体的深感觉障碍。交叉性感觉障碍为延髓外侧部病变造成对侧肢体的浅感觉障碍。偏身感觉障碍则表现为对侧躯干感觉的缺失。

3. 脑卒中后感觉障碍的康复治疗

脑卒中后感觉障碍的治疗常常用多感觉刺激法,加大患者的感觉输入,提高受损神经结构的兴奋或促进新的通路形成,从而恢复正常功能。2016 年美国心脏协会/美国卒中协会发布的《成人脑卒中康复治疗指南》在感觉障碍治疗中提及感觉训练;2011 年《中国脑卒中康复治疗指南》推荐特定感觉训练、感觉关联训练,并推荐联合经皮电刺激治疗;除此之外,2019 年《中国脑血管病临床管理指南》的卒中康复管理中还提到“可考虑实用虚拟现实环境来改善感知觉功能”。

1)浅感觉训练

主要以 Rood 为主的多种感觉刺激疗法。如用冰水刺激皮肤以训练温度觉;用大头针尖端和钝端刺激皮肤,从正常的部位向障碍部位进行以训练痛觉;轻拍、叩打患者皮肤,用软毛刷从患侧肢体远端到近端轻刷,以刺激触觉。

触觉训练:①用筷子、橡皮或手指在患侧皮肤表面上下移动,先睁眼观察感受,再闭眼体会,先感受移动的部位再体会物体的质地;②将物体适度用力压在患侧皮肤上,先睁眼后闭眼感受触压觉;③用书本、毛巾团、手掌等物体接触患者身体的不同部位,先睁眼感受,后闭眼体会,接触面由大到小,错误时用健侧比较。

痛温觉训练:用大头针刺激患侧皮肤,轻拍、叩击、冷热毛巾擦敷、短时间冰水刺激以及冷温热水交替浸泡患手、患足。

2)深感觉训练

深感觉障碍表现为关节位置觉障碍和运动觉障碍,训练常与运动训练相结合。

早期进行以患侧侧卧为主的良姿位训练,患侧负重挤压,进行视觉反馈训练及放置训练:①在各关节处使用弹性绷带缠绕,再进行主被动运动;②将音叉放置于关节骨隆起处;③将患肢摆放于某一位置,或轻持患手、患足做被动屈伸动作,患者判断方向。

复合感觉的训练:①当手触觉有所恢复后,辨别布袋中熟悉的物体,从形状明显不同的大物体,如积木、勺子、香蕉、苹果等,过渡到只有细微差别的小物体,如绿豆、米粒等;②插木钉训练时,将木钉用不同质地的材料包绕,如砂纸、皮革、毛线、帆布、丝绸等,通过患手抓握说出是哪种材质;③患者可以站立后,在足底放置不同质地的垫子,让其感受并判断;④用分规进行两点辨别觉的训练;⑤在皮肤,特别是手部皮肤上画图形或数字让患者体会并辨认。

3)实体觉训练

采用触觉训练板进行素材识别训练及触摸各种道具的(平时熟悉的物品)触摸训练。如通过让患者按要求反复触摸一些如钥匙、笔等生活常用物品,并正确感觉出物体。

4)物理因子治疗

经皮电刺激能够增强感觉的恢复,研究表明皮肤电刺激能够在脑卒中数年后改善患者瘫痪肢体的感觉和运动功能。

5)中医药治疗

中医在临床上常将口服汤剂、针灸、穴位注射和推拿导引等多种治疗方法相结合。临床上常用的针刺疗法主要包括头针、体针、电针疗法和刺络疗法等。中医推拿可通过利用按摩点穴的手法对肢体关节进行牵张、挤压、捻捏、点按等刺激本体感受器;中医导引则进行各关节的运动控制训练,并加以语言导引、视觉补偿来加强信息的传入与传出。

6)作业治疗

感觉训练的原理是脑可塑性,无论是潜在的突启用和侧支发芽新突触的利用,还是病灶周围组织和低级中枢的代偿,都需要大量的功能训练和再学。对患肢进行反复的感觉刺激能使患者得到正确的感觉反馈,有助于中枢神经系统对输出加以重组,提高受损神经结构的兴奋性,促进神经通路形成。fMRI 研究发现,脑卒中后各种外周刺激和感觉反馈对促进中枢神经功能重组和适应环境非常重要。作业疗法通过指导患者参与选择性活动而进行反复学习,从而重塑功能。

4.感觉障碍的恢复

由于目前脑卒中的康复治疗更多地倾向于运动功能的康复,对感觉功能的康复关注较少。因此对于感觉障碍的预后尚无相关报道及研究。就现有文献了解,每种感觉障碍都有不同的恢复时间,大多在 6 周至半年不等,感觉障碍有不同程度的恢复。各种感觉障碍的恢复时间也不尽相同。

(二)外周神经损伤后感觉障碍的康复治疗

外周神经损伤后的感觉障碍主要有局部麻木、刺痛、灼痛、感觉过敏、感觉减退或消失、本体感消失等。应采用不同的治疗方法,如局部麻木、刺痛、灼痛者,可采用药物治疗、交感神经节封闭治疗、物理治疗和手术治疗等。常用的物理治疗:直流电药物离子导入疗法,低、中频电疗法,超声波疗法,磁疗法,光疗法,电针等。感觉过敏者,可采用脱敏疗法,即选用不同质地、材料的物品如棉花、棉布、毛巾、毛刷、米粒、沙子等刺激敏感区,刺激量逐渐加大,使之产生适应性和耐受力。

崔松彪等采用坐骨神经损伤模型致试验大鼠出现周围神经损伤,并通过对照组与实验组进行比较,经过 3 周的运动出现了再生的小运动神经元群,但数量较少,而大运动单位、不规则的有髓神经纤维等的再生及其恢复需要将近 1 年或更多的时间。运动训练组比对照组其复合肌活动电位的潜伏期和振幅均出现有意义的恢复,这时轴索的质和量与髓鞘的厚度有联系,说明不能排除运动可促进髓鞘的生成,使其厚度增加、轴索的直径变大,即运动训练可以促进受损的周围神经再生,促进其运动功能的恢复,而且在神经再生时期,随着运动负荷量的增加加速其运动功能的恢复。

(三)乳腺癌术后感觉障碍的康复治疗

对于神经损伤所导致的麻木症状可使用加巴喷丁、普瑞巴林、神经营养类药物以及针灸、运动疗法、Rood 技术等治疗。慢性持续性疼痛可以采取口服、外用贴剂和注射等镇痛办法,以及抗焦虑抑郁等药物的应用,必要时可采取神经阻滞治疗、手术治疗等。康复治疗可采取物理治疗、音乐治疗、认知疗法、针灸等,必要时给予心理干预。若有证据证明患者为瘢痕卡压神经,可考虑行手术松解治疗。对于肿瘤复发和转移的患者,需要进入肿瘤科进行进一步检查和治疗。放射性臂丛神经损伤的治疗包括高压氧治疗、手术治疗,包括松解、皮瓣移植和大网膜移植,可改善部分患者麻木疼痛症状,但较难恢复肢体功能。普瑞巴林可改善患者麻木疼痛感。必要时可使用镇痛药物和抗焦虑、抑郁药物。

(四)糖尿病周围神经病变感觉障碍的康复治疗

糖尿病神经病是糖尿病最常见的慢性并发症之一。病变可累及中枢及周围神经,其中以糖尿病周围神经病变(DPN)最为常见,占 50%以上。国际上把 DPN 定义为“排除其他原因导致的糖尿病患者出现末梢神经损伤的症状或体征”。

1. 经皮神经电刺激(TENS)

TENS 可用于治疗 DPN,尤其是有疼痛症状的糖尿病患者。治疗机制可能与内源性吗啡样物质释放、门控学说和局部微循环有关。2020 年,美国神经病学学会进行了一项循证研究,在一项Ⅰ级研究中,TENS 治疗组和对照组相比较不仅能减轻由于 DPN 产生的疼痛,而且能改善患者生活质量,因此 TENS 被推荐治疗 DPN(B 级推荐)。

2. 脊髓电刺激(SCS)

SCS是一种介入微创治疗,将电极植入脊柱椎管内,以脉冲电流刺激脊髓神经治疗疾病的方法。患者随身携带控制器,可随时治疗。SCS在慢性疼痛的治疗上有很好的效果,近年来被广泛应用于DPN治疗的研究,并且被证明能显著减轻DPN的症状。

3. 袜式电极电刺激

袜式电极是用一种镀银的尼龙或涤纶制作而成的电极,可用于缓解疼痛治疗。研究发现,10例患者使用该种电极治疗4周后通过视觉模拟评分法(VAS)测定发现评分明显降低,疼痛症状减轻明显。

4. 磁疗法

磁疗法中针对DPN治疗的研究主要倾向于脉冲磁疗法,Weintraub等对375例患者进行DPN治疗研究(24h/d,磁场强度为450G),治疗后4个月,通过VAS测定发现疼痛症状明显减轻,尤其是在第3个月和第4个月的治疗中效果最明显,认为该治疗方法可用于DPN的单一治疗或辅助治疗 。

参考文献

[1] 付孝翠,顾浩,孙丹,等. 等速运动系统不同测试模式对膝关节本体感觉功能评估的信度研究[J]. 中国康复医学杂志,2021,36(1):103-105.

[2] 胡佳,冉军,马凤豪,等. 感觉电刺激对慢性期脑卒中患者上肢运动及感觉功能的影响[J]. 中国康复医学杂志,2018,33(2):187-191.

[3] 纪任欣,陈文华,祁奇. 本体感觉训练在运动功能康复中的研究[J]. 康复学报,2017,27(2):53-58.

[4] 刘春敏. 经皮神经电刺激疗法在脑卒中后感觉障碍中的康复作用[J]. 深圳中西医结合杂志,2018,28(4):175-177.

[5] 张磊,焦振兴,姚蔚峦. Rood技术在高危儿早期干预中的应用效果[J]. 护理研究,2020,34(15):2793-2794.

第六章　大小便障碍

大小便障碍包括排尿与排便的障碍，其主要是由于大脑皮质、下丘脑、脑干以及脊髓等部位的病变，引起自主神经的功能紊乱所致。本章将分别介绍排尿障碍与排便障碍的临床特点及康复治疗技术。

第一节　排尿障碍

一、排尿障碍概述

（一）定义

排尿中枢或周围神经病变以及膀胱或尿路的病变均可以导致排尿障碍，其主要表现为尿急、尿潴留、尿失禁、自动性排尿以及排尿困难等。本节主要讲述由神经系统病变引起的排尿障碍，又称为神经源性膀胱。神经源性膀胱又称为神经源性下尿路功能障碍(NLUTD)，是由于神经控制机制紊乱而导致的各种下尿路功能障碍，进而产生一系列下尿路症状及并发症的疾病总称。

（二）常见病因

神经源性膀胱的病因繁多复杂，所有累及储尿、排尿生理调节过程的神经系统病变都有可能影响尿道、膀胱的功能，进而成为神经源性膀胱的病因。常见的致病因素包括中枢神经系统、脊髓病变、外周神经系统、感染及免疫性疾病、先天遗传性疾病、医源性和其他疾病等方面。

1. 中枢神经系统因素

(1)脑血管意外。脑血管意外可引起各种类型的下尿道功能障碍。脑血管意外最常见的并发症是尿失禁，但多为暂时性的，发病几个月后尿失禁可恢复。但是仍有1/3的脑血管意外患者在发病至后遗症期仍有尿失禁的后遗症。

(2)颅脑肿瘤。颅脑肿瘤引起的排尿障碍症状与其累及大脑的程度和范围有关。侵犯额叶部位、下丘脑及垂体的肿瘤病变则可能造成神经源性膀胱，引起严重的下尿路功能障碍。

(3)智力障碍。精神发育迟滞的部分患者伴有下尿路功能障碍，其中最常见的症状是尿失禁、遗尿、尿潴留。阿尔茨海默病患者则更容易尿失禁，其中压力性尿失禁在女性中更加常见，而男性夜尿增多较为普遍。

(4)基底节病变。基底节功能复杂而广泛，有调控排尿的作用。帕金森病(PD)是最常见的基底节病变，帕金森患者最常见的排尿障碍是尿急、尿频和排尿不畅。

(5)小脑共济失调。小脑参与调控排尿反射，小脑疾患可造成排尿功能障碍。共济失调患者尿动力检查可观察到大部分患者存在逼尿肌功能亢进，伴或不伴逼尿肌尿道括约肌协同失调。

(6)其他中枢神经系统疾病。如多系统萎缩、神经脱髓鞘病变、压力正常的脑积水、脑瘫均可引起不同症状的排尿障碍。

2.脊髓病变

大部分脊髓损伤性病变均可影响膀胱或尿道的功能。膀胱尿道功能障碍的类型与脊髓损伤的部位、程度有关，损伤后的不同时间段临床表现也有所不同。

(1)创伤性脊髓损伤。可分为上运动神经元功能障碍和下运动神经元功能障碍，两者以骶髓为界划分。脊髓损伤平面越高，逼尿肌外括约肌协同失调和逼尿肌膀胱颈协同失调的发生率越高。

(2)非外伤性脊髓损伤。主要由脊髓肿瘤、脊髓结核、脊髓畸形等病变引起。

(3)腰椎间盘疾病。部分腰椎间盘突出症患者突出的椎间盘导致骶神经根受到影响，可造成排尿障碍，最常见的症状为尿潴留。

(4)腰椎管狭窄。腰椎管狭窄一般不会引起膀胱功能障碍，若出现排尿症状一般呈现进展性发展，多与马尾神经受压有关。

3.外周神经系统因素

(1)糖尿病。糖尿病膀胱又称糖尿病神经源性膀胱，糖尿病病程在10年以上的患者，其糖尿病膀胱的患病率也会明显增高。2型糖尿病自主神经病变越严重，其发生糖尿病膀胱的概率也越高。

(2)其他外周神经系统因素。如酗酒、氯胺酮滥用、卟啉症、结节病等因素均可引起不同症状的排尿障碍。

4.感染及免疫性疾病

感染及免疫性疾病若侵犯至中枢及外周神经系统时，部分患者会出现排尿障碍。如获得性免疫缺陷综合征、系统性红斑狼疮、格林-巴利综合征、带状疱疹、人T淋巴细胞病毒、莱姆氏病、脊髓灰质炎、梅毒、结核病等。以上疾病可同时侵犯中枢及外周神经系统，所以临床上该类型排尿障碍可有多种症状。

5. 先天遗传性疾病

部分先天遗传性疾病会出现排尿障碍，如家族性淀粉样变性多发性神经病变、强直性肌营养不良、遗传性痉挛性截瘫等。

6. 医源性因素

脊柱外科的手术，如颈椎或腰椎的椎板减压术、椎间盘切除术、椎管肿瘤摘除术等，术后可能会产生不同程度的排尿异常症状。部分根治性的盆腔手术，如子宫癌根治术、直肠癌根治术等，也大概率会导致排尿异常。随着近年来腔镜技术的普及，与传统的开放手术相比，腔镜手术能更好地保护膀胱功能，排尿异常的情况也有所减少。另外，区域脊髓麻醉也存在引起排尿障碍的风险。

7. 其他疾病因素

功能障碍性排尿（Hinman 综合征）、重症肌无力、甲状腺功能亢进等疾病也有可能引起排尿障碍。

二、排尿障碍的临床特点

排尿障碍主要由排尿中枢或周围神经病变所致，也可由膀胱或尿路病变引起，临床表现为排尿困难、尿频、尿潴留、尿失禁及自动性排尿等。其中神经源性膀胱根据不同的类型有不同的临床特点。

（一）感觉障碍性膀胱

感觉障碍性膀胱又称感觉性无张力膀胱。病变部位为脊髓后索或骶神经后根，会引起脊髓排尿反射弧的传入障碍。排尿反射障碍在早期会引起膀胱不能完全排空的排尿困难，晚期由于膀胱感觉的完全性消失，会导致尿意缺失，引起尿潴留，严重时会出现充盈性尿失禁。尿流动力学可监测到膀胱内压极低，为 5～10cmH_2O，且膀胱容量明显增大，为 500～600mL，甚至可以到 600mL 以上。残余尿检查提示残余尿量增多，为400～1000mL。

（二）运动障碍性膀胱

运动障碍性膀胱又称运动性无张力膀胱。病变部位为骶髓前角或前根，会引起脊髓排尿反射弧的传出障碍。此类患者膀胱的膨胀感及冷热感存在，且存在尿意。运动障碍性膀胱在早期表现为膀胱不能完全排空，导致反复有膀胱冷热感和膨胀感，尿意存在，严重时可伴有疼痛感。此类患者晚期主要表现为尿潴留或充盈性尿失禁。尿动力学检查可发现膀胱内压低，为 10～20cm$H_2 0$，且容量增大，为 400～500mL。残余尿检查提示残余尿量增多，为 150～600mL。

（三）自主性膀胱

自主性膀胱顾名思义即是膀胱完全脱离感觉及运动神经支配，成为自主器官。病变部位为脊髓排尿反射中枢(S2～4)、马尾或盆神经。此类患者尿不能完全排空,咳嗽和屏气时可出现压力性尿失禁。自主性膀胱早期可表现为排尿困难且有膀胱膨胀,后期可发展为充盈性尿失禁。由于失去了神经支配,膀胱会呈进行性萎缩。查体可见马鞍区麻木感觉消失,尿动力学检查可发现膀胱冷热感及膨胀感均消失,膀胱内压随容量增加直线上升,膀胱容量略增大,为300～400mL。残余尿检查提示残余尿量增多,为100mL以上。

(四)反射性膀胱

反射性膀胱又称自动膀胱。病变部位为骶髓以上的横贯性病变同时损害两侧锥体束,使得排尿完全由骶髓中枢控制,会引起排尿反射亢进,临床表现为尿频、尿急以及间歇性尿失禁。一般来讲,除偏瘫急性期会出现短暂的排尿障碍,一侧锥体束损害不会引起括约肌障碍。尿动力学检查,膀胱冷热感及膨胀感消失;膀胱内压随容量增加,不断出现无抑制性收缩波,且收缩压逐渐升高,至一定压力时即自行排尿。膀胱容量大小不定,一般小于或接近正常;有残余尿,一般在100mL以内。

(五)无抑制性膀胱

无抑制性膀胱是大脑皮质和锥体束部位损伤,使对骶髓排尿中枢的抑制减弱。临床表现为尿频、尿急、尿失禁,不受控制且尿量少,尿后膀胱膨胀感存在。尿动力学检查发现膀胱冷热感及膨胀感正常,膀胱内压高于10cmH_2O,膀胱不断出现无抑制性收缩波,膀胱内压随之升高,膀胱容量小于正常,无残余尿。

三、排尿障碍的评定

尿流动力学检查最先在泌尿外科使用,以神经生理学、排尿器官的解剖学、药理学研究为研究基础。尿流动力学检查主要是依据电生理学和流体力学对患者排尿器官各项指标进行检测。尿动力学检查可以直接反映下尿道的功能变化,间接反映支配下尿道脊髓圆锥的功能状态,从而为临床进一步的精确诊断提供新的依据,为临床上合理地选择治疗方案提供帮助。本节主要介绍尿流动力学检查测定充盈期膀胱压力容积的方法。

(一)主要检查指标

包括残余尿量、膀胱容量、尿流率测定、充盈期膀胱压力测定、逼尿肌功能分析、压力/流率/肌电图同步测定、尿道压力测定等。

(1)膀胱逼尿肌压的测定可间接反映患者膀胱功能,逼尿肌功能测定可反映患者逼尿肌神经肌肉的实际情况,两者联合可评估患者逼尿肌功能。

(2)膀胱最大容量的测定可评估患者尿道关闭功能,最大尿道压的测定可判断患者尿道梗阻情况及具体位置,两者联合可评估患者尿道功能。

(3)尿流率及最大尿流量的测定是尿动力学检查的基本,主要诊断下尿路的梗阻情况,可评估患者排尿功能。

(二)禁忌证

对近期有急性尿路感染、急性尿道炎等,为防止感染扩散、败血症及尿道热的发生禁忌行导尿者;因尿道狭窄或其他原因,测压导管不能置入膀胱者;因其他原因,如严重自主神经反射亢进,不能行导尿者。以上均禁止进行膀胱测压检查。

(三)操作要点

(1)开启总开关,定标、调零,排空各导管内空气,准备消毒包及各种导管,膀胱灌注介质用生理盐水,灌注速度50～60mL/min。

(2)安置腹压测压管。检查前要求受检者排净粪便,对脊髓损伤等神经源性膀胱患者,由于常见便秘,检查前一天应清洁灌肠。测压管从直肠插入至直肠壶腹,深度约10cm,充水量为球囊容积的10%～20%。肛门切除患者可经肠接口或阴道测定腹压,此类患者可增加测压管插入深度以利于客观反映腹压变化。

(3)固定测压管。膀胱压和腹压测压管置入后应妥善固定,以避免在排尿时脱出导致检查中断。猪尾状膀胱测压管具有内固定的作用,不再需要外固定。固定膀胱测压管不能影响排尿,腹压测压管应尽量靠近肛门边缘固定以防止滑脱。

(4)启动测压仪,开始膀胱灌注,仪器自动记录膀胱压、腹腔压、逼尿肌压及肌电图曲线,记录患者出现的初尿感、强烈排尿感及急迫排尿感,做好时间标记,注意逼尿肌与外括约肌的协调性。前者收缩后者松弛谓之协调,两者皆收缩谓之不协调。

(5)测量结束,记录结果。

(四)观察指标

首次膀胱充盈感:男性为(250±50)mL,女性为(225±75)mL,儿童为(180±100)mL;最大膀胱容量:男性为(600±150)mL,女性为(500±100)mL;膀胱和腹部的初始静态压为仰卧位5～20cmH_2O,坐位15～40cmH_2O,立位30～50cmH_2O;顺应性>20mL/cmH_2O。

(五)注意事项

(1)检查前,受检者应排空膀胱以保证膀胱容量的准确性。

(2)检查中每灌注50～100mL或1min时可嘱受检者咳嗽以确定膀胱压和腹压传导是否正常。咳嗽时膀胱压和腹压上升幅度应基本一致,如无明显反应或差异过大,表明测压系统传导不良,可能原因有导管中存在气泡、连接处封闭不良、导管受到挤压或弯折、测压管堵塞等。

(3)检查中如发生明显逼尿肌不稳定收缩引起的自主排尿,将会影响膀胱容量的判断。此时应减慢或暂停灌注,等待曲线恢复基线水平。如出现大量排尿,应采用慢速灌注重新检查。

(4)检查中怀疑因灌注速度过快引起膀胱顺应性降低时,应暂停灌注,如膀胱压明显降低即可确定。此时可采用慢速灌注。

(5)检查中由于腹压测压管的刺激,可出现直肠收缩,由于对膀胱压影响很小,可出现 Pdet 曲线波动,这并非 Pdet 活动的结果,分析时注意鉴别。腹压测压管还可能受肠道粪便阻塞或向下移位导致腹压下降,因膀胱压无明显变化而出现逼尿肌压异常增高的假象。

(6)充盈期膀胱压力容积测定多与压力-流率联合测定,单独检查可见于脊髓损伤所致神经源性膀胱患者。

(7)高位脊髓损伤、病态肥胖或其他严重疾病,检查中要注意自主神经过反射的发生,避免意外发生。

(六)其他测试方法

除了充盈期膀胱压容积测试以外,还有腹压漏尿点压即(ALPP)测定与逼尿肌漏尿点压(DLPP)测定。

ALPP 测定又称为应力性漏尿点压(SLPP),即患者进行各种增加腹压的动作过程中出现尿液漏出时的膀胱腔内压(腹压与逼尿肌压的总和)的测定,其实质是测量造成漏尿所需的腹压的最小值。该指标在神经源性膀胱患者中的应用价值有限。

DLPP 是在无逼尿肌自主收缩及腹压增高的前提下,膀胱充盈过程中出现漏尿时的逼尿肌压。在膀胱充盈过程中,因膀胱顺应性下降,膀胱腔内压随着充盈量的增加超过尿道阻力时产生漏尿,此时记录的逼尿肌压即为 DLPP。主要用于评估因膀胱顺应性下降导致上尿路损害的风险。

四、常用康复治疗技术

神经源性膀胱的治疗目标包括首要和次要目标。首要目标为保护上尿路肾脏功能,确保储尿期和排尿期膀胱内压处于安全范围内。次要目标为恢复/部分恢复下尿路功能,提高控尿能力,减少残余尿量,预防泌尿系感染,提高患者生存质量。

(一)清洁间歇导尿治疗

清洁间歇导尿(CIC)又称清洁导尿,是指在清洁条件下,定时将尿管经尿道插入膀胱,规律排空尿液的方法。清洁的定义是所用的导尿物品清洗干净,将会阴部及尿道口用清水清洗干净,无须消毒,插管前使用洗手液洗净双手即可,不需要无菌操作。通过间歇导尿可使膀胱间歇性扩张,有利于保持膀胱容量和恢复膀胱的收缩功能。长期应用 CIC 能免除留置导尿的不便,并能显著降低尿路感染及其他并发症的发生率,使患者的生活质量得到显著改善。

1. 适应证

神经系统功能障碍或损伤导致的排尿问题、非神经源性膀胱功能障碍、膀胱内梗阻致排尿不完全等,均是间歇性导尿术的适应证。

2.禁忌证

不能自行导尿且照顾者不能协助导尿的患者；缺乏认知导致不能配合插管者或不能按计划导尿者；尿道生理解剖异常，如尿道狭窄、尿路梗阻和膀胱颈梗阻；阴茎异常勃起；可疑的完全或部分尿道损伤和尿道肿瘤；膀胱容量小于200mL；膀胱内感染；严重的尿失禁；每天摄入大量液体无法控制者；经过治疗，仍有膀胱自主神经异常反射者等不适用。下列情况需慎用CIC：前列腺、膀胱颈或尿道手术后，装有尿道支架或人工假体。另外，医务人员导尿时还应特别注意患者是否有出血倾向。

3.并发症

常见的并发症包括尿路感染、膀胱过度膨胀、尿失禁、尿道创伤与血尿、尿路梗阻、尿道狭窄、自主神经异常反射（损伤平面多在T6或以上）、膀胱结石。

4.用物准备

导尿管、热水、洗手液、消毒湿巾、干毛巾、集尿器（带刻度）。

（1）导尿管的选择。为成人导尿时，应首选直径12～14Ch的导尿管；为小于6月龄的儿童导尿时，使用直径为5Ch的导尿管；为大于6月龄的儿童导尿时，男性儿童从直径6～8Ch的导尿管开始，女性儿童从直径8Ch的导尿管开始，根据儿童具体情况选择合适的直径。

（2）导尿管的润滑。如使用的是需要水化的亲水涂层导尿管，打开包装灌入温开水后，将包装袋悬挂在患者身旁或治疗车旁，等待至推荐时长；如使用的是预润滑的即取即用型来水导尿管，将包装袋直接悬挂于患者身旁即可；如使用非涂层导尿管，需将润滑剂涂抹于导尿管表面。

（3）润滑剂和麻醉凝胶。对于非涂层型或普通导尿管则需要使用润滑剂。润滑剂按是否含麻醉剂分为两种，视患者情况选择，例如，四肢瘫痪的患者因躯体感觉丧失，一般来说无须使用麻醉性润滑剂。麻醉作用发挥后可使患者放松，降低插管难度。使用麻醉性润滑剂可以降低导尿管和尿道黏膜层的摩擦力，使导尿管顺利插入膀胱。

5.操作流程

（1）知情同意。告知患者、家属清洁间歇性导尿的原因、目的、操作过程及潜在的并发症或风险。

（2）在全面评估排尿情况的基础上制订饮水计划和确定排尿时间表。①导尿时机：宜在病情基本稳定、无须大量输液、饮水规律、无尿路感染的情况下开始，一般于受伤后早期（8～35天）开始。②导尿间隔时间：依据残余尿量多少而定，开始导尿一般4～6h一次，根据简易膀胱容量及压力测定评估，每次导尿量以不超过患者的最大安全容量为宜，一般每天导尿次数不超过6次；随着残余尿量的减少可逐步延长导尿间隔时间；当残余尿＜100mL时，可以停止间歇导尿。

(3)按照七步洗手法清洁双手。操作者使用肥皂或洗手液搓洗双手,用清水冲洗干净,再用清洁的毛巾擦干。

(4)协助患者取舒适体位,保护患者隐私,放置集尿器。患者通常取半卧位或坐位,脱下一边裤管,将两腿分开(女患者双膝屈曲并两腿分开,足底对足底)。

(5)导尿管的润滑和使用。

(6)清洗会阴部。清洗尿道口和会阴,暴露尿道口,用消毒湿纸巾擦拭尿道口及周围皮肤。

(7)再次洗手。

(8)采用零接触的方式插入导尿管。持导尿管外包装或使用无菌手套将导尿管插入尿道。①女性患者每次插入2～3cm,直到尿液开始流出为止(插入3～5cm后),再插入1～2cm,以确保导尿管已完全进入膀胱中。②男性患者握住阴茎,使其与腹部呈45°角,慢慢将导尿管插入尿道开口中。每次插入2～3cm,直到尿液开始流出为止(插入18～20cm后),再插入2～3cm,以确保已完全进入膀胱中。插尿管时动作轻柔,切忌用力过快过猛而损伤尿道黏膜。

(9)当尿液停止流出时,可以将导尿管抽出1cm,确定是否仍有尿液流出,然后将导尿管慢慢拉出,如发现仍有尿液流出,应稍做停留,如无尿液再流出时,将导尿管完全拉出。

(10)将导尿管取出后,将其丢弃在医疗废弃物中,然后用消毒湿纸巾擦拭尿道口周围皮肤,将手彻底洗干净。

(11)记录日期和时间、尿液量,并报告在操作过程中遇到的问题。

6. 注意事项

(1)切忌待患者尿急时才排放尿液。

(2)如在导尿过程中遇到障碍,先应暂停5～10s并把导尿管拔出3cm,然后再缓慢插入。

(3)在拔出导尿管时若遇到障碍,可能是尿道痉挛所致,应等待5～10min再拔。

(4)阴道填塞会影响导尿管的插入,因此,女性在导尿前应将阴道填塞物除去。

(5)插尿管时动作轻柔,特别是男性患者,注意导尿管经尿道内口、膜部、尿道外口的狭窄部、耻骨联合下方和前下方处的弯曲部时,嘱患者缓慢深呼吸,慢慢插入尿管,切忌用力过快过猛而损伤尿道黏膜。

(6)如遇下列情况应及时报告处理:出现血尿;尿管插入或拔出失败;插入导尿管时出现痛苦增加并难以忍受;泌尿道感染;排尿时尿道口疼痛;尿液混浊、有沉淀物、有异味;下腹疼痛或背部疼痛及有烧灼感等。

(7)每次导尿一定要记录在专用的排尿情况记录表上。

(8)间歇性导尿对饮水的要求。膀胱容量足够、膀胱内低压力以及尿道有足够的阻力是间歇导尿的前提条件。在进行间歇导尿前1～2天教会患者按饮水计划饮水,24h内均衡地在每一时间段内摄入水分，每天饮水量控制在 1500～2000mL。

(二)排尿日记与饮水计划

1. 排尿日记

排尿日记广泛应用于各种排尿功能障碍的研究，是评估下尿路功能状况最简单并且无创伤的方法，患者在院外可自行完成。

从排尿日记可以得出许多重要的数据，如排尿次数、尿失禁次数、单次尿量及 24h 总尿量等。如今在许多尿动力学实验室，可以将这些数据输入到计算机中用简单的软件进行更详细的分析，可以计算出每次平均尿量、频率、平均每分钟尿量、两次排尿间隔时间、每一特定时期的尿量，并可以输出一份 24h 的时间尿量图、全天排出的总量与白天黑夜的尿量比等参数，同时在分析过程中列出对应的正常人数据和标准差(SD)。排尿日记一般记录 3 天以上。

2. 饮水计划

由于患者的饮水量或进食量会直接影响其排尿液的次数及容量，甚至影响肾功能等，所以正确的饮水计划至关重要。

(1)膀胱训练期间饮水量应限制在 1500～2000mL 之间，并平均分配于早上 6 时到晚上 8 时之间进行，每次不超过 400mL，入睡前 3h 尽量避免饮水。可将饮水计划表放置于床边，以便与患者及家属沟通。

(2)在限水的同时应特别注意患者有无出现脱水或意识不清的现象，脱水会使尿液浓缩，加重对膀胱黏膜的刺激，导致尿频或尿急等现象。

(3)交代患者尽量避免饮用茶、咖啡、酒精等利尿性饮料，同时尽量避免摄入刺激性、辛辣的食物等。

(4)患者口服抑制膀胱痉挛的药物时会有口干的副作用，交代患者不要因此而大量进水，只需间断少量饮水湿润口腔即可。

(5)进食或进饮后，请即时准确地记录分量，每天的进出量须保持平衡，如未能达到目标，需根据情况做出适当的调节。

(三)膀胱控制训练

膀胱控制训练是针对上运动神经元损伤综合征患者合并膀胱功能障碍的恢复性康复治疗措施。治疗效果取决于患者是否积极参与以及坚持程度，鼓励患者持之以恒是成功的关键。主要包括排尿习惯训练、反射性排尿训练、盆底肌训练、生物反馈治疗、药物治疗等。

适应证：上运动神经元损伤综合征患者合并膀胱控制障碍，包括脊髓损伤、脑卒中、脑外伤等。患者能够主动配合、手功能良好时可以自主完成，或由陪护协助完成。

禁忌证：①神志不清或无法配合治疗；②膀胱或尿路严重感染；③严重前列腺肥大或

肿瘤。

1.排尿习惯训练

排尿习惯训练是建立可预见的膀胱排空模式，防止有认知缺陷并有急迫性、压力性或功能性尿失禁的患者出现尿失禁。这种训练方法能帮助患者养成有规律的排尿习惯，不仅能够提醒患者定时排尿，还可保持患者会阴部皮肤干洁。应鼓励患者避免在安排时间以外排尿，但是这在尿急时常会难以控制。

操作流程如下。

(1)详细记录患者3天的排尿情况，以确定患者排尿模式。

(2)根据排尿模式和日常习惯，确立最初的排尿间隔时间表。

(3)排尿间隔时间不少于2h，在预定的时间协助并提示患者排尿。

(4)在排尿时提供固定的方式和体位。

(5)结合患者具体情况采取适当的方式诱导排尿。①利用条件反射诱导排尿：能离床的患者，协助患者到洗手间，坐在马桶上，打开水龙头让患者听流水声；对需卧床的患者，放置便器，用温热毛巾外敷膀胱区或用温水冲洗会阴，边冲洗边轻轻按摩患者膀胱膨隆处。②开塞露塞肛诱导排尿：用开塞露塞肛，促使逼尿肌收缩、内括约肌松弛而导致排尿。③必要时可采用针灸方法：针刺中极、曲骨、三阴交穴或艾灸关元、中极穴等方法，刺激排尿。

(6)排尿间隔时间的选择。①如果24h内尿失禁超过2次，将排尿间隔时间减少半小时。②如果24h内尿失禁不超过2次，保持排尿间隔时间不变。③如果患者48h内都没有出现尿失禁，将排尿间隔时间增加半小时，直至达到4h排尿一次的理想状态。

(7)保持在预定时间排尿习惯，避免患者如厕时间超过5min。

(8)评价患者排尿习惯改变，给予积极的正强化。

2.反射性排尿训练

反射性排尿训练是指为引发膀胱反射性收缩，寻找触发点(排尿扳机点)，定时对患者膀胱区域进行不同方法的刺激，促进排尿功能的恢复，适用于反射性尿失禁者。扳机点排尿应用范围有限，仅适用于一些特殊病例，其前提是逼尿肌、括约肌功能协调，膀胱收缩容易触发，且收缩时压力在安全范围，收缩时间足够，无尿失禁。如在排尿时膀胱内压明显增加，应确保压力在安全范围，否则可配合药物或弃用该方法。T6平面以上的脊髓损伤在刺激时可出现自主神经异常反射，如发生则停用该方法。

操作流程：导尿前半小时，通过寻找扳机点，如以手腕的力量，指腹轻轻叩击耻骨上区、大腿上1/3内侧，50～100次/min，每次叩击100～500次。或牵拉阴毛、挤压阴蒂、阴茎或用手刺激肛门诱发膀胱反射性收缩，产生排尿。

3.盆底肌训练

盆底肌训练指患者有意识地反复收缩盆底肌群，增加尿道、膀胱、子宫和直肠的盆底肌肉力量,以增加控尿能力。适用于盆底肌尚有收缩功能的尿失禁患者。慎用于心律失常或心功能不全的患者,膀胱出血(血尿)、急性期尿路感染、肌张力过高者。

操作流程如下。

(1)确定患者的尿失禁类型及配合程度。

(2)告知患者及家属盆底肌训练的目的和方法,指导患者配合。

(3)患者在不收缩下肢、腹部及臀部肌肉的情况下自主收缩盆底肌肉(会阴及肛门括约肌),每次收缩维持 5~10s,重复做 10~20 次,每天 3 组。

(4)在指导患者呼吸训练时,嘱患者吸气时可收缩肛门,维持 5~10s,呼气时放松。

(5)患者可在桥式运动下做收缩肛门的动作,这时可用一些引导式的话语帮助患者维持收缩肛门的动作(5~10s),如让患者想象着自己尿急,但还找不到卫生间,所以要先憋住尿。

(6)患者坐在椅子上,由后向前缓慢地把肛门、阴道、尿道等盆底肌收缩上提,感觉想阻止肛门排气,从 1 数到 10,然后缓慢放松。

(7)患者可以坐在马桶上,两腿分开,开始排尿,中途有意识地收缩盆底肌肉,使尿流中断,如此反复排尿、止尿,重复多次,使盆底肌得到锻炼。

4. 生物反馈治疗

生物反馈治疗是通过生物刺激反馈仪,将其探头置入阴道或直肠内,以检测盆底肌电信号活动,并采用模拟的声音或视觉信号反馈给患者和治疗者,使患者根据这些信号学会自主控制盆底肌的收缩和舒张,而治疗者可通过反馈的信息寻找正确的锻炼方法。通过生物反馈治疗可发现和纠正患者不正确的盆底肌锻炼方法,并且通过生物反馈的个体化治疗,更有利于提高康复治疗的效果。

操作流程如下。

(1)嘱患者侧卧位或仰卧位,放松肌肉。

(2)调节电流强度。利用 10~50Hz、200μs 的波宽,0~100mA 的电流强度来进行恰当的神经肌肉电刺激。

(3)将治疗棒置于直肠(男性或未婚女性)/阴道(已婚女性)。电流的大小以患者感觉肌肉强力收缩而不疼痛或患者盆底肌有跳动感而无疼痛为准。

(4)根据患者的个人情况,按照屏幕显示的生物刺激反馈仪给出的压力波形指导患者进行盆底肌的收缩和放松,治疗应循序渐进。

注意事项如下。

(1)训练前必须做好初步的评估,以判断是否可以进行训练。

(2)训练前告知患者或其陪护训练的目的,提高患者配合的积极性。

(3)训练要以患者不疲劳为主。

(4)训练时要密切观察患者的反应及变化,有问题要停止训练。

(5)训练过程中要定时做好动态的评估,做好相关记录。

5. 药物治疗

神经源性膀胱的药物治疗方法比较成熟。对于失禁型采用增加膀胱顺应性、调节膀胱颈和尿道阻力的药物;对于潴留型采用增加膀胱收缩力、降低膀胱颈和尿道阻力的药物。抗胆碱能药物是常用的可提高膀胱顺应性和降低尿道阻力的药物,但由于它的副作用如口干、眼干、便秘等,往往使患者不能耐受,影响治疗效果,因此需寻求特异性更强、耐受性更好的新药。多数药物都是M3或合并其他M受体亚型的胆碱能拮抗剂。药物治疗的目标主要是控制神经性膀胱过度活动,但同时也会降低逼尿肌收缩力,导致残余尿量增多,因此部分患者需要加用间歇导尿。

第二节　排便障碍

一、排便障碍概述

(一)定义

排便障碍是以便秘、大便失禁、自动性排便以及排便急迫为主要表现的一组症状,可由神经系统病变引起,也可为消化系统或全身性疾病引起。本节主要讲述由神经系统病变引起的排便障碍。神经源性肠道功能障碍(NBD)指支配肠道的中枢或者周围神经结构受损或功能紊乱导致的排便功能障碍。常见于脊髓损伤、脑卒中、脑外伤、脑肿瘤、肌萎缩型脊髓侧索硬化症、多发性硬化、糖尿病等疾病。多表现为大便失禁或大便排空困难,不可控制的肠道排泄是脊髓损伤患者最大的社会问题,对于大多数肠道功能障碍的患者,对定期肠道护理的需求和对意外排便的担心限制了其重返社会生活。

(二)常见病因

肠道运动、分泌、血流调节受胃肠道的神经系统支配。该系统可分为内在神经系统和外在神经系统。内在神经系统即肠源神经系统,外在性神经系统即自主神经系统。一般多是外在性神经通路的病变导致的排便障碍,中枢神经系统通过外在神经系统来调控胃肠道的内在神经系统。当肠道失去中枢控制时,其内在神经系统对肠道运动、分泌及血流调节作用就受到损害,最终引起大便失禁、排便困难等症状。神经系统的紊乱也会导致胃肠道激素、肠管中具有特殊作用的细胞因子以及肠道菌群产生变化,上述因素的改变会进一步破坏肠黏膜屏障功能、平滑肌的活动,最终使得肠道功能进一步受损。

(三)诊断

目前临床上对肠道功能障碍的诊断暂时没有金标准,主要参照国际胃肠组织的OMGE指南。在病史采集过程中需注意排便感、是否存在精神疾患和家族便秘史。体格检查包括叩诊、触知粪块、直肠触诊。在诊断检查中,注意通过粪块形态及分析评估肠道功能障碍的严重程度,连续称量3天内排出的粪便,平均少于100g者为便秘。影像学检查中,腹部X线片也可用于评估严重程度和是否存在肠梗阻。肌电描记法用于判断是否存在痉挛性特发慢性便秘。其他还包括直肠黏膜活组织检查、乙酰胆碱酯酶染色和结肠转运时间。

二、排便障碍的临床特点

临床上根据患者的骶髓反射是否存在,可以将排便障碍分为上运动神经元病变导致的肠道功能障碍和下运动神经元病变导致的肠道功能障碍两种类型。

(一)上运动神经元病变导致的肠道功能障碍

该型肠道功能障碍由圆锥以上的中枢神经病变引起,多见于L2节段以上脊髓损伤的患者。由于脊髓与结肠之间的反射弧没有中断,因此保留了神经反射的调节功能。临床主要表现:通过对患者的结肠或直肠肌进行械性刺激可以诱发脊髓排便反射,但患者感受便意的能力下降;肛门括约肌的静息张力增加,直肠、肛门协调性运动受损,结肠通过时间延长,从而常常导致患者便秘和腹胀。然而当病变发生在L2～L4节段,排便抑制受损,肛门的内外括约肌均舒张,由结肠运动产生排便,即大便失禁。

(二)下运动神经元病变导致的肠道功能障碍

该型肠道功能障碍是由支配肛门括约肌的下运动神经元或外周神经病变引起,多见于圆锥或马尾神经病变、多发神经病、盆腔手术等。临床主要表现:脊髓排便反射消失,无便意;肛门括约肌静息张力降低;结肠运转时间显著延长,从而出现排便困难。直肠、肛门协调运动受损,当腹压增加时会出现漏粪现象。

(三)神经源性肠道的临床症状

(1)便秘。便秘是指2～3天或数天排便1次,粪便干硬。表现为便量减少、过硬及排出困难,可伴有腹胀、食欲缺乏、直肠会阴坠胀及心情烦躁等症状,严重时可有其他并发症,如排便过分用力时可诱发排便性晕厥、脑卒中及心肌梗死等。便秘主要见于:①大脑皮质对排便反射的抑制增强,如脑血管病、颅脑损伤、脑肿瘤等;②S2节段以上的脊髓病变,如横贯性脊髓炎、多发性硬化、多系统萎缩等。

(2)大便失禁。大便失禁是指粪便在直肠肛门时,肛门内、外括约肌处于弛缓状态,大便不能自控,粪便不时地流出。在神经系统疾病中,大便失禁常见于深昏迷或癫痫发作患者。另外,大便失禁也是先天性腰骶部脊膜膨出、脊柱裂患者的主要表现之一。

(3)自动性排便。当脊髓病变时,由于中断了高级中枢对脊髓排便反射的抑制,排便反射增强,引起不受意识控制的排便,患者每天自动排便4～5次以上。主要见于各种脊髓病变,如脊髓外伤、横贯性脊髓炎等。

(4)排便急迫。由神经系统病变引起的排便急迫较为罕见,本症多由躯体疾病引起,有时可见于腰骶部神经刺激性病变,此时常伴有鞍区痛觉过敏。

在临床上脊髓损伤所致的神经源性肠道功能障碍更多的表现是便秘,大便失禁比较少见,所以康复治疗主要从便秘着手。

三、排便障碍的评定

(一)一般情况

神经源性肠道功能障碍的严重程度与脊髓损伤的节段、程度、年龄、牵引、手术以及精神状态等因素有关,应予以记录。还应了解患者的饮食、睡眠、排便习惯以及药物使用情况,着重记录大便的量、性质、颜色,排便频率以及排便时间等。此外,在病史采集过程中还需注意询问患者的排便感、精神病史以及家族便秘史等。

(二)体格检查

体格检查包括叩诊、触知粪块以及直肠触诊。在评估脊髓损伤患者的神经源性肠道功能障碍时,医护人员应注意观察患者肛门括约肌反射是否存在,腹部有无胀气,还应注意在脐部周围听诊肠鸣音以了解肠蠕动情况。

(三)临床检查

1.大便常规

大便常规检验可以明确肠道中有无细菌、病毒以及寄生虫感染。大便常规检验包括化验粪便中有无虫卵、红细胞与白细胞,细菌敏感试验以及潜血试验等。大便常规检验对于判断神经源性肠道功能障碍是必要而又基本的检验项目。

2.腹部超声

腹部超声可以测量肠道的直径和面积,可作为一个重要的参数来评估脊髓损伤患者的肠道状况。与下运动神经元性损伤相比,上运动神经元性损伤肠道的直径和面积更小,排便后肠道的直径和面积减少,用腹部超声测量直肠的直径和面积有助于区别神经源性肠道的种类,从而有助于评估脊髓损伤后神经源性肠道功能障碍的情况。

3.结肠镜及直肠镜

因脊髓损伤患者便秘、大便干结、结肠扩张以及结肠中水重吸收增加,其肛裂、痔疮、憩室病以及结直肠癌风险明显升高。结肠镜及直肠镜可在直视下观察肠道有无结构性改变,并可在必要时取活组织进行检验,因此也用于评估脊髓损伤患者的神经源性肠道功能障碍。

4. 表面肌电图

由于盆底肌在调节排便规律以及控制排便等方面有重要的作用，因此表面肌电图可以作为评估脊髓损伤后神经源性肠道功能状况和盆底肌功能的量化指标，对进一步评估脊髓损伤患者，盆底肌功能训练计划对改善神经源性肠道功能障碍具有一定的临床应用价值。

5. 其他临床检查

粪便造影检查、肠道动力测量、肠道屏障功能、肠道通透性测量以及肠道传输功能测定等检查目前多应用于脊髓损伤后神经源性肠道功能障碍的相关科学研究中，尚未在临床中广泛普及。

(四)评价量表

1. 国际脊髓损伤肠功能基础数据集

它提供了一个标准化方法，用于评估神经源性肠道功能障碍，便于评估和比较各项有关脊髓损伤后神经源性肠道功能障碍的科学研究及临床治疗。

2. 国际脊髓损伤肠功能扩展数据集

它主要提供一个标准化格式，用于评估脊髓损伤后神经源性肠道功能障碍，可以从中获得更多的肠道信息，科学研究以及临床治疗可以从以标准化方式详细收集而得到的数据中受益。

3. Barthel 指数(肠道功能部分)

Barthel 指数是美国康复医疗机构中比较常用的一种日常生活活动能力(ADL)评定方法。Barthel 指数的敏感性及可信度较高，并且操作简单，是应用比较广泛的一种 ADL 评定方法。Barthel 指数评估大便情况时，分值为 0～10 分，0 分表示患者完全不能控制排便，5 分表示有便意但偶尔失控，10 分表示患者排便完全自控，分值越高则说明患者排便控制越好。

4. 其他

对脊髓损伤后神经源性肠道功能障碍比较常用的诊断标准及评估方法以《世界胃肠病学组织临床指南》《功能性胃肠病罗马Ⅲ诊断标准》为主，其他相关诊断标准及评估方法有《便秘外科诊治指南》《中国慢性便秘诊治指南》《便秘诊治指南》，以及 Wexner 便秘评分、Cleveland 便秘评分和神经源性肠道功能障碍评分系统等。

四、常用康复治疗技术

根据评定结果及早制订一个综合性的、个体化的直肠管理方案，目标是降低患者便秘或大便失禁的发生率，降低对药物的依赖性，帮助患者建立胃结肠反射、直结肠反射、直肠肛门反射，使大部分患者在厕所、便器上利用重力和自然排便机制独立完成排便，在社会活动时间内能控制排便。

(一)定时排便

参照患者既往的习惯安排排便时间，养成每天定时排便的习惯，通过训练逐步建立排便反射；也可每天早餐后进行排便，此时胃结肠反射最强。

(二)钩指去除粪便法与手指直肠刺激

钩指去除粪便法为最常用的单一排便法；较少时间、较少大便失禁，建议用于早期急性脊髓损伤，从无反射直肠取出大便，防止过度膨胀对直肠反射功能造成损害，可长期用于无反射神经源性肠道管理。

手指直肠刺激(DRS)可缓解神经肌肉痉挛，诱发直肠肛门反射，促进结肠尤其是降结肠的蠕动。具体操作为食指或中指戴指套，涂润滑油后缓缓插入直肠，在不损伤直肠黏膜的前提下，沿直肠壁做环形运动并缓慢牵伸肛管，诱导排便反射。每次刺激时间持续1min，间隔 2min 后可以再次进行。

直肠指刺激法的注意事项：①脊髓病变 T6 或以上，可能会导致自主神经反射异常，考虑使用局部麻醉凝胶，以减少这方面的风险；②监测血压急升，观察自主神经反射异常的症状，如一阵阵剧烈的头痛，竖毛；③如有任何直肠出血或自主神经反射异常的征兆(症状)时，立即停止该程序，并进行治疗；④如果太使劲及病人感觉不良，会令直肠黏膜或肛门括约肌受损；⑤使用大量润滑剂和温柔地用力；⑥确保指甲修短。

(三)腹部按摩与排便体位

腹部按摩能增强直肠蠕动动力，缩短结肠通过时间，促进感觉反馈的传入和传出，减轻腹胀，增加每周的大便次数。腹部按摩可从盲肠部位开始，顺着结肠的走行，沿顺时针方向进行，每天至少 15min。排便常采用可以使肛门直肠角增大的体位即蹲位或坐位，此时可借助重力作用使大便易于排出，也易于增加腹压，有益于保护患者自尊、减少护理工作量、减轻心脏负担。若不能取蹲位或坐位，则以左侧卧位较好。对于脊髓损伤的患者也可使用辅助装置协助排便。辅助装置常包括一个站立台和一个改良的马桶，站立台可减轻脊髓损伤患者的便秘。如果使用具有视觉反馈装置的改良冲水马桶装置可以显著减少排便的护理时间。

(四)饮食管理

粗纤维饮食(如糙米、全麦食品、蔬菜等)，通过改变粪团性状以降低直肠排空的阻力，但近年来很多研究显示，高纤维饮食可能引起脊髓损伤患者结肠通过时间延长，与健康人相比并不能改善直肠功能。因此，单纯增加膳食纤维对提高直肠管理的意义不大。饮食需避免刺激性食物，可适量摄入亲水性食物，从而增加粪便的容积和流动性，缩短结肠通过时间，也可摄入适量的液体(不含酒精、咖啡、利尿剂等)。

(五)灌肠

小剂量药物灌肠15min后即会出现肠蠕动，可减少自主神经过反射的发生。但灌肠后痔的发生率较高，经常灌肠还可导致灌肠依赖、肠穿孔、结肠炎、电解质紊乱等不良反应。而脉冲式肛门灌肠法则能间歇、快速地将温水灌入直肠，分解嵌塞粪便的同时刺激结肠蠕动，减少肠道管理时间，减少对辅助的依赖及相关并发症。还可使用灌肠剂节制导管灌肠等新技术。

(六)物理因子治疗

在脊髓损伤所致的便秘治疗中，多种物理疗法已被证实可增强肠蠕动，促进排便，得到了较为广泛的应用。

1. 生物反馈训练

通过此训练，患者可以学会控制肛门外括约肌。生物反馈训练使肛门括约肌收缩压、收缩时间及直肠液体潴留容量明显提高，直肠、肛门协调功能也有改善，感觉到便意的阈值降低，大便频率及失禁的次数减少。对于便秘的患者可通过生物反馈治疗训练骨盆底肌放松和模拟练习排便。前者是在肛管或接近肛门的地方放置感应器，用于监测并给患者提供骨盆底肌的反馈信息；后者是在直肠内放置一个贮满水的气囊，模拟练习排便。

2. 电刺激疗法

主要包括经皮电刺激疗法、经直肠电刺激疗法、经膀胱电刺激疗法、骶神经调节疗法，通过改善血流，促进蛋白质合成，加强肌肉力量，调节感觉的传入、传出及自主神经通路，改善肠道功能。就目前的临床报道，电刺激疗法在一定程度上能提高患者的肠道控制能力，改善患者的大便失禁或便秘的症状。

物理因子治疗配合综合护理能有效改善脊髓损伤患者的便秘情况，除了可以诱发排尿反射外，尚可用于诱发排便。刺激时直肠和括约肌同时收缩，刺激停止后，肛门外括约肌立即舒张，而直肠则缓慢松弛，引起自发性排便。

(七)药物治疗

神经源性肠道功能障碍的药物治疗目的是软化粪便、促进肠道动力、刺激排便，而不是造成水泻。主要包括减少胃肠道通过时间的药物如西沙必利、普鲁卡必利等，以及缓泻剂。常用的泻药有以下3类。

1. 容积性泻药

又称膨化剂，可增加肠内渗透压和阻止肠内水分被吸收，增强导泻作用，包括多纤维素食物，如小麦麸皮、魔芋、琼脂、车前子制剂等。

2. 渗透性泻药

主要包括各种盐类和糖类渗透性泻药。口服盐类渗透性泻药如硫酸镁、硫酸钠等，可使肠内渗透压增高，阻止肠道回吸收水分，增加肠内容物的容积，从而刺激肠壁蠕动，促进排便，一般多用于肠道检查前清洁肠道。糖类渗透性泻药如乳果糖，可在肠道内被细菌酵解为单糖，增加渗透压，刺激结肠蠕动，产生腹泻。

3. 刺激性泻药

刺激性的缓泻剂可增加肠道的动力以缩短水分的再吸收时间，如番泻叶、磷酸盐等。口服缓泻剂可软化粪便、刺激肠蠕动，但长期应用接触性泻剂可以引起结肠壁神经丛的病理改变，可诱发或加重便秘，并对泻药产生依赖。新斯的明（neostigmine）有望成为神经源性肠道患者的有效促排空剂，该药主要作用于副交感神经，增加对结肠副交感神经冲动的传入。另外，常用的直肠栓剂有甘油栓剂及开塞露等，可润滑直肠、刺激肠蠕动，引发直肠肛门反射，促进排便。

（八）外科治疗

顽固性便秘或失禁的患者，经一般康复治疗无效者，可通过外科手术治疗提高神经源性肠道管理的成功率。手术治疗使神经源性肠道患者肠道功能达到最佳的能力有限。选择何种术式取决于结肠运输试验的结果。常用的方法有选择性骶神经后根切断配合骶神经前根电刺激和肠造瘘。对于严重排便困难且改变肠道治疗方案后无反应的患者，结肠造口术可以缩短肠道护理时间、增加自理能力和改善生活质量。造口术可出现改道性结肠炎、肠梗阻、造口局部缺血、造口回缩、造口脱垂等并发症。

（九）其他治疗措施

大便失禁需注意清洁局部卫生，加强盆底肌训练。可适当给予直肠收敛性药物、直肠动力控制药物，对于合并直肠炎症的患者需注意抗感染治疗。

除了上述方法之外，住院康复期间需加强患者及陪护人员的直肠管理健康教育，帮助患者初步建立适宜的直肠管理方案，为患者出院后的自我直肠管理提供支持。随访期需及时发现患者直肠管理的问题，为患者找到解决问题的最合理的方案，改善患者的生活质量。

参考文献

[1] 费新妮. 尿流动力学检查及临床应用[J]. 医学食疗与健康，2020，18(11)：183-184.

[2] 耿勤，张逢侠，栾晓娟. 简易膀胱容量压力测定技术的正交试验研究及在神经源膀胱管理中的效果观察[J]. 安徽医药，2018，22(1)：92-95.

[3] 赖建华，陈舜喜. 脊髓损伤的神经源性肠的研究进展[J]. 吉林医学，2020，41(12)：3012-3014.

[4] 廖利民. 神经源性膀胱的治疗现状和进展[J]. 中国康复医学杂志,2011,26(3): 201-205.

[5] 刘静,谭梦佳,赵欣欣,等. 膀胱压力-容量测定技术在神经源性膀胱管理中的应用[J]. 临床医药文献电子杂志,2018,5(83):195.

[6] 罗明俊,王慧,李莉莎. 尿流动力学检查在排尿功能障碍中的应用[J]. 世界最新医学信息文摘,2019,19(17):175-176.

[7] 吴超,于涛,王振宇,等. 脊髓损伤后神经源性肠功能障碍的发生机制[J]. 中国临床神经外科杂志,2017,22(4):282-285.

[8] 张文豪,杨德刚,李建军,等. 脊髓损伤后神经源性肠道功能障碍评估方法的研究进展[J]. 中国康复理论与实践,2018,24(4):401-404.

[9] 朱黎婷,朱毅. 脊髓损伤神经源性肠道功能障碍的诊断、评价和康复治疗现况[J]. 中国康复医学杂志,2013,28(12):1163-1167.

第七章 睡眠障碍

第一节 睡眠障碍概述

一、睡眠障碍的定义

睡眠是一种与觉醒交替进行的周期现象，是循环发生的，且与昼夜节律相一致。睡眠障碍是指睡眠量的不正常或在睡眠中出现异常行为的表现，也是睡眠和觉醒正常节律性交替紊乱的表现，如睡眠减少或睡眠过多、异常的睡眠相关行为等。按照美国睡眠医学学会与国际睡眠学会合作制定的《国际睡眠障碍分类》(第三版)(ICSD-3)，将睡眠障碍分为七大类，其包括失眠、睡眠相关呼吸障碍、中枢嗜睡性疾病、睡眠-清醒昼夜节律障碍、异态睡眠、睡眠相关运动障碍、其他睡眠障碍。其中失眠在人群中最为常见。本章主要介绍睡眠障碍的常见的两种疾病，即与失眠和睡眠相关的呼吸障碍。

二、常见病因

睡眠障碍是大脑调节功能异常的表现，是大脑不受意识控制而出现的自主性亢奋。其发病机制和病因极为复杂，至今尚未完全明了。引起睡眠障碍的因素有很多，主要包括生理、心理、个人习惯、环境、药物、疾病、遗传等多种因素。

(一)生理因素

随着年龄的增长，个体所需睡眠时间逐渐减少，睡眠障碍在老年人群的发病率相比其他年龄段都要高。机体的昼夜节律周期若被过分改变，昼夜节律颠倒，便会影响睡眠-觉醒的周期。人类的生物钟对睡眠-觉醒周期起到很强的支配作用，但机体昼夜节律的改变容易引发一系列的病症，如时差变化综合征、倒班工作引起的睡眠障碍等。

(二)心理因素

精神心理因素，对睡眠障碍的发生发展也有着重要的影响。若个体遭遇重大生活事件的刺激，处于应激状态，常可直接引起睡眠障碍。在多种精神心理疾病当中，睡眠障碍亦是常见的伴随疾病或睡眠异常本身便作为某些精神心理疾病的一种症状表现。在抑郁症的患者当中，入睡困难、早醒作为抑郁症的一种重要的症状表现而存在，甚至构成了抑郁症诊断标准的一项重要内容。

(三)个人习惯

睡前喜欢大量饮酒会抑制脑干维持睡眠的功能，干扰睡眠结构，使睡眠变浅。浓茶、咖啡及可乐中含有咖啡因，饮用后使人兴奋难以入睡，即使入睡也容易中途醒来，且使得总睡眠时间缩短。另外，睡前任何种类的身心强烈刺激活动，如看恐怖电影或者听恐怖故事、剧烈运动、异常兴奋等，若经常受到这些刺激的影响，也会干扰睡眠。

(四)环境因素

睡眠环境如声音、光照、温度等也可影响睡眠。不良的睡眠环境是睡眠障碍发生的原因之一。例如噪声会使体内儿茶酚胺的分泌量增加，长期居住在嘈杂的环境当中，易导致大脑兴奋，引起睡眠障碍。而光照刺激可通过影响褪黑素水平，影响睡眠。

(五)药物因素

由服用药物引起的睡眠障碍称为药源性睡眠障碍。不仅限于失眠，多眠、睡眠中的异常体验或行为也是其主要临床表现。药物影响睡眠过程的作用机制非常复杂，至今尚未完全阐明。中枢兴奋剂、抗精神病药物、苯二氮类药物、抗抑郁药、抗高血压药物、抗组胺药等为常见引起药源性睡眠障碍的药物。亦有多种抗菌药物、部分消化系统用药导致睡眠障碍的报道。如安眠药能够加速睡眠，但只能在短时间内(常为一周)增加睡眠量，长期使用会产生白天嗜睡、疲乏、精神错乱等不良反应，若长期不恰当地使用安眠药，可产生药物依赖或出现戒断反应，加重原来的睡眠障碍。

(六)疾病因素

临床实践发现，躯体疾病和睡眠障碍常常相伴相生。躯体疾病的症状或体征，可导致患者的痛苦，从而影响睡眠，如疼痛、心悸、呼吸困难、恶心、发热、尿频等症状均会影响正常的睡眠。某些躯体疾病可能损害参与睡眠调控的中枢特定部位，使颅内血液循环系统或神经内分泌免疫网络失调，导致睡眠障碍，如脑干外伤、脑部缺血等。此外，80％的失眠与精神障碍、精神疾病有关，如焦虑症、抑郁症等。

(七)遗传因素

随着近年遗传学、分子生物学的蓬勃发展，睡眠障碍与遗传、基因之间的关系受到了广泛重视，许多学者对此进行了深入的研究。现已发现有数种睡眠障碍的发病与遗传、基因存在着一定的关联。在多个种族中的研究都已发现，6 号染色体上的 HLA-DQB1 * 0602 基因是发作性睡病的标志；多个案例报告和相关基因研究表明，致死性家族性失眠症患者，可能与朊蛋白基因(PRNP)的突变相关；入睡后不明原因的猝死，可能与 LQTS 基因的异常有关等。

第二节　失　眠

一、失眠的定义

《中国成人失眠诊断与治疗指南》(2017 版)称失眠是指尽管有合适的睡眠机会和睡眠环境,依然对睡眠时间和(或)质量感到不满足,并且影响日间社会功能的一种主观体验,亦称“入睡和维持睡眠障碍”。失眠是最为常见的睡眠障碍,其不是一个明确的临床诊断名称。失眠按照病程可分为:短期失眠(病程＜3 个月)和慢性失眠(≥3 个月)。

二、常见病因

引起失眠的病因有很多,最常见的为心理因素,如个体遭遇重大生活事件的刺激、考试前焦虑等;疼痛,尿频,发烧等躯体因素也会引起失眠;若居住环境噪声大(入睡环境声音长期超过 70dB)、强光线刺激等,也会引起入睡困难;口服避孕药,抗癫痫药物,睡前常饮用咖啡、浓茶等也是常常引起失眠的病因。

三、临床特点

失眠的临床表现主要为入睡困难(入睡潜伏期超过 30min)、睡眠质量下降、睡眠维持障碍(整夜觉醒次数≥2)和睡眠时间减少(通常少于 6.5h),容易发生早醒、易醒、自觉多梦。日常生活中记忆力、注意力下降、工作能力下降;可有胸闷、血压不稳定、心悸等心血管系统症状;消化系统常表现为便秘或腹泻、胃部闷胀。长期失眠将影响个体的正常生活和工作,增加罹患各种健康问题的风险。严重的睡眠缺失将降低患者的工作效率和警觉水平,甚至有可能引发恶性意外事故,造成巨大损失。

四、诊断

(一)慢性失眠诊断标准

诊断标准:必须同时符合以下(1)～(6)项。

(1)存在以下一种或者多种睡眠异常症状(患者自述情况或者被照顾者观察到):①入睡困难;②睡眠维持困难;③比期望的起床时间更早醒来;④在适当的时间不愿意上床睡觉。

(2)存在以下一种或者多种与失眠相关的日间症状(患者自述或被照料者观察到):

①疲劳或全身不适感;②注意力不集中或记忆障碍;③社交、家庭、职业或学业等功能损害;④情绪易烦躁或易激动;⑤日间嗜睡;⑥行为问题(如多动、冲动或攻击性);⑦精力和体力下降;⑧易发生错误与事故;⑨过度关注睡眠问题或对睡眠质量不满意。

(3)睡眠异常症状和相关的日间症状不能单纯用没有合适的睡眠时间或不恰当的睡眠环境来解释。

(4)睡眠异常症状和相关的日间症状至少每周出现3次。

(5)睡眠异常症状和相关的日间症状持续至少3个月。

(6)睡眠和觉醒困难不能被其他类型的睡眠障碍更好地解释。

(二)短期失眠的诊断标准

符合慢性失眠诊断标准第(1)(2)(3)(6)条,但病程不足3个月和(或)相关症状出现的频率未达到每周3次。

五、失眠的评定

(一)病史采集

通过仔细询问患者一般社会学资料、现病史、既往史、用药史、日常生活习惯(包括作息时间、入睡是否困难、是否易醒、是否饮酒及咖啡等)、心理状况、社会支持系统等,系统了解患者睡眠的具体内容。女性病人还应重点询问妊娠史、月经史及围绝经期等情况。

(二)睡眠日记

睡眠日记是用来跟踪睡眠、监控睡眠习惯和记录睡眠问题的宝贵工具。具体操作步骤:由患者本人或家人协助患者完成连续两周的睡眠日记,包括记录每天上床时间、入睡大概时间、估计睡眠潜伏期,记录每晚觉醒次数以及每次觉醒的时间,记录每次总卧床时间(上床时间至第二天醒来时间),根据早晨觉醒时间估计实际睡眠时间,计算睡眠效率[(实际睡眠时间/卧床时间)×100%],记录夜间异常症状(异常呼吸、行为和运动等),记录日间工作状态与社会影响程度的自我体验,记录午休睡眠情况、日间服药史和饮料种类。

(三)量表测评

1.匹兹堡睡眠质量指数(PSQI)

其适用于睡眠障碍患者、精神障碍患者近1个月内的睡眠质量评价、疗效观察等。此量表由19个自评和5个他评条目构成。由于第19个自评条目与5个他评条目不参与计分,18个条目共组成7个成分,每个成分按照0~3等级计分,累计各成分得分为PSQI总分,总分范围为0~21。当PSQI总分>4时,怀疑被测试者有睡眠质量问题;当PSQI总分>7时,认为是被测试者有睡眠质量问题的参考界值,得分越高则表明睡眠质量越差。一般规定完成该问卷的时间为5~10min。

匹兹堡睡眠质量指数量表见表 7-1，PSQI 评分细则、各成分含意及计分方法见表 7-2。

表 7-1　匹兹堡睡眠质量指数(PSQI)量表(含评分细则)

条目	项目	评分			
		0 分	1 分	2 分	3 分
1	近 1 个月，晚上上床睡觉通常在________点				
2	近 1 个月，从上床到入睡通常需要____min	(　　)≤15min	(　　)16～30min	(　　)31～60min	(　　)>60min
3	近 1 个月，每天早上通常________点起床				
4	近 1 个月，每夜实际睡眠________h(注意：不等于卧床时间)				
5	近 1 个月，您是否因为以下问题影响睡眠而烦恼（从以下每一个问题中选一个最符合您的情况作答，打“√”）				
	a. 入睡困难(不能在 30min 内入睡)	(　　)无	(　　)<1 次/周	(　　)1～2 次/周	(　　)≥3 次/周
	b. 夜间易醒或早醒	(　　)无	(　　)<1 次/周	(　　)1～2 次/周	(　　)≥3 次/周
	c. 夜间起床上厕所	(　　)无	(　　)<1 次/周	(　　)1～2 次/周	(　　)≥3 次/周
	d. 出现呼吸不畅	(　　)无	(　　)<1 次/周	(　　)1～2 次/周	(　　)≥3 次/周
	e. 响亮的鼾声或咳嗽声	(　　)无	(　　)<1 次/周	(　　)1～2 次/周	(　　)≥3 次/周
	f. 感到太冷	(　　)无	(　　)<1 次/周	(　　)1～2 次/周	(　　)≥3 次/周
	g. 感到太热	(　　)无	(　　)<1 次/周	(　　)1～2 次/周	(　　)≥3 次/周
	h. 做噩梦	(　　)无	(　　)<1 次/周	(　　)1～2 次/周	(　　)≥3 次/周
	i. 感到疼痛	(　　)无	(　　)<1 次/周	(　　)1～2 次/周	(　　)≥3 次/周
	j. 其他影响睡眠的事情，如果存在以上问题，请说明：____________	(　　)无	(　　)<1 次/周	(　　)1～2 次/周	(　　)≥3 次/周
6	近一个月，总的来说，您认为自己的睡眠质量如何?	(　　)很好	(　　)较好	(　　)较差	(　　)很差
7	近一个月，您用药来催眠的情况	(　　)无	(　　)<1 次/周	(　　)1～2 次/周	(　　)≥3 次/周
8	近一个月，您常常感到困倦，难以保持清醒状态吗?	(　　)无	(　　)<1 次/周	(　　)1～2 次/周	(　　)≥3 次/周
9	近一个月，您做事情的精力不足吗?	(　　)没有	(　　)偶尔有	(　　)有时有	(　　)经常有

续表

条目	项目	评分			
		0分	1分	2分	3分
10	有人同您一起居住吗?(有,则询问同居者)	(　)没有	有(　)不同室	(　)同室不同床	(　)同床
	a.高声打鼾	(　)无	(　)<1次/周	(　)1～2次/周	(　)≥3次/周
	b.睡眠中较长时间的呼吸暂停(呼吸憋气)现象	(　)无	(　)<1次/周	(　)1～2次/周	(　)≥3次/周
	c.睡眠中腿部抽动或痉挛	(　)无	(　)<1次/周	(　)1～2次/周	(　)≥3次/周
	d.睡眠中出现不能辨认方向或意识模糊的情况	(　)无	(　)<1次/周	(　)1～2次/周	(　)≥3次/周
	e.睡眠中是否存在其他影响睡眠的特殊情况,若有请具体描述:______;其他特殊情况发生的频率如何?	(　)无	(　)<1次/周	(　)1～2次/周	(　)≥3次/周

睡眠质量得分(　)　　入睡时间得分(　)　　睡眠时间得分(　)

睡眠效率得分(　)　　睡眠障碍得分(　)　　催眠药物得分(　)

日间功能障碍得分(　)　　PSQI总分(　)

表7-2　PSQI评分细则、各成分含意及计分方法

成分	内容	评分			
		0分	1分	2分	3分
A:睡眠质量	条目6计分	很好	较好	较差	很差
B:入睡时间	条目2和5a计分累计	0分	1～2分	3～4分	5～6分
C:睡眠时间	条目4计分	>7h	6～7h(不含6h)	5～6h(含6h)	≤5h
D:睡眠效率	以条目1、3、4的应答计算睡眠效率*	>85%	75%～85%(不含75%)	65%～75%(含75%)	≤65%
E:睡眠障碍	条目5b～5j计分累计	0分	1～9分	10～18分	19～27分
F:催眠药物	条目7计分	无	<1次/周	1～2次/周	≥3次/周
G:日间功能障碍	条目8和9的计分累计	0分	1～2分	3～4分	5～6分

注:1. 床上时间 = 条目3(起床时间)－ 条目1(上床时间);

2. 睡眠效率 = 条目4(睡眠时间)/ 床上时间 × 100% ;

3.成分 D 计分位:$D>85\%$ 计 0 分,$75\%<D\leqslant85\%$ 计 1 分,$65\%<D\leqslant75\%$ 计 2 分,$D\leqslant65\%$ 计 3 分;

4.PSQI 总分=成分 A+成分 B+成分 C+成分 D+成分 E+成分 F+成分 G;

5.评价等级:0~5 分,睡眠质量很好;6~10 分,睡眠质量尚可;11~15 分,睡眠质量一般;16~21 分,睡眠质量很差。

2.失眠严重程度指数(ISI)

其是目前临床上使用较为广泛地用于筛查失眠的简便工具,用于评估受试者睡眠障碍的性质和症状。ISI 量表包括 7 个条目,适用年龄为 17~84 岁。失眠严重程度指数(ISI)量表见表 7-3。

表 7-3　失眠严重程度指数(ISI)量表

对下面每一个问题,圈出选定答案的相应数字

1.描述您最近(如最近 2 周)失眠问题的严重程度

	无	轻度	中度	重度	极重度
a.入睡困难	0	1	2	3	4
b.维持睡眠困难	0	1	2	3	4
c.早醒	0	1	2	3	4

2.对您当前睡眠模式的满意度

很满意	满意	一般	不满意	很不满意
0	1	2	3	4

3.您认为您的睡眠问题在多大程度上干扰了您的日间功能(如日间疲劳、处理工作和日常事务的能力、注意力、记忆力、情绪等)

没有干扰	轻微	有些	较多	很多干扰
0	1	2	3	4

4.与其他人相比,您的失眠问题对您的生活质量有多大程度的影响或损害

没有	一点	有些	较多	很多
0	1	2	3	4

5.您对自己当前睡眠问题有多大程度的担忧/沮丧

没有	一点	有些	较多	很多
0	1	2	3	4

6.评分标准及释义。将 7 个条目评分相加(1a+1b+1c+2+3+4+5)算出被测试者的总得分(总分范围 0~28分)

被测试者 ISI 量表得分	得分所对应的临床意义
0~7 分	无临床意义的失眠
8~14 分	亚临床失眠(轻度失眠)

续表

被测试者 ISI 量表得分	得分所对应的临床意义
15～21 分	临床失眠(中度)
22～28 分	临床失眠(重度)

3. Epworth 嗜睡量表(ESS)

用来评定白天过度瞌睡状态。临床上用 ESS 对嗜睡做半客观的评定。Epworth 嗜睡量表见表 7-4。

表 7-4 Epworth 嗜睡量表(ESS)

指导语:在下列情况下,你打瞌睡(不仅仅是感到疲倦)的可能如何? 这是指你最近几月的通常生活情况;假如你最近没有做过其中的某些事情,请试着填上他们可能会给你带来多大的影响。从下列选项中选出最符合你情况的选项。 0:从不打瞌睡;1:轻度可能打瞌睡;2:中度可能打瞌睡;3:很可能打瞌睡
1. 坐着阅读书刊
2. 看电视
3. 在公共场所坐着不动(例如在剧场或开会)
4. 作为乘客在乘车中坐 1h,中间不休息
5. 在环境许可下,下午躺下休息
6. 坐下与人谈话
7. 午餐不喝酒,餐后安静地坐着
8. 遇堵车时停车数分钟

结果分析:将 1～8 项条目相加,总分范围为 0～24 分。评分>6 分,提示嗜睡;评分>11 分,则表示过度嗜睡;评分>16 分,表示有危险性的嗜睡。

(四)主观评估

在问诊病史时建议按照以下过程收集,其中(1)～(7)为必要评估项目,(8)为建议评估项目。

(1)通过详细系统问诊明确患者是否存在神经系统、内分泌系统、心脑血管系统等疾病的现病史及既往史,排除目前机体所存在的其他类型的躯体疾病,如慢性疼痛及皮肤瘙痒等,女性患者还要了解目前是否在进行妊娠或哺乳。

(2)通过问诊明确患者是否存在心境障碍、焦虑障碍以及其他精神障碍。

(3)通过询问患者的药物史,了解患者是否长期滥用中枢神经系统兴奋药、镇静镇痛药、抗精神病类药物及是否长期抽烟酗酒。

(4)回顾过去 2～4 周内总体睡眠状况,包括入睡潜伏期(上床开始睡觉到入睡的时间)、睡眠中觉醒次数、睡眠持续时间和总睡眠时间。注意不宜将单夜的睡眠状况和体验作为诊断依据，要求患者提供上述参数的平均值。

(5)利用量表(如 PSQI、ISI 量表等)评估睡眠质量。

(6)通过问诊或借助量表工具对日间功能进行评估，排除其他损害日间功能的疾病。

(7)针对日间嗜睡患者进行 ESS 评估，结合问诊筛查睡眠呼吸紊乱及其他睡眠障碍。

(8)如有可能，在首次系统评估前要求做好睡眠日记。

(五)客观评估

失眠患者由于神经心理或认知行为方面的改变，对睡眠状况的自我评估容易出现偏差，可能低估或者高估实际睡眠时间，此时应选择客观评估方法进行甄别。整夜多导睡眠图(PSG)监测主要用于失眠的鉴别诊断和疗效评估。PSG 多次睡眠潜伏期试验(MSLT)用于鉴别发作性睡病和日间睡眠增多等疾病。体动记录仪用于鉴别昼夜节律失调性睡眠觉醒障碍(CRSWDs)，也可以在无 PSG 条件时作为替代手段评估患者夜间总睡眠时间和睡眠模式。

六、常用康复治疗技术

(一)药物治疗

目前临床常用药物有苯二氮䓬类受体激动剂(BZRAs)、褪黑素和褪黑素激动剂、食欲素抑制剂、抗抑郁药等。临床常用镇静催眠药物见表 7-5。

1. 苯二氮䓬类受体激动剂

BZRAs 具有镇静、催眠、抗焦虑、抗惊厥等的药理作用，共包括苯二氮䓬类药物(BZDs)和非苯二氮䓬类药物(non-BZDs)两大类。non-BZDs 如唑吡坦、右佐匹克隆等，艾司唑仑、氟西泮、夸西泮、阿普唑仑等为国内常用的治疗失眠的 BZDs 药物。

2. 褪黑素和褪黑素激动剂

褪黑素参与调节睡眠觉醒周期，可以改善昼夜节律失调性睡眠觉醒障碍。褪黑素激动剂如雷美替胺，能够缩短睡眠潜伏期、提高睡眠效率，可用于治疗以入睡困难为主诉的失眠以及昼夜节律失调性睡眠觉醒障碍。

3. 食欲素抑制剂

又称下丘脑分泌素，具有促醒作用。苏沃雷生，已获得美国食品药品监督管理局批准用于治疗成人失眠(入睡困难和睡眠维持障碍)，现有研究数据显示其具有较好的临床疗效和耐受性。

4. 抗抑郁药

部分抗抑郁药具有镇静作用，在失眠伴随抑郁、焦虑心境时应用较为有效。常见药物有三环类抗抑郁药、曲唑酮、米氮平、选择性 5-羟色胺再摄取抑制剂(SSRI)等。

5. 抗抑郁药物与 BZRAs 联合应用

慢性失眠常与抑郁症状同时存在，部分 SSRI 与短效 BZRAs（如唑吡坦、右佐匹克隆）联用，可以快速缓解失眠症状，同时协同改善抑郁和焦虑症状。

表 7-5 临床常用镇静催眠药物

药物名称	药物达峰时间（h）	半衰期（h）	成人睡前口服剂量（mg）	主要适应证	常见不良反应	妊娠分级（FDA）	哺乳分级	备注
唑吡坦	0.50～3.00	0.7～3.5	10.000	入睡困难、睡眠维持障碍	头晕、头痛、遗忘	C	L3	老年人 5mg
右佐匹克隆	≤1.00	≤6.0	1.000～3.000	入睡困难、睡眠维持障碍	味觉异常	C	L2	老年人 1～2mg；65 岁以上半衰期约 9h
艾司唑仑	3.00	10.0～24.0	1.000～2.000	入睡困难、睡眠维持障碍	宿醉、口干、虚弱。高剂量可致呼吸抑制	X	L3	老年人 0.5mg；老年人可出现呼吸抑制
氟西泮	≤0.50	30.0～100.0	15.000～30.000	入睡困难、睡眠维持障碍	宿醉、头昏、乏力、共济失调	X	L3	老年人 15mg，注意半衰期过长
夸西泮	≤0.50	20.0～40.0	7.500～15.000	入睡困难、睡眠维持障碍	站立不稳、嗜睡、口干、头晕、头痛	C	未知	老年人减量
阿普唑仑	1.00～2.00	12.0～15.0	0.40～0.80	入睡困难或睡眠维持障碍	撤药反应、呼吸抑制、疼痛、乏力、言语不清	D	L3	老年人半衰期约 19h
雷美替胺	0.75	1.0～2.6	8.000	入睡困难	疲乏、头晕、恶心呕吐、失眠恶化、幻觉	C	未知	禁与氟伏沙明联用
阿戈美拉汀	未知	1.0～2.0	25.000～50.000	抑郁症	头痛、恶心和乏力等	D	L3	

续表

药物名称	药物达峰时间(h)	半衰期(h)	成人睡前口服剂量(mg)	主要适应证	常见不良反应	妊娠分级(FDA)	哺乳分级	备注
苏沃雷生	0.50～6.00	9.0～13.0	10.000～20.000	入睡困难、睡眠维持障碍	残余的镇静作用	C	未知	发作性睡病禁用
多塞平	1.50～4.00	10.0～50.0	6.000	睡眠维持障碍	嗜睡、头痛	C	L5	老年人剂量减半
曲唑酮	1.00～2.00	3.0～14.0	25.000～150.000	抑郁症	直立性低血压、头晕、阴茎异常勃起	C	L2	适用焦虑、抑郁伴失眠
米氮平	0.25～2.00	20.0～40.0	3.750～15.000	抑郁症	过度镇静、食欲/体重增加、抗胆碱能作用	C	L3	适用焦虑、抑郁伴失眠

注：妊娠分级中，C 表示可能有害，D 表示孕妇慎用，X 表示孕妇禁用；哺乳分级中，L2 表示较安全，L3 表示中等安全，L5 表示禁用。

(二)认知和行为治疗

CBT-I 是认知和行为治疗(睡眠限制、刺激控制)的组合，是成人治疗失眠的一线和初始治疗。目前老年失眠患者首选非药物治疗，尤其强调进行 CBT-I 的重要性。

1. 睡眠限制

通过减少患者在床上的时间而整合片段睡眠，虽可导致轻度的睡眠剥夺，但可增加稳态睡眠驱动。睡眠限制所设定的入睡及起床时间是基于患者之前两周的睡眠日记。睡眠限制的具体内容：①减少卧床时间，使其和实际睡眠时间相符；②当睡眠效率低于 80%时，减少 15～20min 的卧床时间；③当患者睡眠效率在 80%～85%之间时，则保持卧床时间不变；④可以有不超过半小时的规律午睡。

2. 刺激控制

刺激控制目的在于帮助患者重建正常睡眠节律，改善环境与睡意之间的相互作用。其具体内容：①无睡意时不上床；②若卧床 20min 不能入睡，起身离开卧室做一些简单活动，等有睡意时再返回；③不要在床上做与睡眠不相关的事情；④不论前一晚睡眠多长，保持规律起床时间；⑤避免日间小睡。

3. 认知疗法

认知疗法的目的在于扭转患者长期失眠所处的一种焦虑状态，改变对睡眠的态度和信念。认知疗法的基本内容:①不要过分关注睡眠;②避免夜间入睡时注意力全在睡眠上,过度强调主观的睡眠意图,要保证自然入睡;③持有一个合理的睡眠期望。

4.睡眠卫生教育

睡眠卫生教育主要是帮助患者认识到不良生活习惯对失眠的影响,以期帮助患者重建正常生活习惯。主要宣教内容:①保证睡眠环境的舒适、安静及无其他干扰;②保证规律作息时间,每天同一时间起床;③睡前避免抽烟、饮酒、喝浓茶及咖啡等习惯;④每天规律锻炼身体,但避免睡前3～4h剧烈运动;⑤避免暴饮暴食,养成规律饮食的好习惯;⑥在辗转反侧无法入睡时,不要强行入睡;⑦睡前1h避免观看恐怖或使人兴奋的电影、书籍等;⑧避免白天打盹。不推荐将睡眠卫生教育作为孤立的干预方式进行,需与其他心理行为治疗方法联合运用。

(三)其他治疗措施

有研究报道,瑜伽、太极、按摩、中药及针灸等对失眠的控制也有一定疗效,医生应根据患者情况制订个性化方案。

第三节 睡眠相关呼吸障碍

一、睡眠相关呼吸障碍的定义

睡眠相关呼吸障碍(SRDB)是指在睡眠过程中发生的以异常呼吸事件(如呼吸的节律、频率等异常)为主要临床表现的一类疾病。ICSD-3将睡眠相关呼吸障碍分为阻塞性睡眠呼吸暂停(OSA)综合征、中枢性睡眠呼吸暂停综合征(CSAS)、睡眠相关低通气(SRHD)和睡眠相关低氧血症。在我国,睡眠相关呼吸障碍是仅次于失眠的第二大睡眠紊乱,睡眠相关呼吸障碍最常见的类型是睡眠呼吸暂停(其中以OSA综合征最为多见)。

二、常见病因

(一)OSA综合征

引起OSA的病因复杂多样,临床上尚未完全阐明。可能与以下因素有关:①上气道解剖结构狭窄或异常,如鼻中隔偏曲、鼻息肉、扁桃体肥大、喉肿块等鼻咽喉疾病,其中鼻咽部狭窄在OSA发病中占比最大,儿童常见原因为腺样体、扁桃体肥大;②上气道神经—肌张力调节功能异常,如颏舌肌收缩时可以对抗咽腔吸气负压的致塌陷作用,维持咽腔的开放。当颏舌肌肌肉收缩功能存在异常时，在上气道有不同狭窄程度的基础上，患者夜晚睡眠时上气道肌力难以对抗气道负压塌陷力，气道即发生阻塞；③高血压、糖尿病、甲状腺功能减退、脑梗死、呼吸系统疾病[如慢性阻塞性肺疾病（COPD）、慢性支气管炎]等疾病也会引起 OSA 的发生；④肥胖、不良生活习惯（如暴饮暴食、酗酒）、遗传等因素也与 OSA 的发生有关，特别是肥胖，它是 OSA 最具特征的独立危险因素。

（二）CSAS

正常人在入睡后也可发生 CSA，但发生频率极低，可被视为正常现象。而病理性 CSAS 的发病复杂，很少由单一因素诱发，其病因目前未完全明确，但一般认为是由各种引起呼吸中枢驱动功能受损的原因所致。主要包括以下因素：①脑血管疾病、脑炎、脑膜炎、颅内肿瘤等神经系统病变；②神经肌肉病变如重症肌无力、肌萎缩硬化症等；③肥胖、充血性心力衰竭或甲状腺功能减退等原因，且心力衰竭是普通人发生 CSA 的最常见病因；④一些 OSA 患者行悬雍垂腭咽成形术或气管切开术后。

（三）SRHD

睡眠相关低通气的患者一般患有严重的气道或肺实质疾病，如胸壁疾病、COPD、慢性支气管炎或肺动脉高压。除此之外，某些药物（如长效麻醉药、肌松药等）或者神经系统疾病（如脑梗死、脑部肿瘤）也可引起机体换气不足。肥胖患者可能会发生肥胖低通气综合征（OHS），约有 90%的 OSH 患者同时存在 OSA；先天性中枢性肺泡低通气综合征可能与 PHOX2B 基因突变有关。

（四）睡眠相关低氧血症

睡眠相关低氧血症多因神经系统或全身性疾病导致的睡眠过程中的缺氧，已排除由其他三种睡眠相关呼吸障碍引起的缺氧，多继发于胸壁疾病、呼吸道疾病、肺部疾病（包括肺实质、肺间质、肺血管疾病）、神经肌肉疾病等。最常见的类型是睡眠相关低氧血症合并 COPD。

三、疾病分型

睡眠相关呼吸障碍分类见表 7-6。

表 7-6　睡眠相关呼吸障碍分类

睡眠相关呼吸障碍	分型
OSA 综合征	成人 OSA
	儿童 OSA
CSAS	原发型 CSA（PCSA）
	婴儿原发型 CSA（PCSAI）
	早产儿原发型 CSA（PCSAP）

续表

睡眠相关呼吸障碍	分型
CSAS	CSA 伴潮式呼吸(CSA-CSR)
	不伴潮式呼吸由躯体疾病引起的 CSA
	高原型周期性呼吸引起的 CSA(CSA-HAPB)
	药物或物质引起的 CSA
	治疗后 CSA
SRHD	肥胖低通气综合征(OHS)
	先天性中枢性肺泡低通气综合征(CCHS)
	迟发性中枢性肺泡低通气伴下丘脑功能障碍(LO-CHS)
	特发性中枢性肺泡低通气(ICSA)
	药物性睡眠低通气
	疾病相关性睡眠低通气
睡眠相关低氧血症	睡眠相关低氧血症

四、临床特点

(一)OSA 综合征

(1)OSA 患者夜间打鼾是最常见的典型症状之一。鼾声呈间断性、反复性,常在响亮的鼾声后出现呼吸暂停现象,严重者有时出现憋醒、胸闷心慌、窒息感,甚至不能平卧入睡。

(2)成年患者最常见的主诉是白天嗜睡,而儿童常常以白天多动为主。患者白天嗜睡的程度与 OSA 病情严重程度有关,轻者可能日间略感疲倦、注意力不集中,但不会影响日常生活和工作;重者可能在讲话、进食、驾驶时发生嗜睡,严重影响到了患者的日常生活和工作。儿童 OSA 可能会引起上课注意力不集中、记忆力减退、反应欠灵敏、生长发育不良等症状。

(3)除上述症状之外,成人还可能出现食管反流、夜尿增多、性功能减退等症状,儿童常会发生遗尿。严重者可能会出现心脑血管系统(如夜间心绞痛或心肌梗死、脑血栓等)、呼吸系统(肺心病、肺动脉高压)、神经系统(痴呆)、消化系统(肝功能损害)等并发症。

(二)CSAS

临床上以 CSA-CSR、治疗后 CSA 较为常见。由于病因和个体差异的影响,不同类型的 CSA 临床表现可能会有所不同,但是总体分为高碳酸型和非高碳酸型。高碳酸型患者的打鼾症状不明显或无打鼾现象,常以反复发作的睡眠暂停为最直接的临床表现。患者夜间觉醒次数与 CSA 严重程度成正相关,觉醒后通常会感心慌、胸闷及心前区不适。嗜睡也为常见症状,但较 OSA 少见且症状轻。晨起头痛、身体消瘦、全身疲惫、慢性疲劳、焦虑等症状也可能会存在，甚至会出现肺动脉高压、红细胞增多症等潜在通气不足的表现。非高碳酸型 CSA 多以 CSA-CSR 的形式出现，患者可有高碳酸型的上述症状。此外，非高碳酸型患者夜间觉醒的次数比高碳酸型多，且体型可有轻度肥胖。患者有时伴有间歇性夜间打鼾及失眠、性功能减退等症状。昼夜都可能存在轻度通气过度，与 OSA 相似。通常白天不出现高碳酸血症和心肺并发症。

(三)SRHD

临床上以 OHS 和疾病相关性睡眠低通气较常见。OHS 主要表现为肥胖和高碳酸血症，临床表现常伴有 OSA 的典型表现，如夜间打鼾、呼吸暂停、晨起头痛、白天嗜睡乏力及记忆力下降等，晚期可能出现肺动脉高压、肺心病等严重并发症。疾病相关性睡眠低通气常为原发病临床表现，可无症状，也可存在睡眠中气促、呼吸困难、睡眠质量下降、运动耐力下降等。CCHS 为罕见病，大多出生时以低通气起病为主要表现，表现为发绀、喂养困难等。LO-CHS 发病时迅速发生贪吃、嗜睡、肥胖，可有下丘脑内分泌功能障碍。ICAS 以突发晕厥、肺动脉高压为主。药物性睡眠低通气常表现为呼吸困难、胸闷乏力、认知功能障碍。

(四)睡眠相关低氧血症

轻症患者可无症状，也可在睡眠过程中出现憋气、胸闷、影响夜间睡眠等。病情更进一步发展可能会干扰日间生活质量。继发于呼吸系统疾病的睡眠相关低氧血症还可能有呼吸系统症状和体征的表现。

五、诊断

(一)OSA 综合征

1. 成人 OSA

在成人 OSA 的诊断标准中要求满足条件 1)与 2)或 3)。

1)符合 1 个或多个条件

(1)夜晚失眠、焦虑、睡眠质量差、易醒、早醒；白天容易感到疲劳、嗜睡，影响日间活动。

(2)在睡眠过程中因呼吸暂停、窒息而发生觉醒、喘息。

(3)同室人察觉到打鼾，呼吸暂停现象可能同时存在。

(4)已被确诊为高血压、充血性心力衰竭、冠心病、房颤、情感障碍、认知功能障碍、脑卒中或 2 型糖尿病。

2)采用多导睡眠图(polysomnography，PSG)监测或睡眠中心外睡眠监测 (out-of -center sleep testing，OCST)

监测以阻塞性为主的呼吸事件不小于 5 次/h，包括阻塞性睡眠呼吸暂停和混合性睡眠呼吸暂停、低通气及呼吸努力相关觉醒。

3)PSG 监测或 OCST

阻塞性为主的呼吸事件多于 15 次/h,包括呼吸暂停、低通气或呼吸努力相关觉醒。

2. 儿童 OSA

儿童 OSA 诊断标准和成人的略有不同。

(1)夜间打鼾、费力或阻塞性呼吸、白天多动或疲倦等症状必须具备其中之一。

(2)PSG 诊断标准包括二者其一:①阻塞性呼吸事件≥1 次/h;②阻塞性低通气表现为>25%睡眠时间,动脉血二氧化碳分压($PaCO_2$)>50mmHg,伴有打鼾、矛盾性胸腹呼吸等症状。

3. 病情分度

成人 OSA 病情程度与呼吸暂停低通气指数(AHI)和(或)低氧血症程度判断依据见表 7-7。

表 7-7 成人 OSA 病情分度

病情分度	AHI(次/h)	夜间最低 SaO_2(%)
轻度	5～15	85～90
中度	16～30	80～84
重度	>30	<80

(二)CSAS

CSAS 的诊断需要结合临床症状及实验室 PSG 监测结果。

成人 CSAS 所有类型的症状有白天嗜睡、入睡或维持睡眠障碍、夜间打鼾,同室人察觉到睡眠暂停、因呼吸暂停导致的憋醒,频繁觉醒、睡眠不解疲劳等。PSG 诊断标准:①中枢性呼吸暂停或低通气事件≥5 次/h;②中枢性呼吸事件占总呼吸事件的 50%以上。除上述相同诊断标准外,不同类型 CSAS 又有各自补充诊断的条件。

(三)SRHD

符合以下任何一项条件即可诊断为 SRHD:①成人睡眠时动脉 PCO_2(由于在睡眠时监测的不可行性,可用呼气末 PCO_2 或经皮 PCO_2 代替)上升至>55mmHg,并且持续时间超过 10min;②睡眠时动脉 PCO_2 比清醒仰卧位时上升>10mmHg,并且>50mmHg,持续时间超过 10min;③儿童动脉 PCO_2>50mmHg,占总睡眠时间的 25%以上。即可诊断为 SRHD。

OHS 的诊断需要符合清醒状态下低通气(即清醒时动脉 PCO_2 增高>45mmHg),其他睡眠相关低通气疾病不一定存在清醒状态下低通气。

(四)睡眠相关低氧血症

诊断睡眠相关低氧血症需满足以下条件:①PSG 监测、OCST 或血氧饱和度监测出现 SpO_2≤88%(成人)或≤90%(儿童),时间≥5min;②无睡眠相关低通气。

六、睡眠相关呼吸障碍的评定

(一)OSA 综合征

1. 病史采集

OSA 综合征患者的典型临床症状为夜间睡眠时打鼾伴呼吸暂停及日间嗜睡(儿童常表现为多动)。医护人员应仔细询问患者的一般社会学资料如身体、体重等,现病史、既往史如是否有鼻中隔偏曲、鼻息肉等确诊疾病,家族史如是否有 OSA 综合征家族史,日常生活习惯如是否吸烟、饮酒等。如患者为儿童,医护人员应多询问陪同家属。

2. 体格检查

主要包括测量患者身高、体重,计算出患者的 BMI,测量患者睡前及睡后血压,评估面部形态,测量颈围的大小,进行鼻腔、咽喉部的检查,以明确 OSA 综合征是否因扁桃体肥大、舌体肥大、腺样体肥大等引起。除此之外,还要进行心、肺、脑、神经等系统的检查。

3. 辅助检查

整夜 PSG 监测是诊断 OSA 综合征的标准手段,常规需要监测不少于 7h 的睡眠;OCTS 或家庭睡眠监测(home sleep testing ,HST)也是常用诊断 OSA 综合征的简单、实用方法。两者可以同时记录、分析多项睡眠生理数据,并方便移动到睡眠室外(如患者家中、病房内)进行睡眠医学研究和睡眠疾病诊断的技术。常规还要进行血常规、心电图、病因或高危因素的常规检查,必要时进行血气分析、X 线头影测量等。

4. 嗜睡程度的评价

嗜睡的主观评价主要有 Epworth 嗜睡量表(ESS)和斯坦福嗜睡量表(Stanford sleepiness scale,SSS),现临床上多采用 ESS。(详情请参考“失眠”一节)

(二)CSAS

1. 病史采集

详细询问患者近期睡眠情况,包括上床时间、夜间是否打鼾、夜间觉醒次数、睡眠持续时间、白天是否嗜睡、日常生活功能状态等。除此之外,还应询问患者是否有心衰、房颤史,近期有无服用阿片类药物或者呼吸抑制剂,近期有无去过高海拔地区等。

2. 体格检查

系统完整的中枢神经系统和其他系统的体格检查可以协助诊断导致 CSA 的病因,为疾病诊断提供一定的参考价值。

3. PSG 监测

是目前诊断 CSA 的主要手段。

4. 其他实验室检查

包括血气分析、甲状腺功能检查、心电图等。

5. 鉴别诊断

临床上,CSA 发病复杂,常常与 OSA 需要鉴别诊断。目前常用鉴别诊断的方法为常规 PSG 监测同步记录呼吸中枢驱动,尤其是气流和胸腹带信号。当气流存在时,若胸腹带搏动信号也存在,则为 OSA;反之,若胸腹带信号无波动,则为 CSA。但在睡眠过程中可能易发生松动移位造成记录不准确,故用此种方法具有一定局限性。若 PSG 监测不能确定 CSA 的诊断,还可用膈肌肌电、食管压监测等方法以助确诊。OSA 与 CSA 常见鉴别要点见表 7-8。

表 7-8 OSA 与 CSA 鉴别要点

鉴别点	OSA	CSA
相同点	反复呼吸暂停或低通气、口鼻气流消失持续≥10s,均有家族遗传倾向	
不同点		
主要病因	上气道狭窄	中枢神经系统损害
上气道狭窄/阻塞	有	一般无
胸腹呼吸运动	仍存在	消失
体征	多肥胖或颈围粗	体重多为正常
典型症状	夜间打鼾、失眠、睡卧不安等;白天嗜睡、疲劳等	可有 OSA 典型症状,但不常见
有无努力呼吸	有	无
发病率	高	较低
常见基础疾病	肥胖症、心脑血管病、糖尿病等	充血性心力衰竭、房颤等

(三)SRHD

1. 病史采集

医护人员应结合患者的临床症状和体征仔细询问病史。如 OHS 患者多数 BMI 偏高且合并 OSA 的典型临床表现;CCHS、LO-CHS、ICAS 多在儿童期即已出现症状,多就诊于儿科;疾病相关性睡眠低通气常有呼吸系统疾病史,如 COPD、肺动脉高压等;近段时间是否服用过肌松药、镇静药等。

2. 实验室检查

如血气分析、呼气末 PCO_2、血常规、血清学检查、心脏彩超、基因监测、肺功能监测等，可协助临床诊断。

3. PSG 监测

可以发现睡眠中睡眠相关的低通气和血氧饱和度下降，伴或不伴有 OSA 的低通气事件，可以协助确诊疾病。

(四)睡眠相关低氧血症

1. 病史采集

仔细询问病史，尽可能获得患者详细的病情资料，以协助临床诊断。患者既往可能存在呼吸系统疾病史或神经系统的病变，在询问时注意重点提问。

2. 实验室检查

如血气分析、肺功能检查、影像学检查、PSG 监测或 OCST 等。

3. 在诊断睡眠相关低通气血症时注意事项

若动脉血气分析、经皮或呼气末 PCO_2 监测提示低通气时，医师应诊断为睡眠相关低通气疾病而不是睡眠相关低氧血症；当睡眠相关低氧血症患者合并存在病理生理情况(如生理性分流、通气血流比例失调、高海拔环境影响)时，需要特殊表明；睡眠相关低氧血症患者可以合并 OSA 或 CSA，但引起睡眠时低氧的主要原因不是两者的因素。

七、常用康复治疗技术

(一)OSA 综合征

1. 病因治疗

根据引起或加重患者 OSA 的病因选择对症治疗，如使用甲状腺激素治疗甲状腺功能减退。

2. 行为干预

肥胖是引起 OSA 的独立危险因素。OSA 患者常常伴有肥胖或超重，医护人员要协助患者控制好体重，督促患者减肥，做好饮食、运动宣教；告知患者需要戒烟限酒，合理安排好自己的睡眠时间，纠正患者的不良日常习惯，慎用镇静催眠药及肌松药；指导患者睡眠时尽量采取侧卧位，适当抬高床头或者用枕头。

3. 无创气道正压通气治疗

成人采取的一线治疗手段是 CPAP。临床上常用的无创辅助通气包括普通型持续气道正压通气(CPAP)、智能型持续气道正压通气(auto-CPAP)和双水平气道正压通气(BiPAP)，以 CPAP 最为常用。CO_2 明显潴留者建议使用 BiPAP。

1)适应证

严重打鼾；中、重度 OSA 患者(AHI≥15 次/h)；轻度 OSA(AHI 5～15 次/h)，症状明

显(如白天嗜睡),合并或并发心脑血管病、糖尿病等;OSA 合并 COPD(即重叠综合征)患者;手术治疗失败或复发者;OSA 患者的围手术期治疗;经过其他治疗(如口腔矫正器)后仍存在 OSA。目前单凭临床经验确定压力不够可靠,一般需要进行 1～2 周的 CPAP 试用治疗,以确定最适合患者的压力水平。理想的压力水平是指能够消除在各种睡眠体位状态下及各睡眠期出现的打鼾和睡眠暂停,并使整夜睡眠的血氧饱和度维持在＞90％所需的最低压力水平,且关键是能被患者所接受。

2)慎用或禁忌证

胸部 X 线或 CT 检查发现有肺大泡;气胸或纵隔气肿;血压明显降低(＜90/60mmHg)或休克、昏迷;急性心肌梗死患者血流动力学指标不稳定者;脑脊液漏、颅脑外伤或颅内积气;急性中耳炎、鼻炎、鼻窦炎感染;因神经障碍等而不能充分配合治疗的患者;青光眼。

3)不良反应

CPAP 易产生口鼻腔黏膜干燥、充血或鼻炎,局部压迫或皮肤过敏等不良反应。

4. 口腔矫治器(OA)

是针对咽部狭窄患者的治疗手段。适用于单纯性鼾症、轻中度 OSA 患者,特别是有下颌后缩者、不能耐受其他疗法或疗效不佳者。OA 无创、廉价易被患者接受,但容易导致患者口腔干燥、牙齿不适等不良反应。对于重度颞下颌关节炎或功能障碍、牙齿松动及严重牙周病的患者禁用。

5. 药物治疗

目前临床上尚无疗效确切的药物用于治疗 OSA,需待进一步研究。

6. 外科治疗

仅适用于经外科手术治疗能解除上气道阻塞的患者,通常手术不作为本病的初始治疗手段,在临床上应严格掌握手术的适应证。目前常用的术式有以下几种。

(1)悬雍垂腭咽成形术(UPPP)及其改良术,是目前最常用的术式。适用于口咽部阻塞(包括咽部黏膜组织肥厚、咽腔狭小、悬雍垂肥大或粗长、软腭过低或松弛、扁桃体肥大)并且 AHI＜20 次/h 者;禁用于肥胖及 AHI＞20 次/h 者。术中,必须对患者进行有效的呼吸支持,以防患者发生窒息。术后要严密观察患者病情,制订个体化的护理措施来预防常见并发症(如感染、术后出血)的发生。患者出院后要加强随访,告知患者术后鼾声消失不一定代表低氧血症和呼吸暂停的改善,可能有发生无鼾声呼吸暂停的危险,会延误病情的诊治,要定期来复查。

(2)鼻部手术,主要适用于鼻息肉、鼻甲肥大、鼻中隔偏曲等原因引起的上气道狭窄。

(3)扁桃体、腺样体切除术,对儿童 OSA 患者较为适用。

(4)正颌手术,适用于下颌后缩、下颌弓狭窄等患者,也可作为行 UPPP 手术治疗失败的后续治疗。

(5)其他常见术式,包括舌成形术、激光辅助咽成形术、射频消融术等。

(二)CSAS

20%CSA可自行缓解,临床上对于睡眠转换期间出现无显著低氧血症者,治疗后CSA可先观察。

1.病因治疗

根据引起CSA病因的不同制订个体化治疗方案。心力衰竭患者应积极采取强心、利尿、扩血管等措施改善心功能;由到高原地区所致的CSA,应快速脱离高原地区;若是由于服用阿片类药物或呼吸抑制剂引起的CSA,应在医师的指导下减药或停药;若是由于脑血管疾病、脑干占位性病变、脱髓鞘等颅内病变或神经系统病变引起的CSA,应积极治疗原发病。

2.体位

有报道指出,对于心力衰竭合并陈施呼吸的患者,侧卧位睡眠可以改善患者的中枢性暂停程度,对一些原因不明的CSA也同样可以改善症状。因此,侧卧睡眠可能对CSA有利。

3.氧疗

夜间氧疗可作为充血性心力衰竭引起的CSA的标准治疗。有研究发现,无论是长期还是短期吸氧,都可降低心力衰竭患者的AHI、改善低氧及生活质量。但是其削弱了低氧对呼吸的驱动作用,可能导致严重的呼吸暂停和低氧血症。吸氧并不能消除气道阻塞,在伴发OSA的情况下,常不能奏效。因吸氧只能降低部分AHI,故常作为无创通气治疗无效或不能耐受时,或者与无创通气治疗联合使用。

4.吸入CO_2

吸入CO_2,能有效地升高$PaCO_2$,使其高于呼吸暂停阈值,能够减少CSA发生的次数、降低CSA-CSR的发生率。

5.药物治疗

用于治疗CSA的常见药物见表7-9。

表7-9 用于治疗CSA的常见药物

常见药物	作用机制	药物剂量	不良反应	备注
乙酰唑胺	增加呼吸中枢驱动力,改善睡眠时通气情况,促进肺内气体交换	125～150mg/次,口服,2～4次/天	低钾血症、肾功能损害等	长期疗效不确定

续表

常见药物	作用机制	药物剂量	不良反应	备注
茶碱	通过抑制腺苷，刺激呼吸中枢，增加呼吸驱动力、呼吸肌收缩力	100～200mg/次，口服，2～3次/天	恶心、呕吐、腹部不适等	对脑干损害引起CSA和CSA-CSR较为有效
都可喜	兴奋外周化学感受器，提高呼吸控制系统兴奋性	50mg/次，口服，2～3次/天	极少数会出现恶心、呕吐、头晕、心悸等	对高碳酸血症型CSA伴呼吸功能不全者疗效显著，但非高碳酸血症型CSA慎用
甲羟孕酮	兴奋呼吸中枢，改善肺通气和换气功能	20mg/次，口服，1～3次/天	月经失调、偶见阳痿	适用于换气功能障碍、更年期妇女等合并OSA、COPD合并CSA患者
抗抑郁药(欧罗替林)	抑制突触前膜再摄取去甲肾上腺素和5-HT，减少快动眼睡眠，减轻低氧血症	5～5mg/d，睡前口服	口干、出汗、震颤、视力模糊、心悸等	不推荐儿童用此药

6. 辅助通气

无创辅助通气主要包括持续正压通气(CPAP、APAP)、双相气道内正压通气(BiPAP)、匹配伺服通气(ASV)、间歇正压指令通气(SIMV)，是目前治疗CSA的主要方式。CPAP主要适用于高碳酸血症患者，尤其是在心力衰竭患者中应用广泛，但是由于患者的左心室射血分数、白天症状及AHI的不同，CPAP的治疗效果也不相同。有研究表明，CPAP能改善CSA-CSR患者的夜间血氧饱和度、左心室射血分数、使AHI下降达50%以上，但对生存率、住院率及生活质量并没有明显改善。使用CPAP的患者可能会出现回心血量减少，体循环及脑循环淤血，出现头痛、胸闷等不良反应。因此，对于CSA或CSA-CSR患者是否应常规使用CPAP尚存在较大争议。对于CPAP不耐受或耐受较差的患者可以选用BiPAP和ASV。已有小部分临床试验研究证实，CSA伴心力衰竭用BiPAP治疗比CPAP更具优势。

(三)SRHD

1. 机械通气

目前SRHD的主要治疗手段是机械通气(无创机械通气占大多数)。无论是否合并OSA，OHS的初始治疗和首选治疗均为无创气道正压治疗，且不能因为已经开始减重而推迟。气道正压治疗的模式主要包括 CPAP 和 NPPV。稳定的 OHS 患者首先应该使用 nCPAP,CPAP 压力增加至所有呼吸暂停、低通气、气流受限被消除;如果气道阻塞解除仍存在持续的中度低氧,应考虑 BiPAP。对中重度 CO_2 潴留患者,不能只考虑 CPAP 或 auto-CPAP,双水平呼吸机可能作为首选,此类患者多存在中枢性呼吸障碍,该模式是不少患者的必备通气模式。重度药物依赖者或者停用药物后仍无法解决睡眠低通气者,可选用无创正压通气辅助治疗。CCHS 患者多采用终身通气治疗。

2. 氧疗

临床上一般不采用单纯氧疗手段治疗 SRHD。单纯氧疗可能进一步加重 CO_2 潴留,必须给予氧疗时应与无创通气同时进行,避免加重高碳酸血症。

3. 减重

减重治疗在 OHS 的作用非常重要。OHS 患者多肥胖,所有的 OHS 患者都应该以改善生活方式来减重。减重不仅可以改善整体健康状况,还可以改善肺泡通气、夜间氧饱和度,减缓呼吸事件发生的频率等。目前因单独进行生活方式的干预效果不佳,药疗的有效性和安全性欠缺,外科减重手术已受到越来越多临床医生的关注。当 BMI≥35kg/m^2 伴有 OHS,或希望最终脱离 NPPV 治疗,或不能耐受夜间 NPPV 治疗时,需要考虑行外科减重手术来减重。

4. 对症支持治疗

药物性睡眠低通气患者首先应该停用或减量引起呼吸调控或肌肉功能药物,重度药物依赖者应在专业机构的严格监督下进行治疗,有条件时可选择相应拮抗剂治疗;治疗基础疾病是疾病相关性睡眠低通气患者的重点,临床常用措施有吸氧、辅助通气、呼吸肌训练等。其中无创正压通气由于简单、有效、易耐受已逐渐被广泛应用;ICAS 可选择膈神经刺激来治疗低通气。

(四)睡眠相关低氧血症

1. 一般治疗

指导患者戒烟、主动进行肺功能康复锻炼。若患者 BMI≥24.0,应督促患者减肥,并与患者一起制订减肥计划。

2. 无创通气治疗

无创正压通气治疗常用于治疗因神经肌肉疾病引起的睡眠呼吸障碍。对于高碳酸血症的 COPD 患者,短期使用无创通气治疗疗效有益,但长期疗效还有待进一步研究。

3. 氧疗

有效氧疗可以改善低氧血症,降低患者发生肺心病、肺动脉高压等疾病的发病风险。但过度氧疗可能会导致 CO_2 潴留,医师在临床上应严格掌握疾病的适应证和禁忌证。

4.其他治疗手段

如药物治疗、原发病治疗等,应结合具体情况分析。

参考文献

[1] 陈宇洁.睡眠相关低氧血症及其治疗[C]//四川省医学会.中国睡眠研究会会议论文集,2015:143-147.

[2] 何权瀛.提高对睡眠低通气性疾病的认识[J].中国呼吸与危重监护杂志,2017,16(2):101-102.

[3] 李艳.中西医结合睡眠障碍研究新进展[M].北京:人民卫生出版社,2017.

[4] 王玮,张晓雷.基层呼吸系统疾病防治系列教程:睡眠呼吸障碍性疾病[M].北京:人民卫生出版社,2018.

[5] 王菡侨.中国睡眠研究会睡眠医学教育专业委员会专家讲座答疑 第九讲 睡眠呼吸暂停综合征[J].世界睡眠医学杂志,2017,4(5):314-322.

[6] 赵琳娜.睡眠相关性疾病的诊疗新进展[J].世界睡眠医学杂志,2018,5(4):494-500.

[7] 张鹏,李雁鹏,吴惠涓,等.中国成人失眠诊断与治疗指南(2017版)[J].中华神经科杂志,2018,51(5):324-335.

[8] 张晓雷.中国睡眠研究会睡眠医学教育专业委员会专家讲座答疑 第十一讲 睡眠呼吸暂停综合征的治疗[J].世界睡眠医学杂志,2017,4(5):328-334.

[9] AMERICAN ACADEMY OF SLEEP MEDICINE. International classification of sleep disorders, third edition (ICSD-3)[J]. AASM Resource Library [online], 2014.

[10] BUYSSE DJ, RUSH AJ, REYNOLDS CF. Clinical management of insomnia disorder[J]. JAMA, 2017,318(20):1973-1974.

[11] CHENG DCY, GANNER JL, GORDON CJ, et al. The efficacy of combined bright light and melatonin therapies on sleep and circadian outcomes: A systematic review[J]. Sleep Med. Rev., 2021, 58:101491.

[12] INCERTI PARENTI S, FIORDELLI A, BARTOLUCCI ML, et al. Diagnostic accuracy of screening questionnaires for obstructive sleep apnea in children: A systematic review and meta-analysis[J]. Sleep Med. Rev., 2021,57:101464.

[13] RIEMANN D, ESPIE C. Evidence-based psychological therapies for insomnia[J]. Lancet, 2018,392(10149):735.

[14] SATEIA MJ. International classification of sleep disorders-third edition[J]. Chest, 2014,146(5): 1387-1394.

[15] SELIM B, RAMAR K. Sleep-related breathing disorders: When CPAP is not enough[J]. Neurotherapeutics, 2021,18(1): 81-90.

第八章　心境障碍

第一节　心境障碍概述

一、心境障碍的定义

心境是指较微弱而持续的情绪状态，是一段时间内精神活动的基本背景。心境障碍，又称情感障碍、情绪障碍，是一组由多种原因引起的精神障碍，主要特点为明显并且持续的心境或情感改变。

心境障碍临床上其特点包括基本症状以情感高涨低落反复为主要表现，患者在智力和思想方面没有明显障碍，常伴有相应的行为和认知方面的改变。症状的轻重程度不一，轻度心境障碍患者，可以无明显精神病性症状表现，对其社会生活影响较小；重度心境障碍患者，在情绪上表现出明显异常，甚至表现出明显的精神病性症状，对其社会生活具有明显影响。心境障碍主要包括躁狂发作、双相障碍、抑郁发作和持续性心境障碍等。

（一）躁狂发作

躁狂发作时表现为情感高涨、思维奔逸、活动增多。美国《精神障碍诊断与统计手册》（第 5 版）（DSM-5）中，躁狂发作需要持续至少 1 周时间（达到需要住院的严重程度则可以是更短时间），几乎每天大多数时间存在异常而持久的心境高涨或易激惹，或异常的持续性的活动增多与精力旺盛。这种心境障碍对社会功能造成了明显损害，或需要住院治疗，或伴有精神病性症状。躁狂发作与轻躁狂发作在临床表现上相似，主要的区别点在于轻重程度不同。由于二者的鉴别缺乏确切的客观指标，所以有时在临床上具有一定的区分难度。临床上大致从以下方面鉴别：①躁狂发作一般需要住院治疗，而轻躁狂发作多数无须住院治疗；②若出现精神病性症状则考虑躁狂发作而非轻躁狂发作；③躁狂发作对社会功能损害大，而轻躁狂发作对社会功能损害不大，有的患者甚至有一定获益；④躁狂发作病程为 1 周，而轻躁狂发作病程为 4 天。

(二)双相障碍

一般是指既有符合症状学标准的躁狂或轻躁狂,又有抑郁发作的一类心境障碍。躁狂发作时表现为情感高涨、思维奔逸、活动增多;抑郁发作时则出现情感低落、思维迟缓、意志活动减退等"三低"症状,重者可有明显的精神病性症状(如幻觉、妄想等)。双相障碍多为间歇性病程,躁狂和抑郁反复循环或交替发作,也可以混合方式存在,每次发作持续相当长时间(躁狂发作持续 1 周以上,抑郁发作持续 2 周以上)。对患者的日常生活及社会功能等产生不良影响。

(三)抑郁发作

通常表现为心境低落、兴趣和愉快感缺失,疲倦、乏力,活动减少。依据严重程度的不同,可分为轻度、中度、重度抑郁发作。重度抑郁发作可伴精神病性症状,如幻觉、妄想,或紧张综合征等。有研究发现,抑郁发作时存在的不典型症状如睡眠过多、食欲增加、体质指数增加和性欲亢进是双相障碍的危险和预测因素。但也有研究表明,在抑郁发作症状中一些特征性的症状预示着双相障碍的发生,是双相障碍的危险因素,如伴精神病性症状、精神运动迟滞、心境不稳定、每次抑郁发作<3 个月。

(四)持续性心境障碍

包括环性心境、恶劣心境和其他持续性心境障碍。

(1)环性心境障碍是一种慢性心境障碍,主要是轻躁狂症状和抑郁症状交替出现(2 年以上),但其症状数量和严重程度均未达到躁狂发作或抑郁发作的程度,以往曾归于人格障碍。

(2)恶劣心境是较为常见的一类持续性心境障碍,临床表现为以持久的心境低落状态为主的轻度抑郁,伴有躯体不适、睡眠障碍及相应的情绪和认知改变,但社会功能一般无明显受损,本病过去被称为"抑郁性神经症"。本病患者多因情绪差、睡眠质量低求助于综合医院神经内科或精神专科医院。

(3)其他持续性心境障碍,如脑卒中后抑郁等。脑卒中后抑郁(PSD)是指脑卒中后发生的表现为持续性抑郁心境障碍,具有情绪低落、兴趣缺乏及精神运动迟滞的"三低"特征,以及由此引起的学习记忆能力降低。缺血性脑卒中 2 周时,PSD 的发生率为 43.2%,严重影响患者的康复进程及康复效果,增加致残率,10 年内的死亡率是一般患者的 3.4 倍。PSD 病理生理机制非常复杂,有内源性和(或)外源性因素,前者如脑环路学说、神经内分泌学说、神经化学学说、神经递质学说及炎性细胞因子学说等,而后者主要涉及经济状况、学历、亲情支持及社会环境等因素。

二、常见病因

目前,本病病因和发病机制尚不清楚。多方面的证据表明,其由遗传因素、神经生化因素、生活事件、家庭教养方法和病前性格等因素共同引起。

(一)生物学因素

心境障碍病因与发病十分复杂,涉及遗传、神经内分泌、神经免疫和生物学等多方面因素。

1.遗传因素

遗传因素在心境障碍的发病中起着非常重要的作用,但是由于这类疾病存在复杂的遗传模式,与发病有关的基因至今未能得到证实,可能是多个微效基因以及环境因素共同作用的结果。在神经生化方面比较肯定的假说是单胺类神经功能失调假说,研究集中于五羟色胺(5-HT)和去甲肾上腺素(NE)及其受体,但是单胺递质的功能失调难以解释全部心理疾病的发病机制,有些抗抑郁剂并不作用于单胺能神经系统。

2.神经内分泌因素

心境障碍所关联的心理疾病往往伴随着内分泌系统下丘脑-垂体-肾上腺轴(HPA)、下丘脑-垂体-甲状腺轴(HPT)和下丘脑-垂体-性腺轴(HPG)的功能失调,主要表现在下丘脑-垂体-肾上腺轴(HPA)功能亢进,这与 HPA 轴负反馈调节障碍有关。

3.神经免疫因素

大脑和免疫系统组成了一个双向的调节网络,免疫细胞的激活可以引起一系列生理、行为、情感和认知的改变,心境障碍也被认为是一种心理神经免疫紊乱性疾病。在其他方面,近年来随着脑功能成像技术的发展和研究工作向分子水平的深入,人们逐渐认识到心境障碍患者在脑、神经细胞和信号分子水平都存在异常。有研究提出了“神经可塑性”假说和神经营养机制受损学说等理论。

4.生物学因素

关于心境障碍形成的生物学因素,虽然研究者在各自的领域提出的不同学说均获得了实证研究的支持,且结论亦趋于一致,但大家普遍认为其形成因素并不是某一方面单独起作用,人体生物机能的错综复杂使学者在研究过程中往往需要考虑其他因素的影响。

(二)心理学因素

相对于生活事件和社会支持情况等外部环境变量来说,个体的心理变量是心境障碍形成的主要因素之一。来自心理学不同流派的一致观点认为,归因方式与多种精神疾病有关。正常人的归因方式有一种“自我服务偏向”,常常将正性事件归因为内部的、稳定的、全面的原因;负性事件归因为外部的、暂时的和特殊的原因。心境障碍患者较少存在自我服务性归因,他们的一些症状可能与不适应性的归因方式有关。此外,个体在面对应激生活事件时所采取的应对方式以及情绪调节策略也是影响心境障碍的重要因素之一。罗跃嘉、苑成梅等学者认为,心境障碍的形成与应对方式和情绪调节存在相关性。心境障碍患者在早期面对应激事件时多采用消极的应对方式，在情绪调节策略中较多地采用表达抑制。心境障碍的形成是个体因素和应激性生活事件交互作用的结果，归因、应对方式和情绪调节策略等个体因素往往在应激性生活事件与心境障碍中起调节或中介作用。

(三)社会性因素

医学和心理学界的大量研究证实，相对于生物、心理易感因素，社会文化因素在心境障碍的发病和转归中起到重要作用。社会环境中的时代变革、发展结构水平、环境恶化、生存条件等；社会文化中与外来文化的交融，对传统文化的继承与发展、各民族地区文化的融合以及各种新兴文化的兴起等；生活环境中的工作环境、人际关系、家庭教养方式等都可影响个体的身心状态，进而影响心理疾病的发生发展。这些社会文化易感因素可导致应激性事件的发生和累积，与患者本身存在的心理、生理易感因素相互作用，构成了精神疾病产生的心理病理学模式“素质-应激模式”，这种交互作用模式是心理病理学的一种较为普遍的病因模式，是多种精神疾病发生的共同机制。

三、临床诊断与鉴别诊断

(一)诊断

世界卫生组织(WHO)制定的ICD-10中，其中关于精神与行为障碍分类中，将双相障碍、躁狂发作和抑郁障碍并列归类于心境障碍。而DSM-5中双相及相关障碍还包括环性心境障碍、物质/药物所致的双相及相关障碍、由于其他躯体疾病所致的双相及相关障碍、其他特定的双相及相关障碍和未特定的双相及相关障碍等分类。诊断标准中重性抑郁障碍(MDD)由于其症状与双相障碍抑郁发作时的症状相同，而从未出现过躁狂或轻躁狂症状，也称为单相抑郁障碍(UDD)，即抑郁症。患者主要表现为明显且持续性的心境低落，同时伴有思维功能、认知功能、精神状态和躯体症状减退，具有高患病率、高复发率、高致残率和高自杀风险等特点，也是高血压、冠心病、糖尿病及肿瘤等疾病的危险因素，严重影响患者的心身健康和社会功能，已成为全球性的重要公共卫生问题。

DSM-5有关单相抑郁障碍的诊断标准，要求满足下列症状中至少5条(①和②至少满足一项)：①心境抑郁；②丧失兴趣或愉悦感；③体重波动明显，出现明显减轻或者增加；④睡眠情况变化，包括失眠以及睡眠时间延长；⑤精神出现反应性变化，包括容易激动或者迟滞；⑥精神状态不良，易感疲劳；⑦对自己没有明确的自我价值认定；⑧做决定时犹豫不决，做事情时注意力不集中；⑨反复的自杀想法、自杀观念或自杀企图。病程要求至少持续2周，且强调症状出现在几乎每天或每天的大部分时间。ICD-10对诊断单相抑郁障碍症状持续时间及症状表现基本相同，ICD-10要求心境抑郁是诊断的必需条件，而DSM-5则是满足心境抑郁或丧失兴趣及愉悦感之一再加上其他症状即可诊断为重性抑郁障碍，故心境抑郁不是DSM-5诊断单相抑郁障碍的必需条件。

双相障碍的诊断，上述两个诊断标准亦有所差异，DSM-5分为7个亚型：双相Ⅰ型障碍、双相Ⅱ型障碍、环性心境障碍、物质/药物所致的双相及相关障碍、由于其他躯体疾病所致的双相及相关障碍、其他特定的双相及相关障碍及未特定的双相及相关障碍。ICD-10 双相障碍分为 10 个亚型，无双相Ⅰ型、Ⅱ型的区分，并且不包括 DSM-5 中物质/药物所致的双相及相关障碍、由于其他躯体疾病所致的双相及相关障碍及环性心境障碍，而躁狂发作被单列与双相障碍并列，同属于心境障碍。ICD-10 有双相障碍，目前为混合状态的诊断，DSM-5 无该诊断类别，取而代之的是伴混合特征。诊断的特征标注，是 DSM-5 新增的功能，如单相抑郁障碍可能有伴焦虑痛苦、伴混合特征、伴忧郁特征等 9 条标准，而标注也可以用于不同的诊断，如混合特征既适用于双相障碍的躁狂、轻躁狂和抑郁发作，也适用于单相抑郁发作。诊断特征标注，补充了对患者存在的症状，在临床实践中得到广大临床医生的认可。

具体躁狂发作的诊断标准，DSM-5 要求在心境紊乱、精力旺盛或活动增加的时期内，存在 3 项（或更多）以下症状（若心境仅为易激惹，则要求至少 4 项满足）：①自尊心膨胀或夸大；②睡眠需要减少；③比平时更健谈或有持续讲话的压力感；④意念飘忽或思维奔逸；⑤注意力随境转移；⑥目标导向活动增多；⑦过度参与可能产生痛苦后果的高风险活动。病程上要求至少持续 1 周。与 ICD-10 的诊断要求相似，但强调精力/活动增加对诊断的作用。

（二）鉴别诊断

1. 与继发性心境障碍鉴别

脑器质性疾病、躯体疾病、某些药物和精神活性物质等均可引起继发性心境障碍。

2. 与精神分裂症的鉴别要点

（1）心境障碍以心境高涨或低落为原发症状，精神病性症状是继发的；精神分裂症以思维障碍为原发症状，而情感症状是继发的。

（2）心境障碍患者的思维、情感和意志行为等精神活动的协调性好于精神分裂症。

（3）心境障碍是间歇性病程，间歇期基本正常；精神分裂症多数为持续进展病程，缓解期常有残留精神症状或人格改变。

第二节　心境障碍的临床特点

《中国精神疾病分类与诊断标准》第 3 版（CCMD-3）关于心境障碍特点及人群分布见表 8-1。

表 8-1 CCMD-3 中心境障碍特点及人群分布

CCMD-3	精神障碍特点			患者群分布	
	认知	情绪	行为	儿童/青少年	成人
3 心境障碍					
30 躁狂发作	+	+++	++	√	√
31 双向障碍	+	+++	++	√	√
32 抑郁发作	+	+++	++	√	√
33 持续性心境障碍	+	+++	++	√	√
39 其他待分类的心境障碍	+	+++	++	√	√

一、双相障碍

(一)发作特点

双相障碍一般呈发作性病程，躁狂发作和抑郁发作常反复循环或交替出现，抑郁发作持续时间(约 6 个月)长于躁狂发作(约 3 个月)。发作频率、复发与缓解的形式均有很大变异。随时间推移，缓解期有渐短的趋势。中年之后，抑郁变得更为常见，持续时间也更长。

(二)症状特征

躁狂发作的典型临床症状为情感高涨、思维奔逸、活动增多的“三高”症状；而抑郁发作为情感低落、思维迟缓、意志活动减退的“三低”症状。《美国诊断和统计手册》(DSM)认为只要有躁狂发作或轻躁狂作就是双相障碍。依据躁狂发作还是轻躁狂发作分别划分为Ⅰ型或Ⅱ型。

(三)认知功能损害

研究发现，情感性精神障碍伴有认知功能损害，并且双相障碍的认知功能损害不仅存在于急性期，在稳定期亦持续存在，突出表现是语言、记忆力、执行功能和注意力的损害。但在认知功能的比较研究，多数研究认为精神分裂症患者的认知功能损害较双相障碍患者严重而广泛，并提示两种疾病患者的认知反应特征不同，这种差异对两种疾病的鉴别有一定意义。

二、抑郁发作

(一)发作特点

以显著且持久的情感抑郁为主要症状表现。

(二)认知功能损害

随着病情发展，多数抑郁发作患者伴随出现注意力、记忆力、执行力、问题解决等方面的认知功能损害，其严重影响抑郁发作患者的社会功能及生活质量，致使病情迁延不愈，已成为影响患者预后康复的重要因素。

三、恶劣心境

（一）发作特点

恶劣心境属于心境障碍亚型持续性心境障碍中发作形式之一。患者在大多数时间里，感到心情沉重、沮丧，看事情犹如戴一副墨镜，自觉周围一片黯淡；对工作无兴趣、无热情、缺乏信心，对未来悲观失望，常常感到精神不振、疲乏、能力降低等；抑郁程度加重时也会有轻生的念头，但患者的工作、学习和社会功能无明显受损。

（二）症状特点

（1）常有自知力。自己知道心情不好，主动要求治疗；患者抑郁常持续 2 年以上，其间无长时间的完全缓解，如有缓解，一般不超过 2 个月。

（2）躯体主诉也较常见。如睡眠障碍，常以入睡困难、噩梦、睡眠较浅为特点，常伴有头痛、背痛、四肢痛等慢性疼痛症状；尚有自主神经功能失调症状，如胃部不适、腹泻或便秘等，但无明显早醒、昼夜节律改变及体重减轻等生物学方面改变的症状。

四、环性心境障碍

（一）发作特点

ICD-10 指出，环性心境是指心境持续性地不稳定，包括众多的心境轻度低落和轻度高涨时期。这种心境障碍多始于成年早期，且呈慢性病程；但也可有正常心境，且一次稳定数月。这种心境的起伏变化大多与生活事件无关。诊断的基本特点是心境持续不稳定，包括轻度低落和轻度高涨的众多周期，其中没有任何一次在严重程度或持续时间上符合双相障碍或复发性抑郁障碍的标准。这也就意味着，心境波动的每次发作均不符合躁狂发作或抑郁发作任一类别的标准。

DSM-Ⅳ的诊断要点：①病程长达 2 年以上，反复出现众多轻躁狂症状和轻型抑郁症状；②轻躁狂症状虽满足轻躁狂发作，但不满足躁狂发作的诊断标准；③抑郁症状不满足重性抑郁症的诊断标准（例如持续时间 2 周以内）；④不存在 2 个月以上无症状期；⑤该障碍的前 2 年不存在重性抑郁症和躁狂发作或混合性发作。

（二）症状特点

Akiskal 等详细地描述了环性心境障碍的特征：①初发年龄为 13～19 岁或成人早期；②临床表现为人格障碍（患者大多不被觉察其自体的情绪变化）；③周期短，通常数天，不规则反复，正常情绪时间很少；④无论在哪个周期，虽都有可能不出现抑郁症和躁狂的所有症状，但在各个时期均显示情感障碍症状的整个范围；⑤“内因性”心境变化，只要醒来情绪就发生变化。

双相性病程：①交替反复出现睡眠欲求减少和嗜睡（也出现间歇性失眠）；②徘徊于自信心低下和愚直或傲慢自负之间的不稳定状态；③精神上混乱无动于衷的时间和敏锐而富有创造性思考时间交替反复出现；④工作的数量和质量极不匀称，这往往与工作时间的不正常相关；⑤无节制地追求异性（也有认为由于性欲亢进所致）和不动声色地埋头苦干交替反复出现。

行为症状：①像亲密关系被破坏那样，着急、爱生气、情绪暴发；②发作性无规律的性生活，反复结婚和恋爱失败；③工作、学习、兴趣和未来计划经常丢三落四；④时而自我治疗，时而兴奋加重，最终陷入酒精及药物滥用；⑤有时乱花钱。轻躁狂发作时在社交上变得活跃，多数情况下由于情绪变动而使对人关系、学业、工作上出现障碍。

第三节　心境障碍的评定

心境障碍属于精神障碍范畴，现阶段多以症状学为诊断标准，精神科医生可使用精神科专用量表进行心境障碍的评定。

一、心境障碍问卷(MDQ)

MDQ为目前世界范围内最常用的双相障碍筛查量表（表8-2），已被翻译为19种语言，主要包含13个关于双相障碍症状的是/非问题。该问卷包括3个部分：第一部分含13个条目，内容是躁狂症状的描述，如“您比平时更自信？”“您睡眠比平时少，而且也不想睡？”等，均以“是”或“否”回答，总分为阳性个数之和，总分越高越有可能是双相障碍；第二部分用于判断第一部分有过的症状是否有2个或更多症状同时发生；第三部分用于评价第一部分症状的严重程度。

表8-2　中文版的MDQ

提示语：您是否曾经有段时间与往常不一样并在那时间段里有以下的表现		
	是	否
1. 您感到非常好或非常开心，但是其他人认为与您平时的状态不一样，或者还由于这种特别开心兴奋而带来麻烦？		
2. 您容易发脾气，经常大声指责别人或与别人争吵或者吵架？		
3. 您比平时更自信？		
4. 您比平时睡得少，而且不想睡？		

续表

5. 您话比平时多，或说话速度比平时快？		
6. 您觉得脑子灵活反应比平时快，或难以减慢您的思维？		
7. 您很容易被周围的事物干扰，以至于不能集中注意力？		
8. 您的精力比平时好？		
9. 您比平时积极主动，或比平时做更多的事情？		
10. 您比平时喜欢社交或者外出，如半夜仍给朋友打电话？		
11. 您的性欲比平时强？		
12. 您会做一些平时不会做的事情，别人认为那些事情有些过分、愚蠢或者冒险？		
13. 您花钱太多，使自己或家庭陷入困境？		

二、32 项轻躁狂症状清单(HCL-32)

HCL-32 为自评量表(表 8-3)，含 32 项躁狂症状，以“是”或“否”回答，总分为阳性个数之和，总分越高越有可能是双相障碍。HCL-32 中文版，无论在临床还是科研中，都得到了较广泛的应用。

表 8-3　32 项轻躁狂症状清单

32 项轻躁狂症状清单(HCL-32)
每个人在一生的不同时期都会体验到精力、活力及情绪上的变化或波动(“高涨”与“低落”)，请您首先对自己目前的心境状态进行评估，跟平常的状态比起来，您今天的感觉如何？ A. 比平时差很多　B. 比平时差　C. 比平时差一点　D. 和平时一样 E. 比平时好一点　F. 比平时好　G. 比平时好很多 请回忆并根据您处于心境高涨状态时的感觉，对下列所有描述回答“是“或者“否”。 1. 您的睡眠比平时少。 2. 您感觉比平时精力更充沛或者活动增多。 3. 您比平时更自信，自我评价增高。 4. 您比平时更加喜欢学习或工作。 5. 您的社交活动增多。 6. 您想去旅行，而且旅行的次数的确比平时多。 7. 您开车比平时快或开车不顾危险。 8. 您花钱比平时多或者疯狂购物。 9. 在日常生活中您比平时更冒险。 10. 您活动量比平时明显增加(如体育活动等)。 11. 您有更多的打算或计划做更多的事。 12. 您有更多的点子或比平常更具有创造力。 13. 您变得不害羞、不胆怯。

续表

14. 您会穿颜色更鲜艳的衣服或打扮更时髦。 15. 您想和更多的人接触或者的确接触了更多的人。 16. 您的性欲增强或性幻想增多。 17. 您比平常更喜欢和异性聊天或者性活动比平时多。 18. 您比平时更健谈或语速更快、说话声音更高。 19. 您比平时思维更加敏捷。 20. 您讲话时会开更多的玩笑或说更多双关语。 21. 您比平时更容易分心。 22. 您比平时更多地尝试各种新事物。 23. 您的思绪经常从一个话题跳到另一个话题。 24. 您做事比平时快或觉得更顺手。 25. 您比平时更加没有耐心或更容易生气。 26. 您令别人疲惫不堪或更容易对别人发怒。 27. 您与他人的争吵增多。 28. 您的情绪变得高涨，比平常更乐观。 29. 您喝咖啡或其他含咖啡因的饮料比平时多。 30. 您抽烟比平时多。 31. 您喝酒比平时多。 32. 您比平时服用更多的精神药品（指直接对中枢神经系统起兴奋或抑制作用的药品，如镇静剂、抗焦虑药、兴奋剂等）
使用指导： (1)是否有躁狂或轻躁狂发作，是双相障碍区别于其他精神障碍，包括抑郁症的最主要特征，将本量表中回答“是”的项目相加，如果大于等于 14 项，提示有轻躁狂或躁狂发作的可能性，临床上建议做双相障碍的相关筛查、诊断和治疗。 (2)轻躁狂发作不同于严重的躁狂发作，一般对个人社会功能影响不是很大，很少到无法学习、工作或需要住院治疗的程度，如果能够较好地进行自我管理，并兼顾他人和社会的可接受程度，某些医学上认为是轻躁狂的表现，反而可能对个人的工作、学习起到一定积极作用。本量表也为包括自我怀疑可能有双相障碍的人、正在使用抗抑郁药担心会转为双相障碍的人、已经诊断为双相障碍希望评估疗效的患者、有自主减药乃至停药打算又担心复发的患者等提供了一个加深自我理解、进行自我评估和自我管理的工具。 (3)最后提醒，双相障碍是《精神卫生法》规定需要进行发病报告的 6 种严重精神障碍之一，进行相关诊断要持极为审慎的态度
自我心境状态评估： (1)跟周围的人相比较，您平常的状态如何？ (2)完成整个问卷后，请描述一下您出现心境（情绪）高涨时候的频率：

续表

A. 有时出现(如选择此项,请继续回答 3～7 题);
B. 大部分时间都是(如选择此项,请继续回答 3～4 题);
C. 我没有心境(情绪)高涨的体验(如选择此项,请结束回答)。
(3)请评估心境(情绪)高涨对您工作、学习、生活、人际关系等各个方面的影响?
(4)别人对您心境(情绪)高涨有怎样的反应和评价?
(5)通常每次心境(情绪)高涨平均持续的时间?
(6)最近一年内,您是否有过心境(情绪)高涨的体验?
(7)如果您在最近一年内有过心境(情绪)高涨的体验,请回忆一下总计约有多长时间?

三、杨氏躁狂评定量表(YMRS)

该量表(表 8-4)用来评定近 1 周的躁狂症状以及严重程度,用于症状分级,并非诊断工具。该量表共有 11 个条目,1、2、3、4、7、10、11 条目是 0～4 级评分,5、6、8、9 条目是 0～8 级评分,评分依靠现场交谈检查,同时参考知情人信息。评分标准:0～5 分为正常,6～12 分为轻度躁狂,13～19 分为中度躁狂,20～29 分为重度躁狂,30 分以上为极重度躁狂。

表 8-4　杨氏躁狂评定量表(YMRS)

项目	评分标准
1. 心境高涨	无
	询问时承认有轻度或可能的心境高涨
	主观感到有肯定的心境高涨;乐观自信;愉悦与内容相称
	心境高涨,与内容不相称;幽默
	欣快;不适当地发笑;唱歌
2. 活动-精力增加	无
	主观上增加
	活跃;手势增多
	精力过剩;有时活动过多;坐立不安(可以安静下来)
	运动性兴奋;持续活动过多(无法安静下来)
3. 性兴趣	正常,未增加
	轻度或可能增加
	询问时承认主观上有肯定的性兴趣增加
	自发谈及性内容;详细描述;自述性欲增强
	明显的性举动(指对病人、工作人员或检查者)

续表

项目	评分标准
4. 睡眠	睡眠没有减少
	睡眠比平时减少≤1h
	睡眠比平时减少 1h 以上
	自述睡眠需要减少
	否认需要睡眠
5. 易激惹	无
	主观上感到易激惹
	检查中有时易激惹;最近又愤怒或烦恼发作
	检查中经常易激惹;自始至终回答简短、生硬
	敌意;不合作;无法检查
6. 语言- 速度与数量	未增加
	感觉话多
	时有语速或语量增加,或啰嗦
	紧迫;语速和语量持续增加;难以打断
	急迫;无法打断,说个不停
7. 语言-思维形式障碍	无
	赘述;轻度分散;思维敏捷
	分散;失去思维的目标;经常改变话题;思维加速
	思维奔逸;离题;难以跟上其思维;音联,模仿言语
	语无伦次;无法交流
8. 思维内容	正常
	可以的设想;新的兴趣
	特殊的计划;超宗教的内容
	夸大或偏执观念;援引观念
	妄想;幻觉
9. 破坏-攻击行为	无,合作
	讥讽;时有提高嗓门;戒备
	要求多;威胁
	检查中威胁检查者;大声喊叫;检查困难
	攻击;破坏;无法检查

续表

项目	评分标准
10. 外表	穿戴修饰得体
	轻度邋遢
	修饰不佳;中度凌乱;过分修饰
	蓬乱;衣着不整;过分地化妆
	极度邋遢;过分佩戴饰品;奇异的服装
11. 自制力	存在;承认有病;同意需要治疗
	承认可能有病
	承认有行为改变,但否认有病

四、简明国际神经精神科简式访谈(M.I.N.I.)

M. I. N. I. 是由 Sheehan 和 Lecrubier 设计的一个简单、有效和可靠的、针对《精神障碍诊断和统计手册第四版》(DSM-IV)和《国际精神障碍统计手册》(ICD-10)中 16 种精神疾病的结构式访谈。研究结果显示 M. I. N. I. 具有较好的信效度,研究者之间一致性也较高。M. I. N. I. 中文版于 2009 年由北京大学精神卫生研究所司天梅等翻译,具有较好的信效度,使用效率高,在国内科研中得到广泛应用。

五、汉密尔顿抑郁量表(HAMD-17)

HAMD-17 由 Hamilton 于 1960 年编制,在临床和科研中评定抑郁程度时普遍应用(表 8-5)。HAMD-17 大部分条目按 0～4 分的五级评分,共包括 5 个因子:①焦虑/躯体化,包括精神性焦虑、躯体性焦虑、全身症状、胃肠道症状、自知力和疑病六项;②体重:减轻;③认识障碍,包括自罪感、自杀和激越;④迟缓,包括抑郁情绪、工作和兴趣迟缓和性症状;⑤睡眠障碍,由入睡困难、睡眠不深和早醒三项组成。量表总分反映抑郁程度,分值越高抑郁程度越重。

表 8-5　汉密尔顿抑郁量表(HAMD)检查

选择以下 1～4 分
1. 抑郁情绪
(1)提问时才诉述;
(2)在访谈中自发地表达;
(3)不用言语也可从表情、姿势、声音或欲哭中流露出这种情绪;
(4)患者的自发言语和非语言表达(表情、动作)几乎完全表现为这种情绪。
2. 有罪感
(1)责备自己,感到自己已连累他人;
(2)认为自己犯了罪,或反复思考以往的过失和错误;

(3)认为目前的疾病是对自己的错误的惩罚，或有罪恶妄想；

(4)罪恶妄想伴有指责或威胁性幻觉。

3. 自杀

(1)觉得活着没有意义；

(2)希望自己已经死去，或常想到与死有关的事；

(3)消极观念(自杀念头)；

(4)有自杀行为。

4. 入睡困难、初段失眠

(1)主诉有入睡困难，上床半小时后仍不能入睡(要注意患者平时入睡的时间)；

(2)主诉每晚均有入睡困难。

5. 睡眠不深、中段失眠。

(1)睡眠浅，多噩梦；

(2)半夜(晚 12 点钟以前)曾醒来(不包括上厕所)。

6. 早醒、末段睡眠

(1)有早醒，比平时早醒 1h，但能重新入睡(应排除平时的习惯)；

(2)早醒后无法重新入睡。

7. 工作和兴趣

(1)提问时才诉述；

(2)自发地直接或间接表达对活动、工作或学习失去兴趣，如感到没精打采，犹豫不决，不能坚持或强迫自己去工作或活动；

(3)活动时间减少或成效下降，住院患者每天参加病房劳动或娱乐不满 3h；

(4)因目前的疾病而停止工作，住院者不参加任何活动或没有他人帮助便不能完成病房日常事务(注意不能凡住院就打 4 分)。

8. 阻滞指思想和言语缓慢，注意力难以集中，主动性减退

(1)精神检查中发现轻度阻滞；

(2)精神检查发现明显阻滞；

(3)精神检查进行困难；

(4)完全不能回答问题(木僵)。

9. 激越

(1)检查时有些心神不宁；

(2)明显心神不宁或小动作多；

(3)不能静坐，检查中曾起立；

(4)搓手、咬手指、扯头发、咬嘴唇。

10. 精神性焦虑

(1)提问时才诉述；

(2)自发地表达；

(3)表情和言语流露出明显忧虑；

(4)明显惊恐。

11. 躯体性焦虑指焦虑的生理症状，包括口干、腹胀、腹泻、打嗝、腹绞痛、心悸、头痛、过度换气和叹气，以及尿频和出汗

(1)轻度；

(2)中度，有肯定的上述症状；

(3)重度，上述症状严重，影响生活或需要处理；

(4)严重影响生活和活动。

12. 胃肠道症状

(1)食欲减退，但不需他人鼓励便自行进食；

(2)进食需他人催促或请求，需要应用泻药或助消化药。

13. 全身症状

(1)四肢、背部或颈部沉重感，背痛、头痛、肌肉疼痛，全身乏力或疲倦；

(2)症状明显。

14. 性症状指性欲减退、月经紊乱等

(1)轻度；

(2)重度；

(3)不能肯定或该项对被评者不适合(不计入总分)。

15. 疑痛

(1)对身体过分关注；

(2)反复考虑健康问题；

(3)有疑病妄想；

(4)伴有幻觉的疑病妄想。

16. 体重减轻

(1)按病史评定：①患者诉述，可能有体重减轻；②肯定体重减轻。

(2)按体重记录评定：①1 周内体重减轻超过 0.5kg；②1 周内体重减轻超过 1kg。

17. 自知力

(1)知道自己有病，表现为忧郁；

(2)知道自己有病，但归咎伙食太差、环境问题、工作过忙、病毒感染或需要休息；

(3)完全否认有病。

六、汉密尔顿焦虑量表(HAMA)

HAMA 为他评量表，评定被测试者近一周的焦虑情况，除其第 14 项结合观察外，均根据病人的口头叙述进行评分，注重病人的主观体验。HAMA 所有条目均采用 0～4 分的 5 级评分，分别代表症状程度为无、轻度、中度、重度和极重。各条目没有具体的操作评分，一般的评分标准：0 分代表无此症状；1 分代表仅出现轻微症状；2 分代表症状存在，对工作和生活没有影响；3 分代表症状存在并且需要加以控制，对工作和生活已经产生影响；4 分代表症状极重，对生活已经产生明显影响。HAMA 总量表得分为 0～56 分。当

参与者得分>29 分时，可能为严重焦虑；当参与者得分在 22～29 分时，肯定存在焦虑；当参与者得分在 7～21 分时，可能伴有焦虑；当参与者得分<7 分时，没有焦虑。

七、简明精神病评定量表(BPRS)

BPRS 是一个评定精神病性症状严重程度的他评量表，由评定人员对病人做量表检查后，分别根据病人主观描述以及共同生活人的观察情况，依据表现出来的症状，加上临床医生的临床经验对患者进行评分。评定的时间范围一般定为最近一周。国内外多年的临床实践证明它有良好的可靠性和真实性，具有良好的信度和效度，是精神科应用最广泛的评定量表之一，适宜于临床常规应用和协作研究应用。BPRS 由 18 项评定项目构成，采用 1～7 级评分法，含以下 5 个因子。

(1)焦虑忧郁：①关心健康；②焦虑；⑤罪恶观念；⑨心境抑郁。

(2)缺乏活力：③情感交流障碍；⑬动作迟缓；⑯情感淡漠；⑱定向障碍。

(3)思维障碍：④形式思维障碍；⑧夸大；⑫幻觉；⑮逻辑思维障碍。

(4)激活性：⑥紧张；⑦奇特行为姿势；⑰兴奋。

(5)敌对猜疑：⑩敌对性；⑪猜疑；⑭不合作。

八、心境障碍自知力量表(MDIS)

MDIS 用于评估患者对自己目前及既往情绪症状或者情绪问题的认识及归因能力，共 8 个条目：条目 1～2 评估患者对疾病症状的认识；条目 3～5 评估对疾病症状的归因；条目 6～8 评估对治疗需要的认可即治疗依从性。通过施测人员对条目的阅读，患者根据自身的体验与认识，报告自己对该条目的认可程度，每个条目的认可程度分为 3 个级别：认可(是)、不认可(否)、不清楚。评分范围为 0～2，对每个条目评分细则作了详细说明，总评定时间约 3min。

第四节　常用康复治疗技术

精神康复是改善精神障碍患者社会功能，帮助患者回归家庭和社会的重要环节，包括医院康复和社区康复。医院康复由精神卫生医疗机构承担，精神科医师对患者进行药物治疗的同时应当制订康复计划。社区康复由民政、残联等设立的社区康复机构(如日间康复中心、中途宿舍、职业康复机构等)承担，两者应当有机衔接。

双相障碍的心理治疗历史由来已久，在精神类药物出现以前，心理治疗曾是双相障碍康复的唯一选择。但随着电抽搐治疗和精神药物的出现,心理社会治疗的发展及临床应用研究在双相障碍的治疗和康复中不再被重视。目前有关双相障碍患者治疗与康复的研究集中于临床精神医学和应用心理学领域,所使用的方法是药物治疗、电休克治疗(ECT)、经颅直流电刺激(tDCS)和心理干预等。

《2018 版加拿大抑郁和焦虑治疗网络/国际双相障碍学会发布的双相障碍管理指南》强调了心理社会治疗对于双相抑郁或双相躁狂的治疗作用,主要体现在预防复发和恢复患者及其家属的生活质量方面,并非在急性期治疗阶段。目前,有循证证据支持,可以作为一线治疗推荐的心理社会干预方式是心理健康教育,聚焦于帮助双相障碍患者认识和监测症状、应激管理、问题解决、消除歧视、健康生活方式以及提高药物治疗依从性。核心问题是如何建立个人应对方式,从而更好地预防心境复发;二线治疗推荐的心理社会干预方式还包括认知-行为治疗(CBT)和家庭取向治疗(FFT);三线治疗推荐包括人际关系和社会节律治疗(IPSRT)、同伴支持。其他的心理社会干预方式目前尚缺乏足够的证据来支持其对双相障碍的预防复发作用。

从广义上讲,心理健康教育包括向患者及其家属提供疾病病程、治疗和关键应对措施的信息。对于双相障碍患者来说,重要的是教育其如何识别和管理抑郁与躁狂的前驱症状、应激管理、问题解决、病耻感处理以及加强药物治疗依从性和发展健康生活方式。

一、药物治疗

双相障碍以躁狂与抑郁交替发作或循环、混合发作为临床特征,对社会功能及生活造成不良影响,针对不同的临床表现其药物治疗方案有所不同。

(1)各类躁狂发作均以心境稳定剂为主。目前比较公认的心境稳定剂主要包括锂盐(碳酸锂)和卡马西平、丙戊酸盐。临床证据显示,其他抗癫痫药(如拉莫三嗪、托吡酯、加巴喷丁)、第二代抗精神病药物(如氯氮平、奥氮平、利培酮与奎硫平等),也具有一定的心境稳定作用,可作为候选的心境稳定剂使用。特殊情况下可选用 ECT 或改良电休克治疗(MECT)。

(2)抑郁发作以抗抑郁药物为主。一般推荐 SSRIs、SNRIs、NaSSA 作为一线药物选用。但由于价格因素,在我国不少地区阿米替林、氯米帕明、马普替林等仍作为治疗抑郁发作的首选药物。抗抑郁药物能有效缓解抑郁心境及伴随的焦虑、紧张和躯体症状,有效率 60%～80%。抗抑郁药的维持治疗在一定程度上预防抑郁复发,但不能防止抑郁转向躁狂,甚至可能促发躁狂。

(3)药物治疗原则。双相障碍的药物治疗应坚持长期治疗原则,以阻断反复发作。治疗可分为 3 个阶段:急性治疗期、巩固治疗期和维持治疗期。不论双相情感障碍为何种临床类型,都必须以心境稳定剂为主要治疗药物。

二、电休克治疗(ECT)

ECT 指通过人工诱发脑部皮质放电来治疗各类精神疾病。对急性重症躁狂发作、极度兴奋躁动或有严重消极自杀言行、抑郁性木僵、对药物治疗无效、不能耐受药物治疗的患者，均可首先考虑 ECT 或 MECT。

三、经颅直流电刺激(tDCS)

tDCS 是一种非侵入性脑调节技术中的一种治疗措施。它主要是通过头皮的电极向特定的脑皮质区域输送微弱电流(0.5～2mA)，电极之间的电流引起神经元膜的变化从而产生治疗作用。欧洲专家共识指出：tDCS 阳极-F3、阴极-Fp2，属于治疗非难治性抑郁发作的 B 级推荐。电流持续时间一般为 20min 或 30min。研究发现，在治疗轻中度抑郁障碍中使用 tDCS20min 以及 30min 都有抗抑郁效果，但 30min 的疗效可能更佳。在双相障碍的研究中电流持续时间以 30min 为主。tDCS 疗程为 2～6 周不等(常在工作日进行治疗)。《加拿大情绪和焦虑治疗网络指南》提出：抗抑郁治疗时 2mA、30min、持续 2 周是最低限度。在 tDCS 治疗心境障碍的随访研究中多采用每周 2 次、隔周 1 次的治疗频率。出于安全性考虑，目前研究多采用 2mA 电流，最大电流探索至 2.5mA。

四、心理干预

(1)双相障碍治疗中的团体心理教育，指向患者及其家属提供有关双相障碍疾病和治疗信息，帮助其更好地识别和管理症状，提高治疗的依从性和改善预后的辅助性治疗方法。

(2)团体认知行为治疗(G-CBT)，是双相障碍团体心理治疗最常用的方式，指通过对患者及家属进行有关疾病和治疗的教育，指导患者及家属对症状进行识别和评估，通过提高认知-行为技巧等心理策略来管理症状的辅助性心理方法。

(3)家庭治疗，指以整个家庭为对象把治疗焦点放在家庭各个成员之间关系上的一种治疗方法。团体家庭治疗是指将同质性家庭置入团体治疗，通过改变家庭内不良的互动结构和家庭成员间不良的互动方式，进而解决个人问题和家庭问题的治疗方法。McMaster 家庭功能模式理论认为家庭的基本功能是为家庭成员生理、心理和社会性等方面的健康发展提供一定的环境条件，因此如果家庭的基本功能出现问题，家庭成员的生理心理健康就会受到损害。

(4)人际社会节奏治疗(IPSRT)，是一种以临床证据为基础，将心理教育、社会节律治疗和人际心理治疗相结合，专门针对双相障碍患者的心理治疗方法。其基本的理论假设：双相情感障碍患者对生理节奏和睡眠-觉醒周期紊乱具有易感性，并表现出此类节律紊乱的症状，无序的昼夜节律易导致精神症状的出现。

(5)辩证行为治疗(DBT),是以哲学辩证法为原则,强调患者与心理咨询师之间、理性与情感之间、接受与改变之间的辩证平衡与协调的治疗方法。由美国 Marsha M. Linehan 创立,最初应用于边缘人格障碍患者。由于边缘人格障碍和双相障碍有一些相似的特征,如情绪失调、自杀、冲动、人际困难和治疗依从性差等,有研究者将其修正引入到对有自杀倾向的青少年双相障碍患者治疗中。研究表明 DBT 的接受度较高,能显著缓解抑郁症状,控制情绪失调,减少住院天数,降低自杀自伤观念,并提高自我效能感。

(6)整合治疗,双相障碍患者常见的共病为物质滥用或物质依赖,共病患者的预后较差,针对此类特殊患者发展出一种特殊的治疗方式,即整合治疗(IGT)。IGT 关注物质依赖和双相障碍之间的关系、两种疾病恢复过程中的认知和行为压力的相似性。

五、运动治疗

大量研究表明,运动影响心境障碍的神经生物学机制可能涉及中枢单胺类神经递质、神经营养物质、神经内分泌、神经免疫及中枢神经系统组织形态结构等方面的变化,主要有以下几个方面的表现:体育锻炼刺激神经递质的分泌,能够增加脑组织中单胺类神经递质 5-羟色胺、多巴胺等神经递质的水平,促进细胞增殖,改善心境障碍症状;在锻炼过程中,身体的活动能够激发认知思维和情感认知,诱发积极的思维和情感,使运动者保持心理平衡,加强安全感,强化自我意识和积极情绪,从而对焦虑、抑郁等消极心理有一定的抵抗和减缓作用,且可以引导人形成积极健康的行为方式,促进心理健康。

六、针灸治疗

中国医学中没有“抑郁发作”的名称。根据其临床表现,结合古代医籍,大多把它归属于中医学中的“郁病”范畴,《黄帝内经》中首先提出了情志内郁致病的思想。肝失疏泄,脾失运化,心神失养,脏腑阴阳气血失调是郁病总的发病机制。现代学者以“行气、调中”“调理脑神”“调神疏肝法”为主要治则治法,还有学者采用了分期治疗的方法,即早期行气解郁、中期下气开结和后期益气宁神。抑郁发作中医疗法主要有电针疗法、头针疗法、毫针疗法、穴位注射疗法、耳针疗法、运用针刺和中药结合心理疗法综合疗法。

参考文献

[1] 陈俊,方贻儒,徐一峰.《2018 版加拿大抑郁和焦虑治疗网络/国际双相障碍学会双相障碍管理指南》的更新重点解读[J].中国全科医学,2019,22(2):123-127.

[2] 陈珊,盛建华.电休克治疗躁狂发作的研究进展[J].中国神经精神疾病杂志,2020,46(7):441-444.

[3] 黄雁雄.双相障碍与抑郁症患者的神经认知损害及其影响因素随访研究[D].广州:广州医科大学,2019.

[4] 刘立志.探讨心理干预在心境障碍治疗中的应用效果[J].实用临床护理学电子杂志,2019,4(14):73.

[5] 马凌悦,向倩,周颖,等.心境障碍及其治疗与生物节律相关性的研究现状[J].中国临床药理学杂志,2019,35(14):1533-1536.

[6] 翟璇,韩露,王育梅.经颅直流电刺激治疗心境障碍的研究进展[J].神经疾病与精神卫生,2021,21(4):276-281.

[7] 朱娜,杨涛,黄佳,等.心境障碍的执行功能[J].医学综述,2018,24(24):4884-4888.

第九章　性功能障碍

性功能障碍按性别分为男性性功能障碍与女性性功能障碍。男性性功能障碍是中老年男性的常见病，早泄(PE)与勃起功能障碍(ED)是男性最为常见的性功能障碍，两者经常共存，且相互影响。男性同时存在PE和ED，称为PE与ED共病。患者先发生PE后发生ED，先发生ED后发生PE，或PE、ED同时发病，其发病机制、临床特征及治疗方案并不完全相同，本章第一节和第二节将分述PE与ED。女性性功能障碍(FSD)为困扰现代女性的常见问题，将在本章第三节进行讲述。

第一节　早　　泄

一、早泄概述

早泄(PE)是男性最常见的射精功能障碍，是指阴茎在插入阴道之前，或在插入后很短时间内出现不受控制的射精。PE严重影响患者和性伴侣的生活质量，也常引起家庭不和谐、夫妻关系紧张。

(一)早泄的定义

PE可由两种不同方法来定义，即客观标准和主观感受。客观标准定义是根据实际射精持续时间和阴茎抽动次数来判断。主观感受定义是指男性在其本人或伴侣“期望”的时间之前射精的情况，此类男性往往感觉到对射精“控制力降低”，或这种境况引起“困扰”“不满意”“人际交往困难”。中医学描述为未交先泄，或乍交即泄。

国际性医学会从循证医学的角度上指出，PE的定义应包括：①从第一次性生活开始，射精总是或者几乎总是发生在阴茎插入阴道前或插入阴道后1min以内(原发性早泄)，或者射精潜伏时间降为3min或更少(获得性PE)；②不能在阴茎全部或者几乎全部进入阴道后延迟射精；③产生消极后果，比如苦恼、忧虑、挫折感或逃避性活动等。

(二)常见病因

PE的病因往往是综合性的，由几种因素共同导致，这些因素包括阴茎头敏感度高、射精中枢兴奋性增高、中枢性5-羟色胺受体的易感性、焦虑、不良性经历、甲状腺功能失调、前列腺炎、遗传倾向等。中医学认为，PE乃五脏功能失常所致，肾失所固，肝失疏泄，心失所主，脾失统摄，肺失宣降，皆可导致PE。

二、早泄的临床特点

早泄分为原发性早泄和继发性早泄。此外还有两种特殊的情况：自然变异性早泄和早泄样射精功能障碍。每个类型的特点如下。

(一)原发性早泄的临床特点

①尝试性交时总是或几乎总是出现；②与任何性伴侣性交时均出现；③从初次性交开始一直如此；④射精潜伏期大多数在1min以内；⑤不能控制射精(非必须)。

(二)继发性早泄的临床特点

①一生中的某个时期出现射精过早；②发病前射精潜伏期正常；③不能控制射精；④常具有明确的原因(勃起功能障碍、慢性前列腺炎、甲状腺功能不全等疾病及心理或人际关系问题)。

(三)自然变异性早泄的临床特点

①无规律地射精过早；②延迟射精能力低下，在射精即将来临时抑制射精的能力降低或消失；③在延迟射精能力降低的同时，伴有射精潜伏期缩短。

(四)早泄样射精功能障碍的临床特点

①性交时主观感受发生射精过快和射精缺乏控制；②实际阴道内射精潜伏期(IELT)在正常范围；③延迟射精能力低下，在射精即将来临时抑制射精的能力降低或消失；④对自己射精控制能力的认识并不是其他疾病所引起。

三、早泄的评定

(一)病史

PE诊断主要依据病史和性生活史，其中病史包含一般疾病史以及心理疾病史。PE是情境性的还是一贯性的，应关注IELT、性刺激程度、对性生活和生活质量的影响，以及药物使用或滥用情况。

(二)IELT

IELT是指阴茎插入阴道到射精开始的时间，可以通过秒表测量或自我评估。IELT对射精的自我控制有显著的直接影响，但是对射精相关个人苦恼和性交满意度无显著影响。

(三)PE评估问卷量表

评估问卷量表可以客观地评估PE，目前常用的有3种量表：PE简表(PEP)、PE指数

(IPE)、PE 诊断工具(PEDT)。其中,PEDT 的使用最为广泛。

(四)检查

1. 体格检查

重点是男性外生殖器检查,是否伴随包皮过长、包茎、阴茎头包皮炎、阴茎弯曲畸形、阴茎硬结症等生殖器异常。

2. 辅助检查

(1)阴茎神经电生理检查。该检查可以客观地区分 PE 的神经敏感来自交感神经中枢还是外周的阴茎背神经及其分支。使用阴茎神经电生理检查可以测定会阴部各类感觉阈值、诱发电位、阴茎交感皮肤反应。对于阴茎神经电生理检查阴茎背神经体感诱发电位(DNSEP)和阴茎头体感诱发电位(GPSEP)值低的患者,考虑阴茎背神经敏感;对于交感皮肤反应(SSR) 值低的患者,考虑交感神经中枢敏感。

(2)其他检查。①阴茎生物感觉阈值测定可以初步判断阴茎背神经向心性传导功能。②球海绵体反射潜伏期测定电刺激阴茎表面,在球海绵体肌插入电极,测定肌电图变化,特异性较差。③另外还应该检查血管、内分泌和神经系统,排除其他慢性疾病、内分泌病、自主神经病、尿道炎、慢性前列腺炎等。

PE 的诊断主要依据病史和性生活史,通常包括 IELT 短、对射精的控制差、对此苦恼以及人际交往困难等方面,其中 IELT 是评价 PE 的重要客观指标。在日常门诊工作中,自我评估的 IELT 足矣,而在临床试验中,IELT 必须使用秒表测量。2015 年欧洲泌尿外科学会有关 PE 的诊疗指南中,常规实验室和神经生理检测仍不予推荐,仅当患者病史、性生活史或体格检查有异常发现时才选择进行。

四、常用康复治疗技术

(一)心理行为治疗

心理行为治疗对部分 PE 患者非常重要,特别是由心理社会因素诱发 PE 的患者。心理咨询的目的是帮助患者正确认识性生活,学会控制和延迟射精,增强对性生活的自信,消除对性生活的紧张和焦虑情绪,增进与性伴侣的沟通和交流。行为治疗最常用的是行为疗法与技巧训练,目的是提高 PE 患者的性交控制能力,延长射精时间。行为疗法主要包括性感集中训练、牵拉睾丸训练、“动-停法”和“挤压法”。患者应当注意摸索和总结并加强夫妻间配合,可以尝试戴避孕套、女上位、缓慢抽插、多次性生活(多次排精)、增加前戏等方法,使夫妻双方都可以满足。对于 IELT 在适当范围仍然要求进行医学干预的患者,行为疗法应该成为主要治疗手段。但心理行为治疗的效果目前还存在争议。

(二)局部麻醉药物治疗

在阴茎表面使用局部麻醉药物,比如利多卡因、丙胺卡因、苯唑卡因的单独或联合使用能降低阴茎的敏感性，可延长 IELT。但是，局部麻醉药物可能导致部分患者因阴茎麻木影响勃起。在未使用避孕套时，还可能导致性伴侣出现阴道麻木感，并失去性生活兴趣。如果患者或其性伴侣对该局部麻醉药物过敏，则绝对禁用。

(三)选择性 5-羟色胺再摄取抑制剂(SSRI)

SSRI 是临床常用的抗抑郁药物，这类药物对 PE 有一定的治疗效果。SSRI 类药物包括以下两类。

1. 按需治疗类

达泊西汀是目前唯一获得批准治疗 PE 适应证的药物，临床上应用最为广泛。达泊西汀起效迅速，药物半衰期短，体内清除速度快，因此成为 SSRI 按需治疗的一线推荐药物。常见不良事件为恶心、腹泻、头痛和头晕。

2. 规律治疗类

规律治疗药物有西酞普兰、帕罗西汀、舍曲林等。SSRI 须每天治疗，在 5～10 天后起效，2～3 周后达到最佳效果，并需要长期维持用药。常见的不良反应包括虚弱、疲乏、恶心、腹泻等。对于长期服药的患者，应避免突然停药，可能出现 SSRI 撤药反应。

(四)磷酸二酯酶Ⅴ型抑制剂(PDE5i)

单独应用 PDE5i 治疗 PE 的效果存在争议，但有证据显示联合应用西地那非和舍曲林治疗 PE，比单用舍曲林疗效要好。对于合并有勃起功能障碍的 PE 患者，可联合采用 PDE5i 治疗；对不伴有勃起功能障碍的 PE 患者，不推荐 PDE5i 作为首选治疗药物。

(五)PE 的物理治疗

真空勃起装置治疗应用于 PE 主要依靠其物理机制造成勃起或类勃起状态以模拟性交过程，辅以局部抗敏感药物以获得正性性交生理反应，继而建立患者信心，提高射精控制能力。但是真空勃起装置应用于治疗 PE 尚处于探索阶段，其疗效及机制均需进一步明确。

(六)PE 的外科治疗

PE 的外科治疗主要指阴茎背神经选择性切断术，是对心理行为治疗、药物治疗无效者的补充治疗。阴茎背神经选择性切断术是目前国内治疗 PE 开展较多一种手术方法，其治疗原理是针对射精过程中感觉传入环节，减少感觉传入、提高患者感觉阈值，从而达到延长 IELT、提高患者及其伴侣性生活满意度的目的。由于手术治疗 PE 的原理较明确，因此阴茎背神经选择性切断术的唯一手术适应证为原发性 PE 患者。总的来说，阴茎背神经选择性切断术是目前治疗 PE 开展较多的一种外科手段，但缺乏大样本的研究，尚需进一步的临床研究验证其疗效。

(七)PE 的健康教育

正确认识 PE，不要把新婚、未婚、久旷房事出现射精过快归于 PE；科学应对 PE、疲劳状态下射精过快，应注意劳逸结合，有利于提高射精控制力；学习性知识，掌握性技巧，动停结合等技巧有助于延缓射精潜伏时间；重视性伴侣在诊疗中的价值，性伴侣的准备、阴道内及全身的反应也是影响男性射精快慢的重要因素。

第二节　勃起功能障碍

一、勃起功能障碍的概述

(一)勃起功能障碍的定义

勃起功能障碍(ED)是指阴茎持续不能达到或维持足够的勃起以完成满意的性生活，病程在3个月以上。中医学描述为痿而不举，举而不坚，坚而不久，称为阳痿病。流行病学研究显示，40岁以上的男性发病率在40%～70%。良好的男性勃起和射精功能依赖于心理、情感、神经及内分泌等因素复杂的相互作用，尤其与神经系统密切相关。

(二)常见病因

依据病史、病理生理机制、发病时间、发病诱因、病变程度和复杂程度及有无合并其他性功能障碍等因素，勃起功能障碍有多种分类方法。本节根据勃起功能障碍的病因，将其分成以下3类。

1. 器质性勃起功能障碍(器质性ED)

(1)血管源性：正常的血管功能是阴茎生理性勃起的基础。器质性ED的患者中，由阴茎血管功能障碍所引起的占50%～60%，如动脉硬化、静脉漏等。

(2)神经源性：中枢神经系统疾病、脊髓损伤、周围神经损伤或病变等。

(3)解剖源性：阴茎解剖或结构异常，如小阴茎、阴茎弯曲等可能导致ED。

(4)内分泌代谢性：性腺功能减退症、血脂代谢异常(如高胆固醇血症)、糖尿病、高催乳素血症等。

2. 心理性勃起功能障碍(心理性ED)

心理压力与ED密切相关，如日常夫妻关系不和谐、性知识不对称或缺乏、不良的性经历、工作或经济压力、对媒体宣传的不正确理解、对疾病和药物不良反应的恐惧心理等。同样，ED作为心理因素，也可引起抑郁、焦虑和躯体症状。精神性疾病也是诱发ED的常见病因之一，性功能障碍程度与精神性疾病的程度呈正相关。

3. 混合性勃起功能障碍(混合性 ED)

通常情况下,ED 是多种疾病不同病理过程中的一种表现,即 ED 可由一种或多种疾病和其他因素引起。常见的如糖尿病、高血压、心脑血管疾病、外伤、手术损伤等原发疾病,以及精神心理、药物、生活方式、社会环境因素等。各种疾病及致病因素通过各自不同的或共同的途径导致 ED 的发生。

二、勃起功能障碍的评定

(一)实验室检查

根据患者情况进行个体化检查,推荐检查项目为雄激素水平测定,必要时可检测血糖、血脂、黄体生成素(LH)、催乳素(PRL)、卵泡刺激素(FSH)、雌二醇(E2)等。

(二)评估阴茎勃起的常规检查

1. 阴茎夜间勃起硬度测定(NPTR)

NPTR 主要用于鉴别心理性和器质性 ED。正常男性夜间阴茎勃起前提是处于深睡眠时期,次数为 3～6 次,需连续观察 2～3 个夜晚,阴茎头硬度大于 60%,且持续 10min 为有效的功能性勃起。

2. 视听刺激下阴茎硬度测试(VSTR)

VSTR 适用于对门诊患者进行快速初步诊断及评价患者对药物治疗的反应情况,也可用于观察患者口服 PDE5i 后阴茎勃起情况。

3. 阴茎海绵体注射血管活性药物(ICI)试验

ICI 主要用于鉴别血管性、心理性和神经性 ED,一般为前列腺素 E1,或罂粟碱加酚妥拉明。

4. 阴茎彩色多普勒超声检查(CDDU)

CDDU 是目前用于诊断血管性 ED 最有价值的方法之一。评价阴茎内血管功能的常用参数:海绵体动脉直径、收缩期峰值流速(PSV)、舒张末期流速(EDV)和阻力指数(RI)。目前该方法还没有统一的正常值。一般认为,注射血管活性药物后阴茎海绵体动脉直径>0.7mm 或增大 75%以上,PSV≥30cm/s,EDV<5cm/s,RI≥0.8 为正常;PSV<30cm/s,提示动脉供血不足;EDV≥5cm/s、RI<0.8 提示阴茎静脉闭塞功能不全。

5. 神经诱发电位检查

神经诱发电位检查包括多种检查,如阴茎感觉阈值测定、球海绵体反射潜伏时间(BCR)、阴茎海绵体肌电图、躯体感觉诱发电位及括约肌肌电图等。目前应用较多的检查为 BCR,该法主要用于神经性 ED 的间接诊断和鉴别诊断。BCR 的正常均值为 30～45ms,超过均值 3 个标准差以上者为异常,提示有神经性病变的可能。

6.评估阴茎勃起的特殊检查

包括阴茎海绵体灌注测压及造影,可用于诊断静脉性 ED。阴部内动脉造影、选择性阴茎动脉造影,可以明确动脉病变部位和程度,同时可行扩张或介入治疗。此类技术并非绝对安全,应慎重选择。

三、常用康复治疗技术

勃起功能障碍的治疗分为基础治疗、药物治疗、物理治疗和手术治疗。

(一)基础治疗

基础治疗方面,主要是改善生活方式,生活方式的调整是 ED 治疗的首要事项。增加体育运动、合理营养、控制体重等可以改善血管功能和勃起功能,并且可以使患者对 PDE5i 的治疗产生更好的反应。另外,对于有明确基础疾病的患者,应予以治疗,如心血管疾病、糖尿病、内分泌异常、抑郁症等,并且应与 ED 同时治疗或先于 ED 治疗。除了生理治疗外,患者的心理治疗也同样重要。ED 患者通常都存在明显的心理问题,不能完成满意的性生活往往使其感到自卑和焦虑。性心理治疗应该伴随整个治疗过程,可以单独给予或者联合其他治疗方法。ED 患者还可以通过行为来进行治疗,如性感集中训练法。性感集中训练法主要分为 4 个步骤:非生殖器性感集中训练、生殖器性感集中训练、阴道容纳和正常性交。性感集中训练法联合药物治疗可以提高性生活满意度。

(二)药物治疗

1. PDE5i 治疗

PDE5i 是 ED 治疗的一线用药,能够改善阴茎海绵体平滑肌细胞舒张功能,增加海绵体血流灌注。PDE5i 对于器质性 ED 的有效率可达 80%,对于心理性 ED 的有效率更高,对高血压、高脂血症、糖尿病等疾病引起的血管功能障碍型 ED 或许效果显著。PDE5i 传统以按需服用为主,易出现的不良反应包括头痛、面部潮红、消化不良、鼻塞、头晕、视觉异常、背痛、肌痛等。目前研究显示 PDE5i 对健康男性的精液质量无明显影响。使用有机亚硝酸盐类药物或 NO 供体的患者严禁使用 PDE5i,否则将导致低血压反应,甚至休克。

2. 雄激素治疗

雄激素治疗仅限于内分泌功能异常的 ED 患者。当血清睾酮水平反复低于 12nmol/L,可采用睾酮替代治疗,将睾酮补充至正常水平。并且与 PDE5i 联用,可增强 PDE5i 的疗效。

(三)物理治疗

1. 真空勃起装置治疗

真空装置是由一端封闭的圆筒、真空泵及缩窄环组成的设备,其通过负压将血液吸入阴茎海绵体中,然后在阴茎根部套入缩窄环阻止血液回流以维持勃起。根据是否使用缩窄环可将真空负压装置分为 VCD 以及 VED。VCD 使用缩窄环的目的在于阻止血液外流，维持勃起以完成性交但使用不应超过 30min，以防止缺血。VED 能为阴茎海绵体提供更多氧供、营养物质和牵张力，主要用于阴茎康复。该方法适用于 PDE5i 治疗无效，或不能耐受药物治疗的患者，尤其适用于偶尔有性生活的老年患者。不良反应包括阴茎疼痛、麻木、射精延迟等。禁忌证包括自发性异常勃起、间歇性异常勃起和阴茎严重畸形患者。单独应用 PDE5i 或 VED 治疗无效的患者，可以联合治疗。

2. 低能量体外冲击波治疗(LESWT)

2013 年欧洲泌尿外科学会发布的《男性性功能障碍指南》已将 LESWT 作为治疗 ED 的一线治疗方法引入临床。使用 LESWT 治疗血管性 ED 患者，患者勃起功能、阴茎血流动力学、IIEF-5 评分等得到明显改善，对依赖 PDE5i 的血管源性 ED 患者有良好的临床疗效。另外，LESWT 对 PDE5i 无效的严重血管源性 ED 患者具有治疗作用，能提高其 IIEF-5 评分及改善阴茎血流动力学。冲击波通过其生物刺激作用激活或促进了阴茎组织内源性干细胞的增殖和分化引起组织的改变治疗 ED。但冲击波体外照射促进内源性干细胞增殖、分化及组织再生的更加具体的分子生物学机制仍然是未来微能量科学研究的中心，这对揭示冲击波的调控机制，从而更好地利用冲击波促进干细胞的增殖和分化、血管神经肌肉的生成来治愈 ED 具有重要意义。该治疗具有良好的可行性及可能的康复性。

(四)手术治疗

(1)血管手术治疗。ED 的血管手术包括阴茎静脉漏手术、阴茎动脉重建手术等，治疗效果并不理想，需慎用。

(2)假体植入治疗。阴茎假体手术的适应证是口服药物及其他治疗无效或不能接受已有治疗方法的患者。阴茎假体可分为非膨胀性和可膨胀性两种类型。阴茎假体植入通过冠状沟下、耻骨下和阴茎阴囊交界处三种路径。假体植入手术的并发症包括感染、机械故障、三件套假体自发膨胀、阴茎头膨胀感差、勃起短缩、泵体或水囊移位、柱体糜烂穿入尿道等，其中最主要的两种并发症为感染和机械故障。

(五)健康教育

ED 是一种良性病变，其发生与生活、工作环境、社会、心理等许多因素有关，影响患者的躯体和心理健康，并与患者的生活质量、性伴侣关系、家庭稳定密切相关。患者一旦消除某些担忧和顾虑后，治疗上常常可收到事半功倍的效果。因此，治疗时要进行必要的健康知识教育。性活动是性伴侣双方参与的活动，一方出现 ED，另一方往往也会出现相应的性问题，因此对 ED 的治疗必须遵循男女双方共同参与的原则，女性伴侣应充分理解、主动参与、积极配合，才会取得较好的治疗效果。

第三节 女性性功能障碍

一、女性性功能障碍概述

女性性与生殖健康作为人类生活不可或缺的元素，越来越受到社会关注。女性性功能障碍(FSD)成为困扰现代女性的常见问题，女性性活动更容易受到环境、情绪、心理等因素的影响，影响女性生活质量，同时也会影响到伴侣/配偶的心理状态，出现夫妻性生活不和谐等状况。FSD是指女性性反应周期的一个或几个环节发生障碍，或出现与性交有关的疼痛，主要包括性欲障碍、性唤起障碍、性高潮障碍和性交疼痛障碍。FSD的发生是心理、社会、生理和与伴侣的关系等因素协同作用的结果，前二者尤为重要。女性随着年龄的增长，呈现不同程度性功能的变化，引起变化主要是由于盆底肌肉松弛、激素水平下降、腺体分泌减少及神经和血管等生物因素引起。

二、女性性功能障碍的临床特点

FSD的分类在国际上有多个命名系统，如世界卫生组织(WHO)的《疾病和相关健康问题的统计学分类》(ICD-10)、美国精神病学协会的《精神疾病障碍与统计手册》(DSM)和国际专家认可的FSD分类(CCFSD)等，不同的分类标准对FSD发病率、治疗人群的分组、治疗结局的分析产生一定的影响。本节采用最新版美国妇产科医师学会《女性性功能障碍临床管理指南》(第五版，DSM-5)对FSD进行分类。

(一)女性性兴趣/唤起障碍

很多女性及其伴侣日常的变化会引起女性性兴趣和唤起发生波动，但经常被忽略。这些变化包括睡眠方式的改变或长期低质量的睡眠、压力、体形、身材或体重的变化、妊娠、哺乳、久坐不动的生活方式、酗酒或滥用其他物质和感情因素。许多女性表示自己失去了对性的生理渴望，对性的想法是为了保持性关系，或为了伴侣的利益而避免性行为发起或参与性行为。有女性虽然丧失了性兴趣，但有能力因伴侣发起的性行为而被唤起。许多药物特别是选择性5-羟色胺再摄取抑制剂(SSRI)，通常与唤起障碍有关。

(二)女性性高潮障碍(FOD)

原发性高潮障碍的女性常具有正常的性欲水平。大多数性高潮障碍发生与新发生的医疗、解剖、关系、行为或心理状况的变化有关，通常与性兴趣和唤起困难或生殖器-盆腔疼痛和插入障碍症状同时出现。在极少数情况下，获得性性高潮障碍可能是由于潜在的神经系统疾病,与生殖器或盆腔手术相关的变化以及放射治疗或药物治疗所致。

(三)生殖器-盆腔疼痛和插入障碍(GPPD)

在 DSM-5 中阴道痉挛和性交痛的诊断合并为生殖器-盆腔疼痛和插入障碍,这种疾病可能是终生或获得性的。生殖器-盆腔疼痛和插入障碍中的不同症状通常同时发生,并且在医学、情境和社会心理方面都有重叠的原因。需注意的是,对于性活动不包括插入的人群,如疼痛干扰了性功能,仍属于这种障碍。

(四)物质或药物引起的性功能障碍

抗胆碱能药、激素药、心血管药和精神类药物可能与 FSD 有关,酒精、大麻和毒品也可能导致 FSD。

(五)其他特定分类和未特定分类的 FSD

DSM-5 中描述了两种特定分类的 FSD 都与女性的特定时期相关,即妊娠期和围绝经期,这两个时期相关的 FSD 在人群中发生率较高。

1. 妊娠相关性功能障碍

妊娠前已存在性功能障碍是产后发生性功能障碍的关键危险因素。剖宫产、器械分娩、会阴切开术和会阴撕裂引起的创伤也增加了产后生殖器-盆腔疼痛和插入障碍以及相关的性兴趣和唤起困难的风险。产妇本身的因素,如母乳喂养引起阴道干涩从而导致生殖器盆腔疼痛和插入障碍,慢性睡眠中断、角色改变、关系问题、新生儿健康问题、父母对子女的心理适应(女性和伴侣)以及身体变化也是发生产后 FSD 的原因。但是与产妇本身的因素相比,产科因素似乎是发生产后 FSD 的重要驱动因素。

2. 绝经相关性功能障碍

绝经相关性功能障碍主要是围绝经期泌尿生殖综合征(GSM)导致的性困扰,GSM 包括外阴阴道萎缩以及绝经期间发生的雌激素和其他类固醇激素水平下降相关的生殖器、性和泌尿系的整体症状。特征性症状包括阴道干涩、灼热和刺激,阴道润滑度的下降和性交疼痛。约 50%绝经期女性受 GSM 的影响,GSM 也会出现在绝经前的低雌激素状态或使用抗激素药物后。

三、女性性功能障碍的评定

很多女性认为性问题难以启齿,因此在临床就诊过程中除非医护人员主动询问,否则不主动讨论这个问题。许多医护人员出于各种原因不愿意询问,包括缺乏足够的认识以及相关诊断和治疗的培训、临床工作中解决 FSD 问题的时间不足以及对患病率的低估。从询问病史、体格检查到诊断标准都要做出详尽的描述,对提高临床医师对 FSD 的认识和提高 FSD 的诊断率具有重要的作用。

（一）FSD 的筛查

妇产科医生在常规就诊时可与患者讨论关于性功能障碍的话题，识别可能需进一步探讨的问题，使用简短的性功能自评量表有助于促进临床讨论。在常规的临床问诊中引入关于性功能问题的一种方法是先使用概括性陈述规范化该问题，随后是一个封闭式问题，然后是开放式问题，如果发现性问题，则建议进行后续评估。

（二）对于可能出现 FSD 患者的临床处理

经筛查后如发现患者具有 FSD 症状，需延长就诊时间，对患者进行初步评估，包括全面的病史和体格检查，以评估可能的妇科病因。在 FSD 的初始评估中，通常不需要实验室检查，除非怀疑有未诊断的医学病因。

1. 全面的病史

详细的性生活史应包括患者的性身份和性别身份；症状的开始、性质和持续时间；个人对症状感到困扰的出现时间；自我护理，自我用药或其他减轻症状的措施；伴侣因素，包括当前伴侣数量及其性别、健康问题和性功能问题、伴侣间关系及伴侣之间对性问题的交流；过去和现在经历的虐待或暴力；与生殖器-骨盆区域有关的身体活动、损伤（如骑跨伤或尾骨损伤）和行为（如卫生和久坐）；睡眠质量和身体变化或对于形象的担忧（如乳房切除术、造口术或妊娠）。同样，应发现并解决和伴侣之间的关系困扰和伴侣性功能障碍。由于一个领域的功能障碍可能引发另一领域的性问题（如疼痛可能导致性欲缺乏），因此要评估症状出现的先后顺序。应获取有关处方药、非处方药和物质使用的信息。现有的各种女性自评量表可用于评估有症状女性的性功能，也可作为临床问诊的有用辅助手段，如女性性功能指数（FSFI）和女性性困扰量表（FSDS）。

2. 体格检查

针对与病史相关的内容进行妇科检查，可评估是否由妇科的原发病诱发或导致性功能障碍。妇科检查时，患者可借助镜子观察自己外阴的发育，并参与到检查中。通过图片对生殖器解剖学进行简短的教育，包括识别阴蒂、阴唇、尿道、阴道口和前庭，有助于与患者沟通疼痛或其他症状的位置，使医护人员有效传达检查结果和治疗建议。

3. 诊断标准

当症状持续至少 6 个月（除非是物质/药物引起的性功能障碍）并足以导致明显的个人困扰时，诊断为 DSM-5 女性性功能障碍。此外，诊断要除去以下几种情况：心理健康障碍（性心理健康障碍除外）、与性伴侣关系出现严重困扰、重大的生活压力。重要的是，女性经常会经历一种以上的性功能障碍，即使女性的性功能症状不符合 DSM-5 的标准，仍可从评估和治疗中受益。

四、常用康复治疗技术

(一)心理干预

近年研究认为,FSD是多学科的疾病。心理干预治疗在FSD治疗中起到重要作用,建议采取心理干预措施作为FSD治疗的一部分,包括性技能培训、认知行为疗法(有或没有药物治疗)、正念疗法和配偶疗法。应根据妇产科医生的专业水平和患者的个人治疗需求,咨询或推荐具有FSD专业知识和经培训的精神卫生专家(如性治疗师、心理学家、精神病医生和婚姻关系顾问)。

(二)激素治疗

1.雌激素或雌激素受体调节剂(SERM)

对于GSM所致的性交痛,低剂量阴道用雌激素是首选的激素疗法。GSM同时伴有血管舒缩症状的性交痛女性,低剂量全身激素疗法、单独使用雌激素或与孕激素联合使用,可被推荐作为阴道局部使用雌激素的替代品。奥培米芬是选择性雌激素受体调节剂(SERM),可推荐作为阴道用雌激素的替代治疗,用于治疗GSM引起的性交痛。在使用雌激素或雌激素受体调节剂治疗之前,临床评估很重要,不推荐将其用于治疗不是由于低雌激素状态引起的FSD。对于雌激素及雌激素受体调节剂的安全性,连续使用一年尚未发现奥培米芬增加子宫内膜癌及子宫内膜增生的风险。对于患有雌激素敏感性癌症的更年期女性人群,如需使用应咨询肿瘤学家的意见。

2.雄激素疗法在治疗性兴趣和唤起功能障碍中的作用

经皮睾酮虽未经食品药品管理局(FDA)批准用于治疗FSD,但内分泌学会(TES)、北美绝经学会(NAMS)指南均指出,经皮睾酮治疗可短期应用于绝经期女性的FSD。对于有女性性兴趣唤起障碍的绝经后妇女,经咨询潜在风险和未知的长期影响后,可考虑短期使用经皮睾酮治疗,建议进行3～6个月的试验性治疗。经皮睾酮的长期使用对心血管、乳腺及其他癌症的风险是未知的,在治疗前要告知相应的风险。

(三)非激素药物在治疗女性性兴趣及唤起障碍中的作用

药物治疗女性性兴趣及唤起障碍的药物主要有氟班色林、枸橼酸西地那非、安非他酮,其中只有氟班色林经美国FDA批准。

氟班色林是5-羟色胺受体激动剂/拮抗剂,经FDA批准用于治疗绝经前无抑郁症的女性性欲减退功能障碍。目前对氟班色林治疗FSD存在争议,临床使用并不广泛。使用氟班色林改善性欲减退并不明显,同时伴有显著不良反应事件,如头晕、嗜睡、恶心和疲劳。氟班色林在治疗期间同时服用酒精会导致晕厥和低血压的风险增加。

枸橼酸西地那非用于治疗男性勃起功能障碍,推测其可通过治疗ED的机制增加阴蒂和阴道的血流而改善FSD,但目前的研究结果不完全支持这一假设。对于服用抗抑郁药引起的 FSD,补充安非他酮可明显改善症状,但该药未经 FDA 批准用于治疗 FSD。

(四)生殖器盆腔疼痛/插入障碍(GPPD)的管理

建议采用盆底物理疗法治疗生殖器盆腔疼痛/插入障碍,以恢复肌肉功能并减轻疼痛。绝经后女性可使用阴道用普拉睾酮、低剂量阴道雌激素和奥培米芬治疗 GSM 引起的中到重度性交痛,润滑剂、局部麻醉剂和保湿剂可减轻或缓解性交痛。阴道 CO_2 点阵激光治疗因 GSM 导致的性交痛不作为常规治疗,只在研究范围内使用。生殖器-盆腔疼痛/插入障碍需个体化、多学科的方法来治疗,需要参与的专家包括性咨询师、临床心理学家、理疗师和疼痛专家。

1. 患者教育

外阴、阴道及盆底解剖的教育可帮助患者了解生殖器-盆腔疼痛/插入障碍的机制和病因,还应进行自我护理的教育,包括避免外阴阴道接触常见的刺激物,如肥皂、冲洗液、湿巾、有香味的产品和内衣垫。

2. 阴道扩张

可使用阴道扩张的器具减轻阴道痉挛、松解盆底肌扳机点、纠正放射治疗或其他损伤后的阴道狭窄。尽管没有关于扩张器使用的最佳策略的研究。

3. 药物治疗

阴道用普拉睾酮经 FDA 批准用于治疗绝经后女性中-重度性交痛,没有发生明显不良反应事件。

4. 润滑剂

润滑剂和保湿剂虽无法解决性交痛的根本原因,但可缓解由于阴道干涩引起的性交痛。FDA 将这些产品归类为化妆品,它们不受药物要求,可能含有皮肤刺激物加重性交痛,如对羟基苯甲酸酯和丙二醇。

(五)阴道 CO_2 点阵激光治疗

阴道 CO_2 点阵激光治疗外阴阴道萎缩的安全性、有效性和成本效益尚未得到充分研究,也未经 FDA 批准。初步数据显示,其对外阴阴道萎缩有一定的潜在益处,但这些研究未包括安慰剂对照,并且尚未描述长期预后。

(六)物理治疗

盆底肌肉参与性交的过程,对维持正常性生活有着重要的意义。腹部肌肉、盆底肌肉和大腿肌肉在性交时起到很重要作用,与血管充盈、神经功能成为性功能的 3 个重要因素。有意识地形成条件反射、控制盆底肌肉运动,能更好地增加性兴奋程度和持续性,改善和提高性生活质量。

(七)电刺激治疗

盆底损伤能导致女性性功能障碍,尤其是性高潮障碍,利用神经肌肉电刺激治疗仪对盆底肌肉进行放松的刺激治疗,解除阴道局部肌肉的痉挛和紧张。对于阴道松弛导致的性感受障碍,通过神经肌肉电刺激治疗仪刺激强化盆底Ⅰ类和Ⅱ类肌肉收缩力,改善阴道松弛状况提高性生活质量。

(八)生物反馈疗法

利用现代电子学仪器,把与心理生理过程有关的人体功能活动的生物学信息加以处理和放大,训练 FSD 患者对这些信息的识别能力,有意识地控制自身的心理活动,解除性紧张、性焦虑和性恐惧,提高性感觉。

(九)行为疗法

行为疗法包括放松训练、Kegel 锻炼、性高潮肌肉感觉训练、局部刺激训练和催眠术等一系列治疗方式,可根据 FSD 的不同类型选取单一或者组合方式进行训练。

1. 放松训练

通过放松身心、加速新陈代谢治疗阴道痉挛。逆转引起痉挛的条件反射,需要夫妇共同参与,在妻子的直视和控制下,将涂有消毒润滑油的扩张器插入阴道。扩张器由最小号开始,逐步加大至相当于阴茎直径大小。如果较大的扩张器能成功地插入阴道,将其保留在阴道内几个小时。用这种方法就可以使阴道痉挛逐渐减轻直至消失,妻子也在此过程中学会适应阴道内放置东西。此后转入进一步的治疗,临床上可以应用神经肌肉电刺激治疗仪进行盆底肌肉的放松治疗,对阴道痉挛也有很好的疗效。

2. Kegel 锻炼

女方将手指伸入阴道并收缩肛提肌,体会肛提肌夹紧手指的感觉,移开手指时肌肉收缩保持 3s,放松,重复 10 次;女方不放入手指,自己有意识地收缩、放松阴道外口括约肌,重复 10～15 次;女方自己想象阴道内塞入东西时的感觉,主动收缩阴道肌,保持收缩 3s,放松,重复 10 次。这种方法可以治疗阴道痉挛和阴道松弛。

3. 性高潮肌肉感觉训练

通过主动收缩阴道肌、尿道肌和肛门肌,训练附着在会阴中心腱,围绕阴道周围和尿道周围的坐骨海绵体肌、球海绵体肌和会阴浅横肌的收缩感觉,治疗性高潮障碍。也可辅助自慰或振荡器达到治疗的目的。

4. 局部刺激训练

在不受外界干扰的时间和地点以自己喜欢的方式,自我刺激阴蒂达高潮。对于自慰方式治疗失败的患者可利用振荡器来治疗。通过机械振动产生低或高频率的刺激,从而使感受器获得足够的刺激,诱发性兴奋,促进性高潮。

参 考 文 献

[1] 黄存超.勃起功能障碍临床常规治疗方法及新兴治疗综述[J].中国社区医师,2021,37(24):4-7.

[2] 金宗兰,陈萍萍,陈梅霞,等.中国女性性功能障碍现状及影响因素分析[J].中国公共卫生,2021,37(11):1616-1620.

[3] 鞠蕊,阮祥燕.女性性激素水平与女性性功能障碍关系的研究进展[J].医学综述,2021,27(19):3852-3857.

[4] 刘帅,蒲九州,李绪,等.低能量体外冲击波治疗勃起功能障碍基础研究进展[J].中华男科学杂志,2021,27(4):356-360.

[5] 刘洋,刘树坤,孙吉磊,等.低强度脉冲超声波和低能量冲击波治疗神经性阴茎勃起功能障碍的对比研究[J].中华男科学杂志,2021,27(8):694-700.

[6] 王玉,刘朝晖.美国妇产科医师学会关于女性性功能障碍临床管理指南的解读[J].现代妇产科进展,2020,29(12):942-946.

[7] 叶俊彤,李梦熊,费慧,等.女性盆底功能障碍与性功能障碍的关系[J].实用医学杂志,2021,37(17):2204-2209.

[8] 张晶,陆璐,姚婷,等.女性性功能障碍药物治疗研究进展[J].中国性科学,2020,29(5):123-125.

[9] 张蓬,秦锋,袁久洪.负压治疗在男科学领域的应用进展[J].现代预防医学,2019,46(8):1511-1514.

[10] 赵琦,王彬.早泄治疗三部曲[J].中国男科学杂志,2021,35(3):73-75.

第十章　儿童发育障碍

第一节　孤独症概述

一、孤独症的定义

孤独症又叫自闭症，是一种由大脑、神经、基因等病变所引起的广泛性发育障碍，其主要症状包括人际关系的隔离、语言的困难以及行为障碍等。

儿童孤独症是广泛性发育障碍(pervasive developmental disorder，PDD)的一种亚型，以男童多见，多起病于婴幼儿期，主要表现为不同程度的言语发育障碍、人际交往障碍、兴趣狭窄和行为方式刻板。约有3/4的患儿伴有明显的精神发育迟滞，另有部分患儿虽然智力落后，但在某方面具有较好的能力。《精神疾病的诊断和统计手册》(*DSN-IV-TR*)将PDD分为5种：孤独性障碍、Retts综合征、童年瓦解性障碍、Asperger综合征和未特定的PDD，其中孤独性障碍与Asperger综合征较为常见。

二、常见病因

至今尚不明确，病因复杂，可能与下列因素有关。

(一)遗传学因素

在孤独症患者家族史的研究中发现，同胞儿童孤独症患病率为3%～5%，是普通人群发病率的50～100倍，另外，某些遗传疾病(如苯丙酮尿症、结节性硬化等)常伴有典型孤独症症状。

(二)孕产期高危因素

母亲育龄偏大、妊娠期精神抑郁、吸烟史、病毒感染、高热、服药史、剖宫产、患儿早产、出生时低体重、产伤、呼吸窘迫综合征及先天畸形等情况都可能会导致儿童孤独症。

(三)感染与免疫因素

孕期感染与孤独症发生可能有一定的关系，目前已知的相关病原体有风疹病毒、巨细胞病毒、带状疱疹病毒、单纯疱疹病毒、梅毒螺旋体和弓形虫等。据现有研究调查显示，这些病原体产生的抗体，由胎盘进入胎儿体内，与胎儿正在发育的神经系统发生交叉免疫反应，干扰了神经系统的正常发育，从而导致了孤独症的发生。

（四）神经生物学异常

许多患儿合并脑电图异常、脑器质性病变，如脑瘫、癫痫、先天性疱疹、弓形虫病等。

第二节　孤独症的临床特点

一、临床表现

（一）社会交往障碍

患儿很难与别人建立正常的人际交往。在婴儿期表现出表情贫乏，不期待父母和他人的拥抱、爱抚表情等，严重者甚至在得到父母的拥抱和爱抚时不会流露出愉快和满足感。

患儿对父母和他人的呼唤没有回应，并且回避与别人的目光对视，不能与父母建立正常的依恋关系，也分不清亲疏关系。患儿缺乏正常的伙伴关系，患儿幼儿园时就表现出独处，拒绝和同伴玩耍，对同班的游戏和其他活动不感兴趣，就算被迫与同伴在一起，也难以全身心地投入到集体活动之中。患儿不理解某些社交信息，关注别人的面部表情和声调变化，不能理解他人的想法和情感，缺乏相应的行为反应，做不到共情。

（二）语言发育障碍

语言发育明显落后，是多数患儿就诊的主要问题。很多患儿 3 岁时还不能表达有意思的词句，甚至无法用语言和别人交流，4～5 岁时能开始说简单的词句，但常不能或错用代词，尤其是主谓宾。患儿的表达经常与语境无关且缺乏感情，他不会主动交谈和提问。患儿往往以动作或行为表达自己的愿望和要求，例如，用脱裤子示意自己要上厕所、用手指向需要的东西。患儿的肢体语言也较少，只有简单的点头、摇头、手势、面部表情等。

（三）兴趣狭窄、行为刻板

患儿对于正常儿童喜欢的活动、游戏、玩具都不感兴趣，却喜欢奇怪的物品或者玩具，或喜欢长时间观看循环运动的物体。例如，拿到一个玩具手枪，不是用来瞄准，而是投掷或触摸。

患儿倾向于保持相同的生活方式，如每天只吃一样的饭菜；在固定的时间和地方做同样的事情；定时上床睡觉，保持相同的睡眠姿势；反复观看同一集电视节目等。当这些行为活动程序被改变，患儿则焦虑不安、不愉快、哭闹，甚至有反抗行为。一些患儿有刻板行为，如重复转动手，不停转圈、跺脚、舔墙壁等。

(四)智能障碍

75％～80％孤独症患儿伴有不同程度的精神发育迟滞。智力水平正常或接近正常的孤独症也称为高功能孤独症。

(五)其他

部分患儿有打自己、咬自己等自伤行为，有的患儿甚至不怕疼痛，却有时对某种声音或特殊刺激非常敏感。多数患儿伴有注意缺陷与多动障碍。部分患儿合并抽动障碍、癫痫、脆性 X 染色体综合征、多发性硬化等疾病。

二、孤独症的特征

Kanner 在 1943 年发表的论文《情感交流的自闭性障碍》中将 11 名儿童共有的缺陷与特征总结如下：①这些孩子与他人没有情感的接触；②他们对生活中的同一性有着近乎强迫性的执着；③他们往往没有语言，或者只有一些没有沟通意义的声音；④可能有正常的智力，有的甚至有超常智力，比如过人的记忆力等；⑤他们有正常的甚至是吸引人的外表；⑥发病期通常是在幼儿期。

目前对孤独症儿童的特征，通常从以下 4 个方面进行描述。

(一)感知觉特征

1. 对视觉形象敏感

孤独症儿童对视觉形象的感受性优于其他形象，如实物、模型、图片、图像、书面语言等。需要借助视觉形象帮助理解、记忆；对静止视觉形象的感知优于对迅速变化的视觉形象的感知；视觉形象相对于声音信号具有静止性；不能同时处理复杂的视觉信息；擅于运用视觉思维进行思考。

2. 听觉的感受性异常

1964 年 Rimland 报道，约有 40％的孤独症儿童有听觉过敏症状。孤独症儿童对感官刺激存在异常的反应，会对特定的声音反应敏感，对一些诸如铃声等高分贝的声音十分厌恶，导致听觉敏感或迟钝。听力感知的区域显得特别狭窄和异常，特别是对声音的敏感程度下降。听觉过敏的表现：捂耳，听到环境中某些声音烦躁、哭泣、发脾气、摔东西，躲避某些声音，畏缩，因为噪声的缘故制造噪声等。听觉过敏的原因不明，可能与耳或脑干的损害、药物副反应、镁的缺乏有关。

3. 触觉过分过敏

拒绝他人的触摸，常喜欢较重的触觉刺激或本体感觉刺激，如重压、肢体活动等。

(二)语言特征

1.语音

(1)构音障碍:说话时出现因素的添加(s,sh)、歪曲、遗漏(dai,da)和替代(fei ji,hui ji)。

(2)声音障碍:音调、音量异常。研究者还发现,学龄前孤独症儿童中有85%是通过回声语言,即反复说那些听到的单词或曾经听到过的话来获得语言的。回声语言还可分为"及时"和"延时"两种。

2.词汇

词汇数量与正常儿童相差不大,但掌握程度不高。常出现:字母顺序颠倒,忽略介词或连词,对词汇所指的关系不能完全理解(客厅的椅子在其他地方或形状不同,他们可能不认为其是椅子)。

3.句法

语序颠倒(用方便面泡水),句子结构和功能性词语的缺省(电报句)。

4.语义

混淆意义相反的词、同义词、近义词、多义词等,对短语、抽象词语、人称代词等的理解困难。

5.语言

在语言交谈上存在较大困难,不能清楚表达自己的需要或想法,不能充分理解他人言语。

(三)智力特征

(1)大多数孤独症儿童伴随有智力障碍。

(2)孤独症儿童操作能力优于语言能力。操作方面:图片排列、积木较好;言语方面:背课文成绩较好,理解词汇成绩较差。

(3)部分高功能孤独症儿童在某些技能方面有特殊能力。如数字的死记硬背、日期推算、数学计算、音乐、美术等方面。

(四)行为特征

1.刻板行为

孤独症儿童的兴趣和活动倾向于僵化刻板。包括专注于局限性兴趣、强迫性动作,专注于玩具或物体的某一部分;拒绝改变生活规律或生活环境中细枝末节;常对某些物品产生强烈的情感依恋,如红砖、日历牌、塑料袋、地图和水果等。从山崎设计的孤独症乳幼儿早期行为表中可发现,长时间地盯着自己手指的动作或手的晃动,反复地做某种动作或游戏的行为是孤独症早期行为特征。

2.社会交往行为

曹纯琼使用孤独症行为量表进行测评。结果显示，孤独症儿童在人际关系方面与兄弟姐妹及其他大人相处时，“偶尔会有适当反应，会拉他人的手表示需要”；与同伴相处时，“若配合步骤，能有某种程度的相互作用”；至于游戏方面则显示，与大人及同伴的游戏为“经诱惑、怂恿会一起玩”；在团体适应能力方面，“对团体有某种程度的意识，但是作为自我任性的行为”。可见孤独症儿童的人际互动十分被动，社交技能差。

三、诊断

目前为止，没有一个确诊孤独症的诊断工具。常用的是一些相关量表，主要有孤独症行为量表(ABC)、儿童孤独症评定量表(CARS)、孤独症诊断观察量表(ADOS-G)和孤独症诊断访谈量表修订版(ADI-R)等，量表结果仅具有一定的参考意义。

儿童孤独症主要通过病史询问、精神检查、体格检查和必要的辅助检查等方法进行诊断，对可疑孤独症儿童应根据有关的量表进行病史询问和行为观察。诊断要点：3 岁以前起病；社会交往质的损害；语言交流质的损害；狭窄、反复、固定僵化的行为、兴趣和活动。

《美国精神疾病诊断统计手册(第五版)》(DSM-5)对 ASD 的诊断(表 10-1)，可以将其拆解为 A、B、C、D、E 五个方面。A、B 分别是社交障碍和刻板行为的表现，C、D、E 是这些表现的特征。需要同时有 A、B 两个方面的阳性症状，且症状符合 C、D、E 这些特征，才可以诊断为孤独症谱系障碍。A 中症状要同时满足 1～3，且每项不论轻重，只要 3 项符合就算阳性。B 中 1～4 四项里面至少 2 项阳性才算 B 阳性。

表 10-1　DSM-5 对 ASD 的诊断

A. 在多种场合下，社交交流和互动方面存在持续性的缺陷，表现为以下情况	
1	社会情感互动中的缺陷； 异常的社交接触和不能正常地来回对话； 分享兴趣，情绪和情感的减少； 不能启动或对社交互动作出回应
2	社会互动的非言语交流行为缺陷； 语言和非语言交流的整合困难； 眼神接触和肢体语言异常或理解及使用手势交流缺陷； 完全缺乏面部表情和非言语交流
3	发展、维持和理解多种人际关系上的缺陷； 难以调整自己的行为以适应各种社交情景； 难以分享想象性的游戏或交朋友； 对同伴毫无兴趣

续表

B. 刻板和重复的行为、兴趣或活动方式	
1	刻板或重复的躯体运动、使用物体或言语； 简单的躯体刻板运动； 重复使用物体或将玩具排成一行或翻转物体； 模仿言语或特殊短语
2	坚持同一性，固定不变的常规或仪式化的语言或非语言行为； 微小改变引起极度痛苦； 转变困难； 僵化的思维方式、问候仪式； 每天走相同的路线或吃同样的食物
3	高度受限的固定的兴趣，在强度和关注度方面异常； 强烈的依恋或者迷恋于不寻常的物体； 过度的局限或持续的兴趣
4	对感觉刺激过低或过高反应，或者对环境的感觉方面有不寻常的兴趣； 对痛、热、冷明显迟钝； 对特定声音或者材料质地有相反的反应，过度闻或触摸物体； 对光线或运动的凝视
C. 症状必须在发育早期（婴幼儿）即出现	
D. 这些症状导致社交、职业或目前其他重要功能方面，有临床意义的损害	
E. 这些障碍常常不能很好地用智力障碍或全面发育迟缓来解释	

第三节 儿童发育障碍的评定

孤独症的评定主要使用相关检查量表：孤独症行为量表（ABC）、儿童孤独症评定量表（CARS）、改良版婴幼儿孤独症筛查量表（M-CHAT-R/F）、儿童感觉统合能力发展评定量表（SI）、孤独症诊断观察量表（ADOS-G）、孤独症诊断访谈量表修订版（ADI-R）等。

一、孤独症行为量表（ABC）

ABC（表 10-2）由 KRUG 于 1978 年编制。量表中列出了 57 项孤独症儿童的行为特征，包括感觉能力（S）、交往能力（R）、运动能力（B）、语言能力（L）和自我照顾能力（S）五个方面。由父母或其他养育人员、教师、专业人员等填写。要求评定者与儿童至少共同生活 3～6 周。

评分时，对每一项作“是”与“否”的判断。如判断为“是”，在此项打“√”，并按此项在量表中的负荷大小给评 1 分、2 分、3 分、4 分。总分为 158 分；筛查界限分为 57 分，诊断分为 67 分。

表 10-2 孤独症行为量表(ABC)

项目	评分				
	S	R	B	L	S
1.喜欢长时间的自身旋转			4		
2.学会做一件简单的事，但是很快就会“忘记”					2
3.经常不能注意到社交方面或外界环境的信息		4			
4.不能执行只说一遍的简单指令(如坐下、来这儿等)				1	
5.不会玩玩具等(如没完没了地转动或乱扔、揉等)			2		
6.视觉辨别能力差(如对一种物体的特征——大小、颜色或位置等辨别能力差)		2			
7.无交往性微笑(无社交性微笑，即不会与人点头、招呼、微笑等)		2			
8.代词运用得颠倒或混乱(如把“你”说成“我”等)				3	
9.坚持随身携带某种物品			3		
10.似乎未在听人说话，以致怀疑他/她听力有问题	3				
11.说话无抑扬顿挫、无节奏				4	
12.长时间的摇摆身体			4		
13.要去拿什么东西，但又不是身体所能达到的地方(即对自身与物体距离估计不足)		2	2		
14.对环境和日常生活规律的改变产生强烈反应					3
15.当他和其他人在一起时，对呼唤他的名字无反应				2	
16.经常做出猛冲、脚尖行走、手指轻掐轻弹等动作			4		
17.对其他人的面部表情或情感没有反应		3			
18.说话时很少用“是”或“我”等词				2	
19.有某一方面的特殊能力，似乎与智力低下不相符合					4
20.不能执行简单的含有介词的指令(如把球放在盒子上或把球放在盒子里)				1	
21.有时对巨大的响声没有“惊跳反应”	3				
22.经常拍打手(或其他自我刺激的行为)		4			
23.发大脾气或经常发点小脾气					3
24.主动回避与别人进行眼光接触		4			
25.拒绝别人接触或拥抱		4			
26.有时对很痛苦的刺激(如摔伤、割破或注射)不引起反应	3				

续表

项目	评分				
	S	R	B	L	S
27.身体表现很僵硬、很难抱住(如打挺)		3			
28.当抱着他时,感到他肌肉松弛(即他不紧贴着抱他的人)		2			
29.以姿势、手势表示所渴望得到的东西(而不倾向用语言表示)				2	
30.常用脚尖走路		2			
31.用咬人、撞人、踢人等来伤害他人					2
32.不断地重复短句				3	
33.游戏时不模仿其他儿童		3			
34.当强光直接照射眼睛时,常常不眨眼	1				
35.以撞头、咬手等行为来自伤		2			
36.想要什么东西不能等待(一想到什么就马上要得到什么)					2
37.不能指出5个以上物品的名称				1	
38.不能发展任何友谊(不会和小朋友来往交朋友)	4				
39.有许多声音的时候常常盖着耳朵	4				
40.经常旋转、碰撞物品			4		
41.在训练大小便方面有困难(不会控制住小便)					1
42.一天只能用5个以内的自发词语要表达需求				2	
43.经常受到惊吓或非常焦虑、不安		3			
44.在正常光线下斜眼、闭眼、皱眉	3				
45.没有别人频繁的帮助,就不会自己穿衣					1
46.一遍一遍重复一些声音或词				3	
47.盯着人看,好像要看穿似的		4			
48.重复别人的问话或说话				4	
49.经常察觉不到所处的环境,并且可能意识不到危险情况					2
50.特别喜欢摆弄和专注于无生命的物体					4
51.对周围东西喜欢嗅、摸或尝	3		3		
52.对生人常无视觉反应(对亲人不看)	3	3			
53.有复杂的仪式行为(如把东西排成一排等)		4			
54.非常有破坏性(如玩具、家庭物品等很快就被弄坏)			2		
55.在2岁半以前就发现孩子发育落后					1
56.在日常生活中使用15个以上、30个以下的短句进行交流				3	
57.长时间的凝视前方空间	4				
总分:S+R+B+L+S=					

二、儿童孤独症评定量表(CARS)

CARS(表10-3)是一个具有诊断意义的经标准化了的量表,由美国E. Schopler、R. J. Reichler和B. R. Renner于1980年所编制。该量表共15项,总分为60分,按照"正常""轻微不正常""很不正常""极度不正常"依次得1分、2分、3分、4分,必要时可以给0.5分。适用于学龄前儿童,整个测验时间大约10min。该量表信效度较好,能把智力落后的儿童和孤独症儿童区分开来,也能区分孤独症的轻重程度。

评估的过程主要是由评估人员从观察、访问,以及既往病史中收集数据,并根据行为的古怪、频率、严重性、持续程度对每个领域进行打分。然后根据总分做出诊断,分数越高,孤独症程度越重。注:可有1.5、2.5等分数。介于1和2之间的症状可评为1.5分,以此类推。

CARS评分标准①总分<30分,无孤独症;②30~60分,有孤独症;③30~37分,为轻到中度孤独症;④37~60分并至少有5项的评分高于3分,为重度孤独症。

表10-3　儿童孤独症评定量表(CARS)

	评估内容	表现	程度	得分
1	人际关系	与年龄相符的害羞、自卫及表示不同意或家人诉说的或观察到的一些轻微的害羞、烦躁、困扰,但与同龄孩子相比程度并不严重	与年龄相当	1
		缺乏一些眼光接触,不愿意、回避、过分害羞,对检查者反应有轻度缺陷,有时过分依赖父母	轻度异常	2
		有时儿童表现出孤独冷漠,引起儿童注意要花费较长时间和较大的努力,极少主动接触他人,常回避人,要使劲打扰他才能得到反应	中度异常	3
		强烈地回避,总是显得孤独冷漠,毫不理会成人所作所为,儿童对检查者很少反应,只有检查者强烈地干扰,才能产生反应	严重异常	4
2	模仿(词和动作)	与年龄相符的模仿	与年龄相当	1
		大多数时间内能模仿简单的行为,偶尔在督促下或延迟一会能模仿	轻度异常	2
		部分时间能模仿,但常在检查者极大的要求下才模仿	中度异常	3
		很少用语言或运动模仿他人	严重异常	4

续表

	评估内容	表现	程度	得分
3	情感反应	与年龄、情境相适应的情感反应(愉快、不愉快)和兴趣,通过面部表情姿势的变化来表达	与年龄相当	1
		偶尔表现出某种不恰当的情绪类型和程度,有时反应与客观环境或事物毫无联系	轻度异常	2
		不适当的情感的示意,反应相当受限或过分,或往往与刺激无关	中度异常	3
		不适当的情感的示意,反应相当受限或过分,或往往与刺激无关	严重异常	4
4	躯体运动能力	与年龄相适应的利用和意识	与年龄相当	1
		可见一些轻微异常,诸如笨拙、重复动作、协调性差等情况	轻度异常	2
		有中度特殊的手指或身体姿势功能失调的征象,摇动旋转,手指摆动,脚尖走等	中度异常	3
		出现于3分的一些异常运动,但强度更高、频率更多,即使受到别人制止,或儿童在从事另外的活动时均持续出现	严重异常	4
5	与非生命物体的关系	适合年龄的兴趣运用和探索	与年龄相当	1
		轻度地对东西缺乏兴趣或不适当地使用物体,像婴儿一样咬东西,猛敲东西,或者迷恋于物体发出的吱吱叫声或不停地开灯、关灯	轻度异常	2
		对多数物体缺乏兴趣或表现有些特别,如重复转动某件物体,反复用手指尖捏起东西,旋转轮子或对某部分着迷,这些行为可部分地或暂时地纠正	中度异常	3
		严重的对物体的不适当的兴趣、使用和探究,如上边发生的情况频繁地发生,很难使儿童分心	严重异常	4
6	对环境变化的适应	对环境改变产生与年龄相适应的反应	与年龄相当	1
		对环境改变产生某些改变,倾向维持某一物体活动或坚持相同的反应形式,但很快能改变过来	轻度异常	2
		对环境改变产生某些改变,倾向维持某一物体活动或坚持相同的反应形式,但很快能改变过来	中度异常	3
		对改变产生严重的反应。假如坚持把环境的变化强加给他,儿童可能逃跑	严重异常	4

续表

	评估内容	表现	程度	得分
7	视觉反应	适合年龄的视觉反应，可与其他感觉系统反应整合	与年龄相当	1
		有时必须提醒儿童去注意物体，有时全神贯注于“镜像”，有时回避眼光接触，有时凝视空间，有时着迷于灯光	轻度异常	2
		经常要提醒他们正在干什么。喜欢观看光亮的物体，即使强迫他，也只有很少的目光接触，盯着看人或凝视空间	中度异常	3
		对物体和人存在广泛严重的视觉回避，也可能表现出上面描述的特异性视觉模式，着迷于使用“余光”	严重异常	4
8	听觉反应	适合年龄的听觉反应	与年龄相当	1
		对听觉刺激或某些特殊声音缺乏一些反应，反应可能延迟，有时必须重复声音刺激，有时对大的声音敏感或对此声音分心，有时会被无关的声音搞得心烦意乱	轻度异常	2
		对声音的反应常出现变化，往往必须重复数次刺激才产生反应，或对某些声音敏感（如很容易受惊，捂上耳朵等）	中度异常	3
		对声音全面回避，对声音类型不加注意或极度敏感	严重异常	4
9	近处感觉反应	对疼痛产生适当强度的反应，正常触觉和嗅觉	与年龄相当	1
		儿童可能不停地将一些东西塞入口中，也许一次又一次地闻、品尝不能吃的东西，对捏或其他轻微疼痛刺激出现忽视或过度反应	轻度异常	2
		儿童可能比较迷恋触、闻、舔物品或人。对痛觉也表现出一定程度的异常反应，过度敏感或迟钝	中度异常	3
		儿童迷恋嗅、舔物品，而很少用正常的方式去感觉、探索物品，对痛觉可能过分敏感或迟钝	严重异常	4
10	焦虑反应	对情境产生与年龄相适应的反应，并且反应无延长	与年龄相当	1
		轻度焦虑反应	轻度异常	2
		中度焦虑反应	中度异常	3
		严重的焦虑反应，儿童在会见的一段时间内可能不能坐下，或很害怕，或退缩等，且安抚他们是极其困难的，有时又会不辩危险	严重异常	4

续表

	评估内容	表现	程度	得分
11	语言交流	适合年龄的语言	与年龄相当	1
		语言迟钝，多数语言有意义，但有一点模仿言语或代词错用	轻度异常	2
		缺乏语言，或有意义的语言与不适当的语言相混淆（模仿言语或莫名其妙的话）	中度异常	3
		不能应用有意义的语言，而且儿童可能出现幼稚性尖叫或怪异的、动物样声音，或类似言语的噪声	严重异常	4
12	非语言交流	与年龄相符的非语言性交流	与年龄相当	1
		非语言交流迟钝，交往仅为简单的或含糊的反应，如指出或去取他想要的东西	轻度异常	2
		缺乏非语言交往，儿童不会利用或不会对非语言交往做出反应，也许拉着成人的手走向自己所想要的东西，但不能用姿势来表明自己的愿望，或不能用手指向想要的东西	中度异常	3
		特别古怪的和不可理解的非语言的交往	严重异常	4
13	活动很大	正常活动水平，不多动亦不少动。	与年龄相当	1
		轻度不安静，或有轻度活动缓慢，但一般可控制	轻度异常	2
		活动相当多，并且控制其活动量有困难，或者相当不活动或运动缓慢，检查者很频繁地控制或以极大努力才能得到反应	中度异常	3
		极不正常的活动水平，要么是不停，要么是冷淡的。很难得到儿童对任何事件的反应，差不多不断地需要大人控制	严重异常	4
14	智力功能	正常智力功能，无迟钝的证据	与年龄相当	1
		轻度智力低下，技能低下表现在各个领域	轻度异常	2
		中度智力低下，某些技能明显迟钝，其他的接近年龄水平	中度异常	3
		智力功能严重障碍，某些技能表现迟钝，另外一些在年龄水平以上或不寻常	严重异常	4

续表

	评估内容	表现	程度	得分
15	总的印象	不是孤独症	与年龄相当	1
		轻微的或轻度孤独症	轻度异常	2
		孤独症的中度征象	中度异常	3
		非常多的孤独症征象	严重异常	4

三、改良版婴幼儿孤独症筛查量表(M-CHAT-R/F)

M-CHAT-R/F(表 10-4)包括 20 个筛查问题和 20 个对应的后续问题,用于评估孤独症谱系障碍的风险,适用于 16～30 个月的婴幼儿。该量表广泛应用于临床和科研,具有较高的可信度。它包含两个步骤的筛查工具,第一部分为 M-CHAT-R,第二部分为 M-CHAT-R/F,由父母等主要照顾者根据孩子的实际情况完成问答。

表 10-4 改良版婴幼儿孤独症筛查量表(M-CHAT-R/F)

以下是 20 个筛查问题,由父母根据孩子的行为进行回答。如果孩子有过几次某种行为,但他/她并不经常这样做,请回答“否”;如果孩子经常有某种行为,请回答“是”。

问题	是	否
1. 如果你指向房间内的某样物体,你的孩子会看它吗?(例如,你指着一个玩具或动物,你的孩子会看这个玩具或动物吗?)	是	否
2. 你有没有想过你的孩子可能是聋的?	是	否
3. 你的孩子会玩假装游戏吗?(例如,假装从空的杯子中喝水,假装打电话,假装喂娃娃或毛绒玩具?)	是	否
4. 你的孩子喜欢爬东西吗?(如家具、游乐场设施、或楼梯)	是	否
5. 你的孩子会在离自己眼睛近的地方做出不正常的手指运动吗?(例如,你的孩子会在眼睛前摆动手指吗?)	是	否
6. 你的孩子会用一根手指指东西表示需要或寻求帮助吗?(例如,指着他/她够不到的一块点心或玩具)	是	否
7. 你的孩子会用一根手指指东西,向你展示有趣的东西吗?(例如,指向天空中的飞机或马路上的卡车)	是	否
8. 你的孩子对其他孩子感兴趣吗?(例如,你的孩子会看其他孩子,对他们笑,走向他们吗?)	是	否
9. 你的孩子会把东西拿给你或举着东西给你看吗——不是寻求帮助,而只是分享?(例如给你看花、毛绒玩具动物或玩具卡车)	是	否
10. 你叫孩子名字的时候,他/她会有反应吗?(例如,你叫他/她的名字,他/她会抬头、说话或咿呀说话,或者停下正在做的事?)	是	否
11. 你对你的孩子笑的时候,他/她会回笑吗?	是	否

续表

12.你的孩子会因为日常噪声而感到不安吗？（例如，你的孩子会因为吸尘器或大分贝音乐而尖叫或哭吗？）	是	否
13.你的孩子会走路吗？	是	否
14.当你对着他/她说话，和他/她玩耍，或者给他/她穿衣服时，他/她会与你对视吗？	是	否
15.你的孩子会模仿你做的事吗？（例如，挥手再见、鼓掌或者发出有趣的声音）	是	否
16.如果你转头看某样东西，你的孩子也会向四周看，看你在看什么吗？	是	否
17.你的孩子会试图让你去看他/她吗？（例如，你的孩子会看着你等待夸奖，或者说“看”“看我”吗？）	是	否
18.当你告诉你的孩子去做某事时，他/她能理解吗？（例如，如果你不用手指，你的孩子能理解“把书放在椅子上”或“给我拿毯子”吗？）	是	否
19.如果发生了新鲜事，你的孩子会看你的脸，来看你有什么感觉吗？（例如，如果他/她听到了奇怪或有趣的声音，他/她会看你的脸吗？）	是	否
20.你的孩子喜欢运动吗？（例如，在你的膝盖上摇晃或弹跳）	是	否

计分方法：

针对所有的问题，除了第2、5和12项以外，回答为“否”表明具有孤独症谱系障碍的风险；对于第2、5和12项，回答“是”意味着孤独症谱系障碍的风险。

低风险：总分为0～2分。如果幼儿小于1岁，在他/她两岁的时候再筛查一次。除非监测表明有孤独症谱系障碍的风险，否则不需采取进一步行动。

中等风险：总分为3～7分。使用量表的后续问题获取额外信息，后续问题访谈的每一页都对应M-CHAT-R中的一项。根据流程图来询问问题，直到得出“通过”或“不通过”的结论。①如果后续问题的得分是2分或更高，那么孩子的筛查结果为阳性，需采取行动。对孩子进行专业诊断，从而采取早期干预；②如果后续问题的得分为0～1分，那么孩子的筛查结果为阴性，无须采取进一步行动。但在以后的儿童健康检查中，应该再次对孩子进行筛查。

高风险：总分为8～20分。可以跳过后续问题，立即进行专业诊断，从而采取早期干预。

四、儿童感觉统合能力发展评定量表(SI)

SI(表10-5)适用于6～11岁的学龄儿童的感觉统合能力发展的评定。该量表由58个问题组成。按“从不、很少、有时候、常常、总是如此”进行1～5五级评分。“从不”为最高分，“总是如此”得最低分。

该量表又分成5项，每一项内容如下。

(1)大肌肉及平衡：主要涉及身体的大运动能力和前庭平衡能力的评估，包括“手脚笨拙,容易跌倒”等 14 题。

(2)触觉过分防御及情绪不稳(触觉过分防御):主要对情绪的稳定性及过分防御行为进行评定,包括“害羞,不安,喜欢孤独,不爱和别人玩;看电视或听故事,容易大受感动,大叫或大笑”等 21 题。

(3)本体感不佳,身体协调不良:主要涉及身体的本体感及平衡协调能力,包括“穿脱衣服,系鞋带动作缓慢;不喜欢翻跟头,打滚及爬高”等 12 题。

(4)学习能力发展不足或协调不良:主要涉及由于感觉统合不良所造成的学习能力不足,包括“阅读常跳字,抄写常漏字或行,写字笔画常颠倒;不专心,坐不住,上课常左右看;对老师的要求及作业无法有效完成,常有严重挫折”等 8 题。适用于 6 岁以上儿童填写。

(5)大年龄儿童的特殊问题:有 3 题,主要评定的是儿童生活能力及情绪控制能力。适用于评定 10 岁以上的儿童。

SI 的使用方法:此量表由 58 个问题组成,由儿童的父母或知情人根据儿童最近 1 个月的情况认真填写,按“从不、很少、有时候、常常、总是如此”进行 1～5 五级评分。“从不”为最高分,“总是如此”得最低分。此量表又分为 5 大项,根据年龄及性别将各项原始分数转换成标准 T 分数(即均数为 50、标准差为 10)。儿童的得分低于 40 分为有轻度感觉统合失调,低于 30 分为有严重的感觉统合失调。

我们设计了下面的问卷,请家长根据儿童平日的表现认真填写。

表 10-5　儿童感觉统合能力发展评定量表(SI)

儿童姓名:________　　性别:________　　年龄:________　　年级:________

出生日期:________　　检查日期:________

儿童主要的问题或困难:

亲爱的家长同志:儿童的学习能力,最主要的是大脑和身体运动神经系统的良好协调。要提高学习成绩和效率,必须先了解儿童的脑及生理的发展,为此我们设计了下面的问卷,请家长根据儿童平日的表现认真填写。

根据儿童的情况在“从不 5”“很少 4”“有时候 3”“常常 2”“总是如此 1”中画圈。题中若包括多项,只要有一项符合就算。		从不这样	很少这样	有时候	常常如此	总是如此
一、大肌肉及平衡						
1	特别爱玩旋转的凳椅或游乐设施,而不会晕	5	4	3	2	1
2	喜欢旋转或绕圈子跑,而不晕不累	5	4	3	2	1
3	虽看到了仍常碰撞桌椅、旁人、柱子、门墙	5	4	3	2	1
根据儿童的情况在“从不 5”“很少 4”“有时候 3”“常常 2”“总是如此 1”画卷。题中若包括多项,只要有一项符合就算。		从不这样	很少这样	有时候	常常如此	总是如此
4	行动、吃饭、敲鼓、画画时双手协调不良,常忘了另一边	5	4	3	2	1
5	手脚笨拙,容易跌倒,拉他时仍显得笨重	5	4	3	2	1

续表

根据儿童的情况在“从不 5”“很少 4”“有时候 3”“常常 2”“总是如此 1”中画圈。题中若包括多项，只要有一项符合就算。		从不这样	很少这样	有时候	常常如此	总是如此
6	俯卧地板和床上时头、颈、胸无法抬高	5	4	3	2	1
7	爬上爬下，跑进跑出，不听劝阻	5	4	3	2	1
8	不安地乱动，东摸西扯，不听劝阻，处罚无效	5	4	3	2	1
9	喜欢惹人，捣蛋，恶作剧	5	4	3	2	1
10	经常自言自语，重复别人的话，并且喜欢背诵广告语言	5	4	3	2	1
11	表面左撇子，其实左右手都用，而且无固定使用哪只手	5	4	3	2	1
12	分不清左右方向，鞋子衣服常常穿反	5	4	3	2	1
13	对陌生地方的电梯或楼梯，不敢坐或动作缓慢	5	4	3	2	1
14	组织力不佳，经常弄乱东西，不喜欢整理自己的环境	5	4	3	2	1
二、触觉防御						
15	对亲人特别暴躁，强词夺理，到陌生环境则害怕	5	4	3	2	1
16	害怕到新场合，常常不久便要求离开	5	4	3	2	1
17	偏食，挑食，不吃青菜或软皮食物	5	4	3	2	1
18	害羞，不安，喜欢孤独，不爱和别人玩	5	4	3	2	1
19	容易黏妈妈或固定某个人，不喜欢陌生环境，喜欢被搂抱	5	4	3	2	1
20	看电视或听故事容易大受感动、大叫或大笑，害怕恐怖镜头	5	4	3	2	1
21	严重怕黑，不喜欢在空屋，时刻要人陪	5	4	3	2	1
22	早上赖床，晚上睡不着，上学前常拒绝到学校，放学后又不想回家	5	4	3	2	1
23	容易生小病，生病后便不想上学，常常没有原因拒绝上学	5	4	3	2	1
24	常吸吮手指或咬指甲，不喜欢别人帮忙剪指甲	5	4	3	2	1
25	换床睡不着，不能换被或睡衣，外出常担心睡眠问题	5	4	3	2	1
26	独占性强，别人碰他的东西，常会无缘无故发脾气	5	4	3	2	1
27	不喜欢和别人聊天，不喜欢和别人玩碰触游戏，视洗脸和洗澡为痛苦	5	4	3	2	1
28	过分保护自己的东西，尤其讨厌别人由后面接近他	5	4	3	2	1
29	怕玩沙土、水，有洁癖倾向	5	4	3	2	1
30	不喜欢直接视觉接触，常必须用手来表达其需要	5	4	3	2	1
31	对危险和疼痛反应迟钝或反应过于激烈	5	4	3	2	1
32	听而不闻，过分安静，表情冷漠又无故嬉笑	5	4	3	2	1
33	过分安静或坚持奇怪玩法	5	4	3	2	1
34	喜欢咬人，并且经常咬固定的友伴，并无故碰坏东西	5	4	3	2	1

续表

根据儿童的情况在“从不 5”“很少 4”“有时候 3”“常常 2”“总是如此 1”中画圈。题中若包括多项，只要有一项符合就算。		从不这样	很少这样	有时候	常常如此	总是如此
35	内向、软弱、爱哭，又常会触摸生殖器官	5	4	3	2	1
三、本体感						
36	穿脱衣裤、扣扣子、拉拉链、系鞋带的动作缓慢、笨拙	5	4	3	2	1
37	顽固、偏执，不合群、孤僻	5	4	3	2	1
38	吃饭时常掉饭粒，口水控制不住	5	4	3	2	1
39	语言不清，发音不佳，语言能力发展缓慢	5	4	3	2	1
40	懒惰，行动慢，做事没有效率	5	4	3	2	1
41	喜欢翻跟斗、打滚、爬高	5	4	3	2	1
42	上幼儿园仍不会洗手、擦脸、剪纸及自己擦屁股	5	4	3	2	1
43	上幼儿园(中、大班)仍无法用筷子，不会拿笔、攀爬或荡秋千	5	4	3	2	1
44	对小伤特别敏感，依赖他人过度照料	5	4	3	2	1
45	不善于玩积木，组合东西、排队、投球	5	4	3	2	1
46	怕爬高，拒走平衡木	5	4	3	2	1
47	到新的陌生环境很容易迷失方向	5	4	3	2	1
四、学习能力(6 岁以上填)						
48	看来有正常的智慧，但学习阅读或做算术特别困难	5	4	3	2	1
49	阅读常跳字，抄写常漏字、漏行、笔画常颠倒	5	4	3	2	1
50	不专心，坐不住，上课常左右看	5	4	3	2	1
51	用蜡笔着色或用笔写字也写不好，写字慢而且常超出格子	5	4	3	2	1
52	看书容易眼酸，特别害怕数学	5	4	3	2	1
53	认字能力虽好，却不知其意义，而且无法组成较长的语句	5	4	3	2	1
54	混淆背景中的特殊圆形，不易看出或认出	5	4	3	2	1
55	对老师的要求及作业无法有效完成，常有严重挫折	5	4	3	2	1
五、大年龄儿童(10 岁以上填)						
56	使用工具能力差，对劳作或家事均做不好	5	4	3	2	1
57	自己的桌子或周围无法保持干净，收拾上很困难	5	4	3	2	1
58	对事情反应过强，无法控制情绪，容易消极	5	4	3	2	1
小计分数						
总分						

第四节　常用康复治疗技术

早期诊断、早期干预可以改善孤独症的预后，因此孤独症的治疗一般认为是年龄越小、效果越好。孤独症谱系障碍患者早期诊断、早期科学治疗非常关键，最好的干预时间在3岁以前。康复治疗采取个体化的综合治疗措施，包括言语治疗、行为教育训练、药物治疗等。其中语言、交往能力训练是核心，行为教育训练是基础。治疗的最终目标是减轻核心症状，减少不适当行为，增强社会交往，促进语言、认知以及社会适应能力的发展。

一、药物治疗

孤独症儿童常伴有智力水平低下、生活自理能力差等表现。可选用促进大脑功能（神经营养剂等）的药物，来改善中枢神经系统功能，增加认知功能，提高智力水平。常用药物包括吡拉西坦、吡硫醇、哈伯英、凯尔、脑活素、活血素、脑复素等，还可注射神经生长因子。中药中益智药的种类也较多，常用的有益智丹、益智宝、智康口服液、智力糖浆等。

二、应用行为分析疗法

（一）应用行为分析（ABA）

它是行为分析学的一种应用形式，是将行为分析所得的结果进行应用，以达到理解行为和环境之间功能性关系的科学。行为分析学的另外两种形式是激进行为主义和实验行为分析。

（二）基本原理

为前因-行为-后果原理，也称为A-B-C原理。所有应用行为分析的操作手段都包含对ABC其中一项或几项的操控。

前因是指在行为发生以前就存在或发生的环境中的刺激，后果是指在行为发生以后发生的刺激的改变。前因和后果共同决定了行为如何改变。如果在未来该行为发生的频次增多，该后果被称为强化物；反之如果该行为发生的频次减少，该后果被称为惩罚。

（三）以ABA为原则的教学策略

回和式教学法（DTT）是以ABA为原则的教学策略，主要具有以下特点：①将每一项要教的技能分成小的步骤，然后一步步地练习；②强化性教学，反复训练每个步骤；③使用提示帮助孩子做出正确的反应；④使用强化物及强化手段。

(四)ABA教学的主要程序及注意点

①在教学时,尤其是在教学的初期阶段应拿走分散孤独症儿童注意力的物体。②在上课之前应把本次上课的所有材料准备好。③在教学时应注意遵循有效强化的原则。④在教学中应按照课程测试的阶段去制定课程的形式,当孤独症儿童的能力不够时不能进行下一阶段。⑤教学中应随时进行数据的记录,通过详尽的数据来分析孤独症儿童学习的效果,并决定是否进入下一阶段的学习。⑥在教学中教师应清楚教学的目标以及教学应遵循的泛化级别,同时在教学中注意遵循提示层次原则,提示的力度应逐渐减弱。⑦当孤独症儿童在学习过程中出现错误的反应时,教师应及时对错误行为进行纠错。

三、结构化教学

它主张为孤独症儿童创设一个结构化环境,包括环境结构化、时间结构化、程序结构化和视觉结构化四个基本内容,以此对孤独症儿童的学习与生活环境进行系统性安排,充分利用孤独症儿童的视觉优势特征帮助他们明确学习、活动的区域,按照规定时间程序表来完成任务。据研究报道,结构化教学对孤独症儿童教育训练较有效,尤其对程度较重的孤独症儿童有效。

(一)视觉结构

视觉结构就是按合理的空间位置安排学习材料,并用文字、图片或实物标明学习的内容及步骤,突出材料的特征如颜色、形状,使儿童一看便明白做什么、做多少、怎么做。

(二)环境结构

环境结构就是用清晰的界限为儿童划定不同的活动和学习空间,以便儿童了解活动、学习与环境的关系,掌握环境对他们的要求。在家庭生活中,为了培养孤独症儿童良好的生活习惯,家长也用纸条划出,用文字和图画标出儿童的活动范围及放置个人用品的地方,并引导儿童按要求做。这样,儿童会慢慢了解家中哪些地方可以玩,哪些地方不可以去,他的学习用品、玩具、衣服应从什么地方去取,用完后再放到哪里。

(三)常规

常规就是日常生活和学习的习惯及规律,帮助孤独症儿童建立起有意义及有次序的行为习惯,无疑地会给他们的学习和建立为人接受的良好行为带来好处;建立做事先后顺序常规,如先洗手再拿东西吃,先学习再玩耍,先工作后得奖励,先经允许再行动,先付钱再取商店的物品,先看指示及说明再做事等;建立完成工作的常规就是通过训练让儿童建立起工作是会完成的,完成工作后就会有奖励或报酬的概念,以此来促使儿童努力完成任务。

(四)程序时间表

程序时间表及一日活动按先后顺序安排(课表或活动表),如按程序表上的物品指示到有相同物品的地方活动，按工作程序表上的图卡指示找出贴有相同图卡的项目。

(五)个人工作系统

个人工作系统包括了结构化教学法的各要素：视觉结构、环境结构、常规及程序时间表，再加上特定的教学材料安排，便建立起这个系统。孤独症儿童的教育具有独特性，集体环境的教育训练必不可少，而个别化的教育训练更需要。因此，无论是学校、训练机构还是家庭的教育训练都必须充分考虑儿童的特殊需要，为其制定安排有针对性的个人工作系统，来帮助他们学习新的知识和技能。

四、人际关系发展干预

人际关系发展干预法(RDI)是由美国 Gutstein 博士对孤独症儿童和阿斯伯格症儿童的临床治疗经验中总结出来的一种培养儿童人际互动和社交技巧能力的方法。

(一)RDI 的主要理论

RDI 以心智理论为基础，目的是培养孤独症儿童的社会交往能力。心智理论的研究学者认为孤独症儿童缺乏“读心”的能力，应让孤独症患儿学会认知他人的四种主要情绪：高兴、害怕、生气、受伤。

Gutstein 通过多年对孤独症儿童的训练和观察发现：孤独症儿童通过训练可以完成简单的社交活动，例如排队、按指令做动作，但是他们无法进行情绪、想法和认知的分享。Gutstein 将社交行为分为两种：“工具性”社交行为和“经验分享”社交行为。“工具性”社交行为是仅止于工具性的，想取得某种东西、某件信息或是刺激物的方式。“经验分享”社交行为是让自已有机会与友伴分享彼此。

(二)RDI 的主要方法

人际关系发展评估(RDA)是 Gutstein 根据一般儿童建立情感关系能力的方式发展出来的，该评估将经验分享能力发展过程分成 6 级，在每一级中又划分出 4 个明显的阶段，象征在每个阶段中分享方式的重大突破。通过这个评估办法可以准确地判断每个患儿的心理发展阶段，由此判断患儿应该从哪个阶段开始治疗训练。

RDI 是以游戏为主要训练方式，通过各种各样精心设计的游戏，让儿童乐于主动参与，感受到与他人的联结和互动。在每一级训练中都尽可能发展出经验分享与互动，增加儿童积极的情绪体验，进而培养其表达和交往的能力。RDI 操作过程中遵循 3 个基本原则：①社会参照；②共同调控；③功能运用优于方法。RDI 改变了以往的训练方法中将家长和训练师放于主导地位的模式，将游戏中的主体变成儿童，家长和治疗师只作为“助玩者”或者“互动对象”。与此同时，对治疗师掌握儿童状态的水平、游戏设计与组织的水平提出较高的要求。在治疗过程中，治疗师需要逐步引导孩子做社会参照，并慢慢要求孩子在练习共同调控的过程中，担负起更多责任，最终顺利达到沟通与协调互动的自我调控。

五、地板时光疗法

“地板时光”又称“基于发展、个别差异和人际关系的模式”，是以儿童能达到的发展阶段、个人独特的信息加工方式以及人际互动关系为基础，为孤独症谱系障碍儿童提供适当的评估和治疗的模式。它由美国精神病学家斯坦利·格林斯潘和塞蕾娜·维尔德于20世纪80年代所创，目前在欧美已广泛用于各年龄段孤独症人士的治疗。“地板时光”以家庭为核心，目的在于促进孤独症个体情绪、社会、智力等整体能力的发展，将儿童的问题行为转变为自发性互动游戏，以此改善孤独症个体的核心障碍。

主要目标：①对周围的各种环境刺激能产生兴趣，有一定的情绪体验，并对各种环境刺激和情绪体验具备一定程度的自我调节能力；②建立亲密关系的能力，发自内心的情绪互动方式；③双向沟通交流的能力；④表达方式复杂化的能力；⑤运用词汇表达想法，想象能力提升，由情绪产生意识的能力；⑥由情绪产生思维，进行逻辑思考的能力。

操作方法：孩子的父母、其他家庭成员和朋友等，都可以通过学习成为“地板时光”的实施者。一般一天安排10次活动，每次20～30min。要点在于：利用孩子的基本情感或意图，设计日常生活中具体的活动情境和游戏，以激发孩子的情绪体验和表达，通过愉悦的互动循环达成治疗的目标。所谓“互动循环”，就是成人与儿童之间成功交往的一次应答。

六、游戏角色扮演

孤独症儿童感觉统合训练的主要目标是改善儿童触觉、温度觉和痛觉过度敏感或迟钝的异常状况，提高其前庭觉敏感性和本体感觉能力，发展感觉与动作的统整能力，提升运动企划能力，为改善儿童异常行为及其他障碍奠定基础。其间接目标是通过各项训练，提高儿童对周围事物的关注度，改善其身体概念和空间概念，促进其社会交往能力的发展。

常见训练内容如下。①滑梯游戏：患儿俯卧在滑板上，双手抓住滑梯两侧用力向下滑，滑下时双臂朝前伸展，双腿并拢，头抬高；也可滑板爬，促进身体保护伸展行为的成熟。②吊缆游戏：让孩子双手紧握吊缆，前后左右摆动，促进固有前庭感觉输入统合功能。③圆筒吊缆游戏。④旋转浴盆游戏。⑤跳跳床游戏。⑥走线游戏。⑦爬行游戏。可通过小组活动来进行训练。

七、感觉统合训练

感觉统合训练利用感觉统合器材，如滑轮、滑梯、羊角球、大笼球、平衡木、弹簧床、秋千、时空隧道等，通过粗大运动和精细运动两类训练来发展他们的各项感知觉能力，并促成这些感觉的组合和统一。感觉统合训练其本质是以游戏的形式让孩子参加，以丰富孩子的感觉刺激，且需要经过特定环境项目的选择和设计，让孩子与特定的环境相互作用，从而刺激其感觉统合能力的发展。

感觉统合训练的关键是同时给予儿童前庭、肌肉、关节、皮肤触压、视、听、嗅等多种刺激，并将这些刺激与运动相结合。这种训练对改善儿童运动协调能力、稳定情绪、注意力集中程度和提高学习成绩等具有明显的效果。尤其以触觉、平衡觉、本体觉三种感觉的训练为主。

感觉统合训练的作用：改善孤独症儿童的触觉、平衡觉等，提高手眼协调能力，使运动速度和稳定性都得到提高，改善儿童运动平衡及运动协调水平，促进情绪稳定，改善注意力等。

八、图片交换沟通系统

图像交换沟通系统学习的由易到难的 6 个阶段如下。①第一阶段：实物交换。②第二阶段：扩大主动性。③第三阶段：图卡辨别。④第四阶段：句子结构训练。⑤第五阶段：对“你要什么?”做出回应。⑥第六阶段：回应性及主动性表达意见。

九、日常生活技能训练

孤独症患儿必不可少的训练内容包括进食、穿脱衣服、如厕、洗脸和洗手等。行为塑造法是指通过不断强化，逐渐形成某种新行为的过程，运用行为塑造法要注意以下 5 点。①确定目标行为：目标行为要明确清晰，说明行为发生的次数，行为的强化度等。②选择初始行为：了解患儿已有的行为水平，以便确定初始行为。③选择适当的强化物。④设计塑造步骤：这是一个关键性的步骤，即确定从初始行为到目标行为之间需要几个阶段，设定的步骤大小要适当，步骤太大没有效果，太小则浪费时间，也让患儿厌烦。⑤把握塑造进度：程度不能太快或太慢，一般借助经验法判断，例如 10 次行为法中有 8 次以上完成，则可以进入下一步训练。

十、音乐疗法

对孤独症患儿的语言康复有一定的作用。音乐与语言具有共同的元素，如语调的抑扬好比旋律上的高低，语言的节奏好比音乐的节奏，语言上的轻重好比音乐上的轻重等。歌唱和说话是利用同一生理结构的控制，因此学习唱歌便可同时促进语言发生的技巧。另外，音乐治疗还能对患儿进行听觉统合训练。通过让患儿聆听经过调制的音乐来矫正听觉系统对声音处理失调的现象，同时刺激患儿的大脑活动，对情绪暴躁、有攻击行为与自伤行为的患儿能起到一定的镇静、安神与专注的作用。

十一、中医传统康复训练

包括中药治疗、针灸治疗、穴位注射治疗和推拿治疗等。

参 考 文 献

[1] 刘贤,林穗方,陈文雄,等.中国儿童孤独症谱系障碍患病率 Meta 分析[J].中国儿童保健杂志,2018,26(4):402-406+429.

[2] 牛少朵.地板时光联合综合康复训练对孤独症儿童的临床疗效观察[D].郑州:郑州大学,2019.

[3] 王燕.临床用药与儿科疾病诊疗[M].长春:吉林科学技术出版社,2020.

[4] 徐秀,邹小兵,李廷玉.孤独症谱系障碍儿童早期识别筛查和早期干预专家共识[J].中华儿科杂志,2017,55(12):890-897.

[5] 徐桂芳,李风峰,王雪.实用儿科诊疗方案(下)[M].长春:吉林科学技术出版社,2019.

[6] 曾瑞,欧阳八四.头穴针刺配合带针康复训练治疗儿童自闭症的临床研究[J].针灸临床杂志,2017,33(1):18-20.

[7] AMERICAN PSYCHIATRIC ASSOCIATION. Diagnostic and statistical manual of mental disorders (5th ed)[J]. Arlington,VA: American Psychiatric Association,2013.

[8] BIELENINIK L,GERETSEGGER M,MOSSLER K,et al. Effects of improvisational music therapy vs enhanced standard care on symptom severity among children with autism spectrum disorder the TIME-A randomized clinical trial[J]. JAMA, 2017,318(6):525-535.

[9] KUEHN BM. New software can aid in early autism spectrum disorder diagnosis[J]. JAMA,2021,326(3):215.

[10] LIANG X,LI R,WONG S,et al. The effects of exercise interventions on executive functions in children and adolescents with autism spectrum disorder: A systematic review and meta-analysis[J]. Sports Med. ,2021,52:75-88.

[11] LORD C,BRUGHA TS,CHARMAN T,et al. Autism spectrum disorder[J]. Nat Rev Dis Primers. 2020,6(1):5.

[12] REDDIHOUGH DS, MARRAFFA C, MOUTI A,et al. Effect of fluoxetine on obsessive-compulsive behaviors in children and adolescents with autism spectrum disorders: A randomized clinical trial[J]. JAMA. 2019,322(16):1561-1569.